陆拯 著

陈明显 傅睿
薛今俊 陆举 整理

脾胃明理论

第2版

陆拯 临床医学丛书

全国百佳图书出版单位
中国中医药出版社
·北 京·

图书在版编目（CIP）数据

脾胃明理论 / 陆拯著；陈明显等整理 . -- 2 版 . --
北京：中国中医药出版社，2024.6
（陆拯临床医学丛书）
ISBN 978-7-5132-8742-5

Ⅰ . ①脾… Ⅱ . ①陆… ②陈… Ⅲ . ①脾胃学说
Ⅳ . ① R256.3

中国国家版本馆 CIP 数据核字 (2024) 第 077375 号

中国中医药出版社出版

北京经济技术开发区科创十三街 31 号院二区 8 号楼
邮政编码　100176
传真　010-64405721
山东临沂新华印刷物流集团有限责任公司印刷
各地新华书店经销

开本 787×1092　1/16　印张 15　字数 288 千字
2024 年 6 月第 2 版　2024 年 6 月第 1 次印刷
书号　ISBN 978 - 7　5132 - 8742 - 5

定价　78.00 元
网址　www.cptcm.com

服 务 热 线　010-64405510
购 书 热 线　010-89535836
维 权 打 假　010-64405753

微信服务号　zgzyycbs
微商城网址　https://kdt.im/LIdUGr
官 方 微 博　http://e.weibo.com/cptcm
天猫旗舰店网址　https://zgzyycbs.tmall.com

如有印装质量问题请与本社出版部联系（010-64405510）
版权专有　侵权必究

内容提要

本书系统论述脾胃学说的独特理论体系，详细阐述脾胃学说从初创到逐步完善的各个历史时期的贡献、脾胃学说在中医学中的地位和作用、脾胃在人体生理活动和病理变化中的影响、各脏腑病变从脾胃论治的价值，以及从其他脏腑治疗脾胃病变的方法等。全书共12章，第一章为绪论，第二章至第八章主要阐述脾胃学说基本理论、脾胃病的诊法和治则等，第九章至第十二章重点介绍脾胃学说在临床内、妇、儿、外各科的应用。最后附有"历代脾胃学说重要文献选录"和260多个历代名方和自验方。

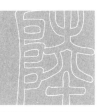

学验俱丰　锐意创新（代序）
——记老中医药专家、浙江省名中医陆拯主任中医师

陆老先生1938年1月出生，浙江省湖州市人。现为全国老中医药专家学术经验继承工作指导老师，浙江省名中医，浙江省中医药研究院、浙江省立同德医院主任中医师，享受国务院政府特殊津贴；兼任浙江中医药大学教授，浙江省名中医研究院研究员，中医古籍出版社特约编审，日本陆拯汉方医学研究会顾问等。历任《浙江中医杂志》社主编兼社长、中华中医药学会学术委员会委员、全国中医编辑学会理事、全国中医各家学说专业委员会委员、全国中医文献学会委员会委员等。

陆氏早年师承宋代御医陈沂（陈木扇）第27代传人陈立功先生学习中医妇科和儿科，师从著名中医学家朱承汉先生学习中医内科和妇科5年，后又师从著名中医文献学家马继兴先生学习文献研究。他长期从事中医临床医疗和中医药文献研究工作，治学谨严，主张创新，在学说研究上，对中医毒理学说、脾胃学说、精气学说、激发肾气说、天癸学说，以及活血化瘀疗法和中药临床生用与制用的不同作用研究均有独特见解，其创新观点备受国内外中医药专家好评。在临床治病专长上，精于中医内科、妇科和儿科，擅长治疗萎缩性胃炎、肝胆病、心脑血管病、支气管炎、支气管哮喘、类风湿关节炎、肿瘤、顽固性口腔溃疡、不孕症、痛经、乳癖、更年期综合征等。陆氏在50多年的医药研究生涯中，除临床忙于诊务外，还勤奋好学，或读书研究，以博助专，读过古代医书6000多种，汲取和借鉴前贤经验；或笔耕不辍，著述己见，发掘前人精华，出版著作6000多万字。1998年和2002年曾应邀去澳大利亚、日本讲学，深受欢迎。日本以他的姓名，专门成立了研究会，以研究他的学术思想。其著作颇多，已出版《毒证论》《脾胃明理论》《中药临床生用与制用》《症状辨证与治疗》《近代中医珍本集》（共14分册）《本草全录》（共6大集）《实用中医气病证治》《天癸病论与临床》等20余部著作，先后获国家级、省部级等科技成果奖和优秀图书奖10项。其中一等奖4项，二等奖2项，三等奖2项，中国国家图书奖1项。

录自《同德院报》2009年8月1日

修订丛书前言

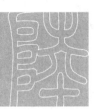

　　陆拯临床医学丛书（共 5 册）是对中医学不断继承创新所取得的一些成果总结，尤以发展中医学术为根本，自问世以来，深受广大读者喜爱，并受到出版界的好评。该丛书编纂起于 20 世纪 70 年代，成书于 21 世纪初期。其中《症状辨证与治疗》出版最早，已问世 45 年；《中药临床生用与制用》已刊行 41 年，《脾胃明理论》已付梓 33 年，《毒证论》已面世 27 年，《天癸病论与临床》已出版 13 年。这 5 种临床医学书籍，未结集成丛书前，均出版于国内知名出版社，如人民卫生出版社、中国中医药出版社、中医古籍出版社、浙江科学技术出版社等，并多次单独重印。

　　近些年来，癌瘤病变多发，较为猖獗，危害民众健康。此次修订，《毒证论》主要增加了第十一章第三节癌瘤术后疗法。临床所见常有八法：补气健脾，化湿解毒；益血养阴，清火解毒；脾肾双补，祛寒散毒；肝肾并补，清热疗毒；温肺益气，化痰解毒；疏肝利胆，调气解毒；益肾化浊，祛湿渗毒；清脑通络，坚骨疗毒。早手术，早调养，拔毒邪，祛痰湿，补气血，和阴阳，其理尽在此中。《天癸病论与临床》改名为《新天癸论》，增加"方剂索引"，便于查阅。其余订正错字误句，不再详述。

　　总之，水平有限，敬希雅博，有以匡正。

苕溪医人　陆拯

2024 年 2 月于浙江省中医药研究院

浙江省立同德医院

一版丛书前言

余不才，虽行医五十余载，尚时感不足。性好静，不善社交，既无豪言之壮语，又无闻达之厚望，以书为友，常亦乐陶陶。有曰勤奋读书，贵在不断实践，专心研探，重在发现新见；为医之道，旨在救死扶伤，其责任之重胜乎泰山是也。

俗曰人生有二苦，一也苦于贫穷，二也苦于疾病。余在孩童时已有所感触，每见患病之痛苦总是难以忘却。有见面无血色、形神憔悴，有见遍体虚肿、喘促乏力，有见咳嗽痰血、骨瘦如柴等诸如此类，历历在目。更有甚者，曾见一青年奄奄一息，据说为三代单传之后生，可能顷刻间有丧生之变，故而不久撒手人寰。于是举家上下，天昏地暗。其祖父母悲痛之极，欲哭无泪，并要亦死陪孙而去。更见其父母丧子之悲伤情感，其父自责上不能孝敬祖上，下不能保全子孙安康，我之罪孽；其母捶胸顿足，哭叫不绝，突然昏厥不省人事。余看到这些凄惨不堪的悲哀之象，便联想起医疗的重要性。人民的贫穷不是那么容易改变，是国之大事；而疾病虽属大事，民众若有志为医者，或可救治二三。由此，余对中医药产生了一些兴趣。在读中学时，每逢寒暑假阅读四小经典，即《药性赋》《汤头歌诀》《濒湖脉学》《医学三字经》，以及《内经知要》，认为这些书虽较为浅显，但内涵极其丰富。同时，要学好中医，必须先修古文，故习读《古文观止》《古文辞类纂》等著作。17 岁时，余正式步入学医之路，兴奋有余，学习读书昼夜不辍。吾师曰："子勿浮躁，持之以恒，有志者事竟成。"告诫学习只有靠长期不懈的努力，才能完成学业。1959 年，余学业初成，开始行医，自以为在学 5 年间，屡次考试成绩优异，在临床诊治中一定会得心应手，疗效卓著。不料，与之前所想大相径庭，所治者两成有效，八成无效。于是，余再请教老师指点，或转益多师，向其他老师请教解惑，以提高诊疗水平。

20 世纪 60 年代初期，余虽然已掌握了中医学的基本内容，但对历代各家学说了解不多。因此，加倍努力，发奋读书，不仅向现代医家求教，而且还向古代医家学习，研究各家的学术思想和学术价值，同时还收集、揣摩诊法操作、辨治方法、用药法度，以及经验用方、用药等，重点以提高疗效为核心，但有时疗效确实难求。在治疗无效的情况下，自己从不气馁，认为是学之不广、不精之故，必须加强研读，坚信失败往往是成功的开始。在读书的过程中，又发现了多种书籍有良劣不同，所以又重视版本和校勘等问题。譬如，有些书籍的内容虽好，但版本较差，错字漏字甚多；有的版本虽早，但校勘不佳，差错较多；有的虽多次重印，却缺乏校勘，以讹传讹；有的校勘浮泛，讹误众多，脱字错简比比皆是；更有校勘中的普遍现象，即旧错得改，新误又增。亦有书贾觅人乱抄粗编，委托名人所著，以假充真，牟取暴利，可谓是非颠倒，祸亦不小。因此，读书还要重视文献研究，好书有益于人，差书害人不浅。同时，读书一遍不够，千遍不多，温故才能知新。只读书，不研究，囫囵吞枣般地不易消化，尤其如四大经典之《黄帝内经》《伤寒论》《金匮要略》《神农本草经》（有以《温病条辨》代之，似只有医而无药了），必须进行系统研究，以历代医家的不同见解注释，分析归纳，了解精华实质，又紧密联系临床实际。即读之后勤研究，研之后勤应用，使之读、研、用达到统一。因此，只会读书，不会动手，不去研究，不做实践，不知书本理论正确与否，甚至可致书读得愈多愈糊涂。所以余在读书之时，极为重视理论研探、临床观察及实际运用价值，一边读书，一边研究，一边实践，周而复始，遇有心得体会或失败教训，总是及时总结，对己对人均有裨益。对人者有启发，可借鉴；对己者有提高，可教训。久而久之，由少至多，集腋成裘，年二十七，初有著述，并非沽名钓誉，实是有感而发。

余曾有耳闻，以重视理论者，鄙视临床，嗤之以鼻，认为只会治病，不知其理，武夫之悲；而又一从事临床者，则蔑视理论无用。某某曰，之乎者也，纸上谈兵，口舌之徒。实际上是五十步笑百步，两者均为偏见，甚至是认识上的错误。理论并非是臆测空洞之说，而是来源于反复实践，有系统的总结，有明确的结论；临床医疗并非是个人的感性经验，而是在理论的指导下，结合操作规程，有序进行诊断与治疗。因此，两者不可分割，有因果关系，有互相补充、相互提高的作用。如不断实践，可以出现新的认识、新的见解，再经验证为新的认识、新的见解，正确可靠，又可充入理论，使理论更丰富完美；新的理论又可进一步指导临床，开创新的疗法或进一步提高疗效，故两者同等重要。同时，读书有规矩之书和活法之书。规矩之书是不可不读，无法替代；活法之书量力而行，最好亦要多读。规矩之书，是中医学的基础性根本著作，不读此类书籍，无法了解中医药学，诸如四大经典以及古时各代的代表性著作、现代各高校的教材等；活法之书，极为广泛，包括历代各家著作，尤其有特色，有观点，条理清楚，实用价值高之著作，读之能活跃思维，开拓眼界，并且此类书籍还可补充规矩之作受时代或社会的限制或不足，可充入相对新的内容，促进中医药学的发展。

对于著书立说，余不敢妄为，既无大医之风范，又无名家之技能，仅在平凡医事活动中，有感则随笔，有验则随记，或有新见，亦即录之。2009 年 10 月，中国中医药出版社学术编辑室华中健主任来函，建议余出版临床医学丛书，先以 20 世纪 70 年代至 90 年代中期选择部分著作适当修订为丛书之初集。余知华先生热爱中医药出版事业，大江南北了如指掌。余恭敬不如从命，欣然赞同。因此，一为着手选书，重点是以临床实用价值高，理论实践兼顾，医药紧密结合，疾病辨治、证候辨治、症状辨治并重，特色鲜明，操作性强为宗旨。二为修订工作，在保持原貌的情况下，重点改正错字别字，删去不必要的衍文，增加必要的内容，使书稿质量有所提高。入选之书有四种，即《毒证论》《脾胃明理论》《症状辨证与治疗》《中药临床生用与制用》。这四书内容各有侧重，有理论创新研究，有学术系统研究，有具体症状辨治研探，有药物生制不同用法研探，但均围绕以临床应用与实际使用价值为中心。

上述四书曾在 20 世纪 70 年代至 90 年代中期由人民卫生出版社、中医古籍出版社、浙江科学技术出版社出版，并多次重印。其中《症状辨证与治疗》印数达 10 万多册。在此，谨向上述三家出版社深表谢意，亦感谢中国中医药出版社热忱出版此丛书。此外，本书在修订过程中又得到后起之秀方红主任、陈明显博士复核原文和校对工作，在此亦深表谢意。

一个人的认识总是肤浅，一个人的水平总是有限。书中缺点错误在所难免，敬希海内雅博，有以匡正为幸。

陆拯

2011 年 11 月 12 日于浙江省中医药研究院

一版前言

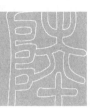

　　脾胃学说是中医学的重要组成部分，从现存文献来看，脾胃学说萌芽于马王堆古医书，初创于《内经》，发展于仲景，建立于东垣，充实于叶桂。虽然历代医家十分注重脾胃，但往往论述尚无原则，或从某一侧面发挥，或从某一方药阐发。为此，笔者本着理论联系实际的原则，以脾胃的独特理论体系，在继承前人经验的基础上，结合自己的体会，对脾胃的功能，脾胃与其他脏腑的联系，其他脏腑对脾胃的影响，以及脾胃病的病机、诊断、治疗等作一阐述，使这门学说进一步发挥更大的作用。

　　本书在编写过程中得到全国政协常委、中国科学院学部委员、著名中医学家叶橘泉教授，全国政协委员、卫生部医学科学委员会委员、著名中医学家潘澄濂研究员等的指导和支持；原书又承蒙中国书法家协会名誉理事、著名书法家费新我先生封面题签，在此深表谢忱。

　　由于水平所限，书中错误恐多，敬希海内雅博，有以匡正。

陆拯

1990 年 10 月于浙江省中医药研究院

2010 年 3 月略作修改

目录

第一章｜绪　论

《说文解字》谓"脾，土藏也，从肉卑声""胃，谷府也，从肉図象形"。释形声字义，以明脾胃之古意。《韩非子·五蠹》说："民食果蓏蚌蛤，腥臊恶臭而伤害腹胃，民多疾病。"说明古人已认识过食生冷之物，可以损伤脾胃，发生疾病。类似这种记载在古代文献中甚多，而古代医书中论述更为详尽。脾胃虽为一脏一腑，但对人的生长发育、健康长寿等有着特殊的作用，故历代医家对此无不重视，称之为后天之本。现将各个历史时期对脾胃的认识和阐发，简述如下。

一、先秦时期

脾胃在马王堆出土古医书中已有记载，如《足臂十一脉灸经》《阴阳十一脉灸经》《五十二病方》等记载了脾胃的经脉循行和治疗脾胃病的方药。

到了《内经》时代，对脾胃的认识已较全面，尤其对脾胃机理阐述殊为细致。在生理解剖方面，《灵枢·胀论》谓："夫胸腹，藏府之郭也……胃者，太仓也……胃之五窍者，闾里门户也。廉泉玉英者，津液之道也。故五藏六府，各有畔界，其病各有形状。"《灵枢·肠胃》指出了胃的位置和形状、大小和容量，以及口齿至大小肠整个消化系统的部位和形态。在生理功能方面，《素问·灵兰秘典论》说："脾胃者，仓廪之官，五味出焉。"《灵枢·玉版》谓："人之所受气者，谷也。谷之所注者，胃也。胃者，水谷气血之海也。海之所行云气者，天下也。胃之所出气血者，经隧也。"充分证实了脾胃的功能是受纳腐熟饮食，吸收水谷精微，化生气血津液，濡养五脏六腑、四肢百骸。在病因病机方面，既阐述六淫、情志、劳逸、饮食所伤引起的脾胃病证，又对脾胃因病而导致其他脏腑所发生的病变进行了论述。指出天时六淫可损害五脏，寒湿之邪最易伤脾；饮食过寒或热可以损害六腑，尤其损胃伤肠；湿邪过盛，易于发生泄泻，春季感受风邪不解而伏匿于内，往往至夏可致大便飧泄；饮食不节，暴饮暴食，可损伤肠胃；寒邪过盛，清气不能上升，浊气不得下降，脾胃运化失常，出现大便泄泻，脘腹胀满；六腑气机不畅，可影响五脏而发生诸病；肠胃不和，气机升降失调，可引起头痛耳鸣及九窍不利等病证；脾虚营血来源匮乏，无以濡养四肢及五脏，可发生四肢软弱无力，五脏不安；若脾气壅滞之实证，则出现二便不利；邪热伏留于胃，热杀谷物，往往可见善饥；胃中寒邪，气机不得顺降而反逆上，可出现呕吐不食。在诊断方面，《素问·阴阳应象大论》指出："善诊者，察色按脉，先别阴阳，审清浊，而知部分；视喘息，听音声，而知所苦，观权衡规矩，而知病所主。按尺寸，观浮沉滑涩，而知病所生；以治无过，以诊则不失矣。"此外，在《内经》的其他篇章中，更为详细地阐述了望、闻、问、切的诊断方法和临床意义。在治法方面，除《灵枢·本神》"必审五脏之病形，以知其气之虚实，谨而调之也"外，《素问·玉机真脏论》说："形气相得，谓之可治；色泽以浮，谓之易已；脉从四时，谓之可治；脉弱以滑，是有胃气，命曰易治，取之以时。"《素问·至真要大论》说："夫五味入胃，各归所喜攻……甘先入脾。"《灵枢·论痛》说："胃厚色黑大骨及肥者，皆胜毒；故其瘦而薄胃者，皆不胜毒也。"《素问·阴阳应象大论》说："中满者，泻之于内。"《素问·至真要大论》说"土位之主，其泻以苦，其补以甘""太阴之客，以甘补之，以苦泻之，以甘缓之……阳明之客，以酸补之，以辛泻之，以苦泄之"。指出脾胃为病可分、可治、易治，补用甘药，实证宜泻，以及运用毒药的条件等。在治疗方药方面，《内经》中共有13方，其中就有数方治疗脾胃病证或从脾胃论治。如鸡矢醴治疗鼓胀，病心腹满，且食则不能暮食；兰草汤治疗脾瘅，病口中甘甜者。

《内经》对脾胃在生长、发育和衰老、死亡中的作用，以及形成脾胃病变和诊断、治疗等各方面均有较为详细的论述，为后世确立脾胃学说奠定了基础。

《难经》对《内经》的有关经脉、脏腑理论有了进一步充实和发挥，尤其对经脉的发挥对后世的影响颇大，故《难经本义·汇考》引欧阳玄说："切于手之寸口，其法自秦越人始，盖为医者之祖也。"《难经·十五难》说："胃者，水谷之海，主禀四时，故皆以胃气为本，是谓四时之变病，死生之要会也。脾者，中州也，其平和不可得见，衰乃见耳，来如雀之啄，如水之下漏，是脾衰见也。"对于四时平脉、病脉和死脉，其主要关键在于胃气的有无和胃气多少，胃气充盛者为平脉，胃气减少者为病脉，丧失胃气者为死脉。所以有"春以胃气为本""夏以胃气为本""秋以胃气为本""冬以胃气为本"。同时胃与脾相为表里，脾居中宫，因脾胃之脉皆为和缓之象，故在各个季节及各个脏器的脉象之中，称为"其平和不可得见"。但脾胃因病，中气衰弱，乃可明显见到脉中的缓和之象衰减，所以说"衰乃见耳"。又如《难经·十六难》说："假令得脾脉，其外证面黄，善噫，善思，善味，其内证当脐有动气，按之牢若痛，其病腹胀满，食不消，体重节痛，怠堕嗜卧，四肢不收，有是者脾也，无是者非也。"寸口脉变化可以判断五脏六腑的病证及预后。如诊得脾脉，脾属土，在色为黄，故面黄，喜嗳气。《灵枢·经脉》说："脾足太阴之脉，络胃，上膈，夹咽，是动则病善噫。"脾在志为思，故善思。脾开窍于口，故善味。脾居于中，故动气在当脐，既痛且牢。脾运不健，故腹满食不消。脾主肌肉四肢，故体痛、嗜卧、四肢不收。脾与胃相表里，阳明主润宗筋，而宗筋系主束骨而利机关，故关节痛。

《难经》较之《内经》，不仅在脾胃病的辨证上有进一步的发展，还对脾胃病的各种证候分析和相互转化进行了阐发。

二、汉晋隋唐时期

汉代淳于意、张仲景、华佗，魏晋南北朝王叔和、葛洪、陶弘景、徐之才，隋唐时代巢元方、孙思邈、王焘等对脾胃的记载和脾胃病的治疗均有一定的贡献。如淳于意《诊籍》二十五医案中，以脾胃病为最多，如气鬲、痹、涌疝、风瘅、迵风等，大都属于胃肠疾患。现重点将张仲景、孙思邈对脾胃的阐发分述于下。

张仲景在所著的《伤寒论》和《金匮要略》中，十分注重脾胃气阴，《金匮要略》首篇就载"四季脾旺不受邪，即勿补之""五脏元真通畅，人即安和"，故仲景以脾胃为本的学术思想贯穿于六经证治和脏腑证治。所以在病因病机、诊断和治疗方面，处处着眼脾胃，"胃为卫之本，脾为营之源"。若脾胃运化失调，则营卫不得通畅，不能外御风寒之邪，而成肌腠疏松，卫气在外与邪相争，营阴不能内守而汗，形成卫强营弱的太阳中风证。186 条："太阳病，若发汗，若下，若利小便，此亡津液，胃中干燥，因转属阳明。"胃为燥土，得阴自安。热病而至阳明阶段，多化燥，本条明确指出胃热成燥，津液不足，而成阳明病。213 条："阳明病，其人多汗，以津液外出，胃中燥，大便必硬，硬则谵语。"是说热盛伤津，胃燥便秘，浊热上扰，而成谵语。若津伤严重，还可形成真阴欲竭，出现"目中不了了，睛不和"之危证。因此，阳明病燥热炽盛或腑实内结，仲景以"胃家实"三字概括胃津被劫的共同点，作为辨证纲领。在脉诊方面，《伤寒论》辨脉说："趺阳脉浮而涩，少阴脉如经者，其病在脾，法当下利，何以知之？若脉浮大者，气实血虚也。今趺阳脉浮而涩，故知脾气不足，胃气虚；以少阴脉弦而浮才见，此为调脉，故称如经也。"仲景认为趺阳脉候中焦脾胃之疾患，少阴脉候下焦肾气之病变，因而诊察两个部位的脉象，就能测知两经的病证。《伤寒论》平脉说："趺阳脉滑而紧，滑者胃气实，紧者脾气强，持实击强，痛还自伤，以手把刃，坐作疮也。"又云："寸口脉弱而缓，弱者阳气不足，缓者胃气有余，噫而吞酸，食卒不下，气填于膈上也。"以上条文是说，脾胃同居中州，相为表里，所以一脏有病，多易互相受累，故有"痛还自伤，以手把刃"的比喻。又寸口脉弱而缓，是因脾气虚而不能运化，胃气虚而不能布达，中焦虚乏，饮食不能消化吸收，停滞不运，郁而生热，所以出现吞酸噫气、胸膈满闷而食不下。通过不同部位的脉诊，明确脾病与胃病，以及鉴别虚证和实证或虚实夹杂之证。人以胃气为本，仲景认为胃气存，敷布精微，则生机犹在；胃气复，病可向愈；胃气亡，预后多危。339 条谓："伤寒热少厥微，指头寒，嘿嘿不欲食，烦躁。数日，小便利，色白者，此热除也。欲得食，其病为愈。"由"不欲食"至"欲得食"为胃气渐复，可判断热厥轻证有向愈的转归。332 条："凡厥利者，当不能食，今反能食者，恐为除中。食以索饼，不发热者，知胃气尚在，必愈。"厥利如"胃气尚在"，则正能胜邪，病有转机，必愈。仲景常以"能食"与否来判断胃气的有无。"不能食"有虚实之分，而"能食"有真假之辨。如见"除中"胃气衰败，而"反能食"，即是假象，是属危候。在治疗上，仲景亦非常重视脾胃的作用。如解表发汗以水谷之海为化源，例如太阳中风，营卫不和，服桂枝汤后，啜热稀粥一升，使谷气内充，鼓舞为汗而外邪得解；清热攻下以保存胃阴为目的，常用白虎汤辛寒清热以护胃津；邪热与肠中燥屎相结之阳明腑实证，常用承气汤泻下存津。此外，少阴三急下证投大承气荡涤实热燥结，釜底抽薪，急下存阴，以救将亡之阴液。脾胃为升降之枢纽，常用辛开苦降法，如《伤寒论》中三泻心汤证。又温振阳气以补土保元为宗旨，例如病入三阴，阳气已损，虽有脾阳虚和肾阳虚之分，但其治疗则以救护胃气为主，理中、四逆诸汤即属此意。同时，仲景认识到脾胃与其他脏腑不仅在生理上有联系，而且在病理上也相互影响，故《伤寒论》184 条说："阳明居中，主土也，万物所归，无所复传。"此虽以五行立论，但应活观。胃属阳明，为水谷之海，产生阳气和阴液之脏腑。"无所复传"是有条件的，必须是胃气未伤。若胃气素虚或误治伤正，则非"无所复传"。五脏六腑皆禀气于胃，胃气受损，诸脏腑必受其累。《伤寒论》97 条谓："血弱气尽，腠理开，邪气因入。"胃气不足，生化之源不继，而致"血弱气尽"，使邪得乘隙而入。至于胃气虚对其他脏腑的影响，仲景记述甚多，如感受外邪，胃虚停饮，上干于肺，可出现干呕、咳喘、吐痰涎；表实兼水饮的小青龙汤，治疗时除解表外，尚须温中逐饮，这是胃气虚对肺的影响。如水气凌心，心阳受累而悸动，为苓桂术甘汤、茯苓甘草汤证，治以温脾益胃，通阳利水；若见气血不足之心悸，则用小建中汤温中益胃，调和营卫，这是胃气虚而影响心的病变。上述 97 条之胃气虚造成卫阳不固，外邪内陷于胆，三焦失和的小柴胡汤证。因胆失疏泄，反累胃腑受纳，则默默不欲食，若胃气失降，则为呕吐，这是胃和胆、三焦相互影响的表现。如黄疸属阳明湿热郁蒸，上不得汗以泄热，下不得利以祛湿，湿热相搏，结于肝胆，而成阳黄；若胃损及脾，运化失常，寒湿内停，则易致肝胆郁滞而为阴黄。仲景对脾胃的认识，已形成了脾胃学说的端倪。

孙思邈是唐代的医学大家，著有《千金要方》和《千金翼方》。尤其在提倡食养、食疗，发挥脾胃资生作用方面，有很多创见。如《千金要方·食治》说："安身之本，必资于食。"但又说："不知食宜者，不足以存生也。"养性之道当明饮食宜忌，如"食不欲杂"，饮食过杂，必然久积为患。《千金要方·养性序》说："关中土地，俗好俭啬，厨膳肴馐，不过菹酱而已，其人少病而寿；江南岭表，其处饶足，海陆鲑肴，无所不备，土俗多疾而人早夭。"因此，孙氏在《道林养性》中说"厨膳勿使脯肉丰盈，常令俭约为佳""每食不用重肉，喜生百病。常须少食肉，多食饭及小菹菜，并勿食生菜、生米、小豆、陈臭物，勿饮浊酒""善养性者，先饥而食，先渴而饮。食欲数而少，不欲频而多，多则难消也。常欲令如饱中饥，饥中饱耳"。孙氏所倡食养，其目的是通过脾胃的化生作用，以防病强身，延年益寿。同时，既病之后，孙氏十分重视"食治"，如果可以用饮食疗法治好的病，就不用药物，"夫为医者，当须先洞晓病源，知其所犯，以食治之，食疗不愈，然后用药""食能排邪而安脏腑，悦神爽志以资血气"（《千金要方·食治》）。强调食物通过脾胃化生作用，对养身和治疗有深远的意义。此外，孙氏治疗热病甚为重视滋养胃阴，如《千金要方·胃腑》中的"地黄煎主热方"，用生地黄汁、麦冬汁、生地骨皮、栝楼根、葳蕤、知母、石膏、白蜜等治疗热病。后世滋养胃阴、清解温热诸方，多由此化裁而来。又如《千金要方·伤寒》用生地黄汤治伤寒有热，虚羸少气，心下满，胃中有宿食，大便不利；大柴胡加葳蕤知母汤治伤寒七八日不解，默默心烦，腹中有干粪，谵语等均为后世温热学派开启了滋阴润下的法门。

三、宋金元时期

宋金元时代著名医家颇多，虽然学术见解不尽相同，但对脾胃均极为重视。以儿科著称的钱乙，认为"小儿易为虚实，脾虚不受寒温，服寒则生冷，服温则生热，当识此勿误也"（《小儿药证直诀·虚实腹胀》）。又说"小儿之脏腑柔弱，不可痛击，大下必亡津液而成疳"，即使可下之症，亦当"量大小虚弱而下之"（《小儿药证直诀·诸疳》）。以妇科著称的陈自明，认为"妊娠伤食，最难调治者"（《妇人良方·伤食方论》）。又说："胃为水谷之海，以养脏腑，因产后胃气虚弱，饮食所致，必致呃逆，故不食也。"（《妇人良方·产后呕逆不食方论》）这说明脾胃对人身的重要性和妇科疾患必须调治脾胃不可忽视。张元素指出："脾者土也……消磨五谷，寄在胸中，养于四旁……胃者，脾之腑也……人之根本，胃气壮则五脏六腑皆壮也。"（《医学启源》）又说："五脏更相平也，一脏不平，所胜平之，此之谓也。故云：安谷则昌，绝谷则亡，水去则荣散，谷消则卫亡，荣散卫亡，神无所居。又仲景云：水入于经，其血乃成，谷入于胃，脉道乃行。故血不可不养，卫不可不温，血温气和，营卫乃行。"（《医学启源》）说明了脾胃在五脏六腑中的地位和温养脾胃的重要意义，这些观点对其门人李杲有重要影响。

刘完素著有《素问玄机原病式》（简称《原病式》）、《黄帝素问宣明论方》（简称《宣明论》）、《素问病机气宜保命集》（简称《保命集》）等。其主要学术思想有六气皆从火化、五志过极皆为热病、胃中润泽说等，尤其胃中润泽说对后世的胃阴学说颇有影响。《原病式·六气为病·火类》说："《经》曰动物神机为根于中，故食入于胃而脾为变磨，布化五味以养五脏之气，而养荣百骸，固其根本，则胃中水谷润泽而已；亦不可水湿过与不及，犹地之旱涝也。故五脏六腑、四肢百骸受气皆在于脾胃，土湿润而已。"强调脾胃的生化在于胃中阴液润泽作用。同时也认为，水湿不可太过，过多犹如水灾加临，所以在《原病式·六气为病》"寒类"和"燥类"指出，凡脾胃湿气自甚，以药燥其湿；脾胃干涸，宜以寒湿之药滋阴泻阳。脾阳不运，则不能推陈，胃阴不降，则不能纳新，常令润泽则湿而不滥，无使干涸则润而不枯。从上述可以看出，刘氏不但为李杲的《脾胃论》打下了理论基础，同时亦为叶天士等倡导的胃阴学说起了先导作用。

李杲字明之，晚号东垣老人，为金代医学大家，著有《脾胃论》《内外伤辨惑论》《兰室秘藏》等，师承张元素，对脾胃颇有研究，提出了"内伤脾胃，百病由生"的论点，对于内伤诸病作出了卓越的贡献。在脾胃功能上，李氏主要指出脾胃是滋养元气和脾胃在精气升降中的独特枢纽作用。《脾胃论》说："真气又名元气，乃先身生之精气也，非胃气不能滋之。"又说："夫元气、谷气、营气、卫气、生发诸阳之气，此数者，皆饮食入胃上行，胃气之异名，其实一也。"又说："脾胃之气，既伤而元气亦不能充，而诸病之所由生也。"指出内伤病的形成，是由于元气不足，而元气之不足则由于脾胃损伤的缘故，因而脾胃是元气之本，元气是健康之本，脾胃伤则元气衰弱，元气虚衰则疾病由此而生，这也是李氏脾胃内伤学说的基本论点。同时，李氏认为脾胃是升降的枢纽，故《脾胃论·天地阴阳生杀之理在升降浮沉之间论》说："盖胃为水谷之海，饮食入胃，而精气先输脾归肺，上行春夏之令，以滋养周身，乃清气为天者也，升已而下输膀胱，行秋冬之令，为传化糟粕转味而出，乃浊阴为地者也。"又说："或下泄而久不能升，是有秋冬而无春夏，乃生长之用陷于殒杀之气，而百病皆起，或久升而不降，亦病焉。"李氏认为，只有谷气上升，脾气升发，元气才能充沛，阴火才能戢敛潜藏。反之，谷气不升，脾气下流，元气亏乏消沉，生机不能洋溢活跃，阴火即可因之上冲而为诸病。因此，李氏在理论上颇重视升发脾之阳气，在治疗上则十分注重升发清阳之气，喜用升麻、柴胡等生升之性的药物；并由此提出了"胃虚则脏腑经络皆无所受气而俱病""脾胃虚则九窍不通""胃虚，元气不足，诸病所生""胃气下溜，五脏气皆乱"等论点，以强调升发脾胃之气的重要性和全身气血的周荣、脏腑的循序升降亦取决于脾气之升腾。

李氏认为，脾胃内伤在病因上主要有三个方面：一为饮食不节，如《脾胃胜衰论》说："饮食不节则胃病，胃病则气短精神少而生大热，有时而显火上行独燎其面。《黄帝针经》云：'面热者，足阳明病。'胃既病，则脾无所禀受，故亦从而病焉。"二为劳役过度，如《脾胃胜衰论》说："形体劳役则脾病，病脾则怠惰嗜卧，四肢不收，大便泄泻。脾既病，则其胃不能独行津液，故亦从而病焉。"三为情志所伤，如《脾胃虚实传变论》说："喜怒忧恐，损耗元气，资助心火，火与元气不两立，火胜则乘其土位，此所以病也。"李氏认为，情志过极，能助长心火，壮火食气，是内伤病的重要因素之一，故《阴病治阳阳病治阴》中说："皆先由喜怒悲忧恐，为五贼所伤，而后胃气下行，劳役、饮食不节继之，则元气乃伤。"这又说明在内伤发病过程中，三种因素往往联系在一起。

在病机上，李氏认为脾胃疾病主要表现在气火不调和升降失常两个方面。气火不调，即气与火关系的失调。元气充足，则阴火降敛；反之，元气衰弱，则阴火亢盛，故

《兰室秘藏·内障眼论》说："火与气，势不两立，故《内经》曰：'壮火食气，气食少火，少火生气，壮火散气。'"《脾胃论·饮食劳倦所伤始为热中论》亦说："元气不足而心火独盛，心火者，阴火也，起于下焦，其系系于心，心不主令，相火代之，相火，下焦包络之火，元气之贼也，火与元气不两立，一胜则一负。"李氏所说的阴火，实际是指饮食劳倦，喜怒忧思，损及心肾、脾胃所产生的异常之火，故又说："脾胃气虚，则下流于肾，阴火得以乘其土位。"脾胃居于中焦，是升降运动之枢纽，升则上输于心肺，降则下归于肝肾。《兰室秘藏·内障眼论》说："元气不行，胃气下流，胸中三焦之火及心火乘于肺，上入脑灼髓，瞳孔开大。"《脾胃论·脾胃虚则九窍不通论》又说："脾胃既为阴火所乘，谷气闭塞而下流，即清气不升，九窍为之不利。"九窍是受五脏所支配，九窍才能正常通利。若脾胃气虚，则胃不能受纳腐熟水谷，脾不能为胃行其津液，即可发生以上诸病。李氏对此甚为重视，特从一上一下，一升一降两个方面，提出"肺之脾胃虚"及"肾之脾胃虚"两大问题加以阐发，颇有见地。

在用药法度上，李氏善于运用升阳益气之方药。虽然也常用苦寒降火之法，但属权宜之计。他所创的补中益气汤就是这一思想的代表方，内伤诸病，用之得当，无不奏效。又如制清暑益气汤治疗暑热之邪乘脾胃损伤而发病；订补脾胃泻阴火升阳汤治疗湿热病证而结合时令处方遣药。在各科病证的治疗中，都贯穿着这一主导思想。如在眼科方面，用圆明内障升麻汤治疗内障，用当归龙胆汤治疗眼中白翳，用熟干地黄丸治疗瞳子散大、视物昏花；在妇科方面，用黄芪当归人参汤治疗经水暴崩；在儿科方面，用黄芪汤治疗慢惊；在外科方面，用圣愈汤治疗恶疮亡血之证，用黄芪肉桂柴胡酒煎汤治疗阴疽坚硬漫肿的病证。凡此等等，大都以升发阳气为主，而佐以潜降之法。同时，李氏还认为苦寒泻火与解表散火之法，也是为了顾护元气，火邪已去，才能使胃气升发。

李氏对脾胃发病学阐发内伤机理，不落前人窠臼，独创新义，自成一家，形成了较系统的脾胃学说，并对后世医家如朱震亨、薛己、张介宾、李中梓、张璐、叶天士等人产生了巨大影响。

四、明清时期

这一时期对脾胃学说有所发展，重视者主要有王纶、薛己、缪希雍、李中梓、汪绮石、叶天士等，其中叶天士确立胃阴说为完善脾胃学说作出了重要贡献。

王纶著有《明医杂著》《本草集要》《医论问答》等，其治学主张"专主《内经》而博观乎四子"（《明医杂著·医论》）。王氏将仲景、河间、东垣、丹溪合称为"四子"，又提出"外感法仲景，内伤法东垣，热病用河间，杂病用丹溪，一以贯之，斯医道之大全矣"的主张。王氏对东垣脾胃学说极为推崇，并有阐发，认为"人之一身脾胃为本……胃司受纳，脾司运化，一纳一运，化生精气，津液上升，糟粕下降，斯无疾矣""人惟饮食不节，起居不时，损伤脾胃，胃损则不能纳，脾损则不能化，脾胃俱虚，纳化皆难，元气斯弱，百邪易侵，而饱闷、痞积、关格、吐逆、腹痛、泄痢等证作矣"(《明医杂著·枳术丸论》)。王氏于脾胃方面的贡献在于结合东垣、丹溪之学提出了脾阴说，率先提出治脾胃须"分阴阳气血"，反对概用"辛温燥热，助火消阴之剂"，否则使"胃火益旺，脾阴愈伤，清纯中和之气变为燥热，胃脘干枯，大肠燥结，脾脏渐绝"(《明医杂著·枳术丸论》)。临证以人参、白芍、甘草等品作为治疗脾阴虚证的常用药物。此外，王氏又善于把补阴与调治脾胃熔于一炉中，如治劳瘵除用四物、知母、天冬、黄柏等外，还用白术、陈皮、干姜等品。即使对"病属火"而"大便多燥"的患者，也注意调理脾胃，勿令泄泻。一旦泄泻，则"寒凉之药难用矣"。这也是王氏培本与治病的卓越见识。

薛己为明代一大名医，著有《内科摘要》《外科发挥》《女科撮要》《保婴粹要》《正体类要》《口齿类要》《本草约言》等，还评注了王纶的《明医杂著》、陈自明的《妇人良方》等。他对脾胃学说殊为重视，渊源于《内经》，私淑于东垣，故说：《内经》千言万语，旨在说明人有胃气则生，以及四时皆以胃气为本。"(《明医杂著·风论》)薛氏对脾胃在人的生命活动中的作用极为注重，认为："人以脾胃为本，纳五谷，化精液，其清者入营，浊者入卫，阴阳得此，是谓之橐龠。故阳则发于四肢，阴则发于五脏，土旺四时，善载乎万物，人得土以养百骸，身失土以枯四肢。"(《明医杂著·医论》)

脾胃之盛衰与人的健康是休戚相关的，"人之胃气受伤，则虚证蜂起"(《明医杂著·风症》)，并认为"内因之症，属脾胃虚弱"，而"设或六淫外侵而见诸症，亦因其气内虚而外邪侵袭"(《妇人良方·月水不调方论第五》)。"若人体脾胃充实，营血健壮，经隧流行而邪自无所容"(《明医杂著·风症》)。薛氏这种正邪观点，不仅与《内经》的"邪之所凑，其气必虚"的思想一致，而且突出了脾胃的盛衰在发病学上的重要作用。薛氏的"脾胃虚弱，诸证蜂起"的观点是对东垣的"脾胃内伤学说"做了进一步的阐发。薛氏的脾胃理论与李东垣的脾胃学说确有共同之处，然李氏论述脾病变以阴火上乘的内伤热中为主，薛氏则除此之外，还对脾胃虚弱而致的中寒证做了精要的阐发。不仅强调生发脾胃阳气，而且指出了补火生土，强调了肾中命火对脾胃的温煦作用，使治疗脾胃虚损之法较东垣更为详尽。

缪希雍为明代名医，著有《先醒斋医学广笔记》《医学传心》《本草经疏》《本草单方》等。缪氏对脾胃学说十分重视，认为"胃气一败，则百药难施""治阴阳诸虚病，皆当以保护胃气为急"(《本草经疏·卷一》)。因而，保护脾胃是缪氏的重要学术见解之一。

在治疗外感热病方面，缪氏认为"阳明多气多血，津液所聚而荫养百脉，故阳明以津为本"(《医学传心·卷一》)，主张治疗热病护养胃津为要务，故善用辛凉、甘寒、清气之法，尤擅用石膏，并常配以麦冬、竹叶、知母等清解邪热，固护胃津。慎用汗、下二法，恐汗则津液泄，下则液脱。对于表证则常用自制辛平解表轻剂羌活汤（羌活、葛根、杏仁、前胡）而不用麻黄汤，以避免过汗伤津；里证大便不行，则常先试用小承气汤，若不行再投大承气汤。若津伤大便不通，则用甘蔗汁、梨汁，兼多饮则用麦门冬汤生津通便，这为后世医家所用增水行舟法提供了重要的启示。缪氏治疗外感热病的学术观点，对温病学说的形成具有深远的影响。

在治疗杂病方面，缪氏尤其注重脾阴，认为饮食不进、食不能消、腹胀、肢痿等病往往是"脾阴不足之候"。同时，缪氏认为脾与肾有密切关系，指出"夫脾胃受纳水谷，必借肾间真阳之气熏蒸鼓动，然后能腐熟消化之。肾脏一虚，阳火不应，此火乃先天之真气，丹溪所谓人非此火不能有生者也"（《先醒斋医学广笔记·泄泻》）。

李中梓的学术思想源于李东垣、薛立斋诸家，明确提出了"后天之本在脾"的观点。其主要著作有《内经知要》《医宗必读》《伤寒括要》《删补颐生微论》《病机沙篆》《本草通玄》《诊家正眼》等。在治疗上，李氏主张脾肾并重，"治先天根本，则有水火之分。水不足者，用六味丸壮水之源以制阳光；火不足者，用八味丸益火之主以消阴翳。治后天根本，则有饮食劳倦之分。饮食伤者枳壳丸主之；劳倦伤者，补中益气汤主之"（《医宗必读·肾为先天本脾为后天本论》）。基本上宗东垣、元素治脾，法立斋、养葵补肾。但李氏主张理脾不拘泥于辛燥升提，补肾不固守于纯甘滋腻，既反对滥施苦寒，又不赞成浪用桂附。同时又倡导补肾与理脾兼行，如欲甘寒滋腻补肾，恐碍胃滞脾，故在滋肾之中，佐以砂仁、沉香之属；欲温燥快脾，须防暗耗肾水，故扶脾之中，常参以五味之品。

汪绮石为明末医家，以治虚劳著称，著有《理虚元鉴》五卷。绮石所治虚劳，虽法宗东垣、丹溪与立斋，但却不为前贤认识所拘泥，而贯通其学，又有所新见，故立"理虚三本"和"治虚二统"。所谓三本者，"治虚有三本，肺、脾、肾是也。肺为五脏之天，脾为百骸之母，肾为性命之根"（《理虚元鉴·治虚三本》）。脾为百骸之母，即"人之一身，心上肾下，肺右肝左，惟脾胃独居于中"，如"中央旌帜一建，而五方失位之师，各就其列……其节制如将令之不可违"（《理虚元鉴·治虚药讹一十八辨》）。同时脾为水谷之海，卫气营血，四肢百骸无不赖于生成和滋养。

绮石虽重肺、脾、肾三脏，但阳虚"三夺"统于脾（"三夺"即夺精、夺火、夺气）。在治疗上，绮石认为三者"悉统于脾"，而以补脾益气之法而统之，故说"盖阳虚之症，虽有夺精、夺气、夺火之别，而以中气不守为最险，故阳之治虽有填精、益气、补火之各别，而以急救中气为最先。有形之精血不能速生，无形之真气所宜急固，此益气之所以切于填精也。回衰甚之火者，有相激之危；续清纯之气者，有冲和之美，此益气之所以妙于益火也。夫气之重于精与火也如此，而脾气又为诸火之原，安得不以脾为统哉"（《理虚元鉴·阳虚三夺统于脾》）。

叶天士对《内经》《难经》《伤寒》《金匮》等均有较深的研究，同时亦受到孙思邈、朱肱、许叔微、刘河间、李东垣、朱丹溪、葛可久、汪绮石、缪仲淳、张景岳、吴又可、喻嘉言等的学术思想影响。此外，他又虚心地向同时代医家学习，相传十年间，先后师事 17 人，所以叶氏博采众长，师古而不泥古。由于他生平诊务繁忙，故著作无多。《温证论治》是其门人顾景文随师出诊，舟游洞庭时根据他的口授所辑成，《临证指南医案》由华岫云等裒集编辑而成，二书是叶氏现存的主要学术思想资料。至于《叶氏医案存真》《幼科要略》等书，是否叶氏所著，历来就有争议，而《本事方释义》《景岳全书发挥》则属后人托名著作。

叶氏对东垣的《脾胃论》推崇备至，视脾胃为人之"砥柱"。不仅认为"内伤必取法乎东垣"(《叶氏医案存真·诸虚劳损》)，甚至认为一部《内经》的基本理论，无非是说明以胃气为本的道理，因而他在临证辨治杂病，多半从脾胃立论。但东垣论脾胃，重在阳气之升发，而未及脾胃之阴；丹溪虽论"脾土之阴"，但对于脾与胃仍合一而论；明代医家对"脾阴"有所论述，而较少论及"胃阴"。叶氏力倡胃阴说，进一步发展和完善了脾胃学说。

叶氏认为，胃阴不足大都素体阴亏液少，或五志过极，或温热之邪所伤，或失血过多，均可致胃阴损伤。在治疗上，如温热病者，舌绛而光亮无津，为胃阴枯亡，急用甘凉濡润之剂治之；若斑出而身热不退者，为胃津消亡，治以甘寒，重则可用玉女煎，轻则可用梨皮、蔗浆之品。杂病方面，虚劳久嗽、阴虚咯血、消渴郁火等，则甘养胃阴以使通降，常用《金匮》麦门冬汤化裁。此法亦常为后人所习用。

第二章 | 脾胃概说

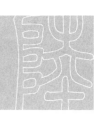

第一节 脾的功能与特性

一、脾的功能

脾与心、肝、肺、肾合称五脏，位于中焦，与胃互为表里，开窍于口，其华在唇，主四肢、肌肉。其功能主要为吸收和转输水谷精微、运送及排泄水湿、统摄营血、充养宗气等，故称脾为一身之中冲枢纽、气血生化之源，五脏六腑、四肢百骸皆赖以所养。

1. 主运化

运化有广狭二义。广义的可包括脾的功能和特性等多方面内容。现就狭义所说，一为主吸收和转输水谷精微，一为主运送排泄水湿。

（1）吸收和转输水谷精微：饮食经胃纳腐熟后，其精微由脾所吸收，并上输于肺，由肺贯注心脉，转输于周身而营养之。《素问·奇病论》说："五味入口，藏于胃，脾为之行其精气。"《医宗必读·肾为先天本脾为后天本论》亦说："一有此身，必资谷气，谷入于胃，洒陈于六腑而气至，和调于五脏而血生，而人资之以为生者也，故曰后天之本在脾。"这都说明了脾的正常运化水谷精微的功能。若脾脏发生病变，其运化功能就会失常，出现腹胀、泄泻、倦怠、消瘦等症。

（2）运送排泄水湿：脾于运化水谷精微之同时，还能把水液转输于肺，由肺散布到周身各处，使五脏六腑、四肢百骸都能得到水液的充分濡润；同时，又能将脏腑、四肢百骸利用后多余的水湿转输于肾，通过膀胱排出体外。所以，脏腑和百骸既得到水液的充分濡润，又不致有水湿的停留，从而维持着体内水液的动态平衡。如脾因病则水湿运化失司，可导致水湿留滞而发生各种病证，如聚湿生痰为痰饮、溢于肌肤为水肿、停留肠腑则泄泻。所以《素问·至真要大论》说："诸湿肿满，皆属于脾。"《灵枢·口问》又说："中气不足，溲便为之变，肠为之苦鸣。"

2. 主统血

统血是指脾具有统摄和控制血液运行于脉道中，不致溢出脉道之外的功能而言。统血还包括益血作用，故主统血可涉及统血和生营两个方面。

（1）统血：血之正常运行于脉中，全赖脾气的统摄作用，故《难经·四十二难》说："脾主裹血，温五脏。"《血证论·脏腑病机论》又说："经云：脾统血，血之运行上下，全赖于脾，脾阳虚则不能统血。"脾气健旺，才能统血，若脾中阳气不足，统摄失司，则血离脉道，可出现多种出血证，如便血、崩漏、皮肤紫斑等。

（2）生营：营是指饮食物经脾胃消化、吸收所化生的精微物质，故《素问·痹论》说："营者水谷之精气也。"同时，《灵枢·本神》又说："脾藏营。"说明脾非但能化生营，还能贮藏营。若脾的功能失常，营之化源不足，即可出现面色无华、口唇淡白、心悸少寐等营虚证。

3. 益宗气

宗气是由水谷精气和吸入之大气相合于胸中而成。宗气有两种作用：一为走息道以司呼吸，凡言语、声音、呼吸均与此气有关；二为贯注心脉，以行血气，凡气血的运行及肢体的寒温和活动能力，均与宗气有关。益宗气，是指脾具有通过饮食而化生水谷精微，滋生或促进宗气不断合成。若脾气虚弱，不能滋生或合成宗气，就会出现语声低沉、呼吸短促、肢体清冷无力等宗气不足的症状。

4. 主肌肉、四肢

主肌肉是指脾具有输布精微于全身以营养肌肉而言。《素问·痿论》说："脾主身之肌肉。"脾气健旺，精微来源充足，则肌肉丰满结实。若脾气虚弱，运化不健，精微乏源，不能濡养肌肉，就会出现消瘦等症，故李东垣说："脾胃俱旺，则能食而肥，脾胃俱虚，则不食而瘦。"

四肢也赖脾之水谷精微所滋养，如脾气健旺，化源充足，则四肢轻劲、灵活有力。若脾气虚弱，运化失权，精微来源不足，四肢失于充养，就会出现手足软弱无力，甚至痿废不用等症，故《素问·太阴阳明论》说："四肢皆禀气于胃，而不得至经，必因于脾，乃得禀也。今脾病不能为胃行其津液，四肢不得禀水谷气，气日以衰，脉道不利，筋骨肌肉，皆无气以生，故不用焉。"《素问·示从容论》又说："四肢解惰，此脾精之不行也。"

5. 开窍于口，其华在唇

开窍于口是指饮食、味觉与脾有着密切关系，通过饮食和口味的感觉，可反映脾的功能正常与否，故《灵枢·脉度》说："脾气通于口，脾和则口能知五谷矣。"在经络上也有联系，如《灵枢·经别》所说："足阳明之正……上循咽出于口。"从这些关系分析，口确为脾之外窍，饮食之门路。脾气健旺，则食欲正常、口味鲜美；反之，脾运失常，则食欲就会变化或少食或善饥；口味也会异常，或苦或淡，或腻或甜。

脾与唇也有着密切关系，如《灵枢·五阅五使》所说："口唇者，脾之官也。"《素问·五脏生成论》又说："脾之合肉，其荣唇也。"从口唇的颜色，可测脾之强与弱，气血充盈与不足。脾运健旺，气血充足，则口唇红润光泽；脾运不健，气不足者，多见口唇淡白不泽；血不足者，常呈淡红无华。脾中气血瘀滞，则口唇紫黯；脾经实火，则口唇鲜红燥裂；脾经虚火，则口唇干燥深红；脾气衰弱，则常见肉肫唇揭。

6. 主大腹，司二便

大腹之部位有两种说法：一为胸部下方至脐上部，称大腹；一为上自胃脘，下至耻骨的整个腹部，称大腹。脾主大腹，是属于后一种情况。《灵枢·经脉》说："脾足太阴之脉……入腹属脾。"这里的"入腹"，是指自少腹至上腹的部位。脾与腹的关系可包括两个方面：一为脾藏于腹内，腹为脾之舍；二为腹部由脾所统率，故有"腹为脾所主"之称。脾运健旺，气机通畅，则腹不胀不痛、柔软平坦。若脾运不健，气机不和，则腹或痞满、或疼痛；脾气下陷，升举无权，则小腹重坠、外形膨大。

司二便是指脾具有对大便和小便的调节作用。脾气充足，运化如常，则二便自调。若脾运失健，二便失司，可出现大便溏泄、小便不利。如中气不足，升举失常，也会出现大便或溏泄或秘结、小便或频数或不利，故《灵枢·口问》说："中气不足，溲便为之变。"

7. 主舌质

舌虽与心有着密切关系，但与脾同样有着密切之关系。舌与心的关系，往往反映在舌尖部分；与脾的关系，则反映在舌体的全部。《灵枢·经脉》说："脾足太阴之脉……连舌本，散舌下。"《灵枢·经别》又说："足阳明之正……贯舌中……"所以脾之气血旺盛，则舌体不胖不瘦，色泽不红不淡，活动自如。若脾气不足，则舌体胖大、色淡无华、活动欠利；脾营不足，则舌体偏小、色呈淡红；脾阴不足，则舌体瘦小、色多鲜红。

二、脾的特性

脾的特性，可包括两个方面：一为主升清气，二为喜燥恶湿。

1. 主升清气

升即升举，转输；清即水谷精微。主升清气，是指脾的功能向上升发的特性而言。脾气健旺，才能不断将饮食中的精微、津液加以吸收，转输于肺，再输布于其他脏腑，营养全身各处。若脾气虚弱，升清失司，不能转输水谷精微，就会出现精神疲惫、四肢软弱无力、目糊耳鸣、嗜睡懒言等症，故《灵枢·本神》说："脾气虚则四肢不用，五脏不安。"如脾气下陷，升举无权，还可出现腹重欲坠、脱肛、阴挺等。

2. 喜燥恶湿

喜燥恶湿，指脾的特性是喜温燥而恶寒湿。《素问·宣明五气论》说："五脏所恶……脾恶湿……"因脾为太阴湿土，湿最易伤脾，脾最易生湿，故叶天士又说："湿喜归脾者，以其同气相感故也。"湿属阴，得阳气始运，若脾阳失充，阴湿所胜，就能影响脾之运化，发生湿困脾阳，出现头身沉重、四肢困倦、脘腹满闷、大便泄泻、舌苔白腻、脉象濡缓等症。

第二节　胃的功能与特性

一、胃的功能

胃为六腑之一，上接食道，下连小肠，职司受纳和腐熟水谷，同时与脘腹、咽、舌苔有着密切的联系。

1. 主受纳、腐熟水谷

胃主受纳、腐熟水谷，是指饮食入口，经过食道，贮存于胃，腐熟磨化而成糜物而言。《素问·五脏别论》说："胃者水谷之海，六腑之大源也。五味入口，藏于胃，以养五脏气。"饮食经胃腐熟磨化后，下传于小肠，其精微部分，由脾转输，以营养脏腑。《素问·平人气象论》又说："平人之常气禀于胃，胃者平人之常气也。人无胃气曰逆，逆者死。"这充分说明了胃的作用，故有"有胃气则生，无胃气则死"之称。胃气充足，纳腐之职正常，则形神俱足、肌肉丰满、四肢轻劲。若胃气不足，纳腐无权，则知饥不欲食、或食而不消、或呕吐、或反胃、形体羸瘦、精神疲惫；如胃气不降，纳腐失司，则出现呕吐、嗳气、呃逆、不思饮食等症。

2. 主脘腹

胃位于膈下，上口为上脘，下口为下脘，上下脘之中间名中脘，上中下三脘统称胃脘。脘腹是指内属胃腑，外属上腹正中之处，故有"脘腹属胃"之说。胃气充足，纳磨正常，则脘腹柔软平坦、不胀不痛。若胃气不足，纳磨无权，则脘腹痞满、外形膨胀；如胃气失调，纳磨不健，则脘腹硬满、时有疼痛。《灵枢·海论》说："水谷之海有余，则腹胀。"《灵枢·胀论》又说："胃胀者，腹满胃脘痛。"

3. 主咽部

饮食入口咀嚼后，经咽部，通过食道，送至胃中，故《灵枢·忧恚无言》说："咽喉者，水谷之道也。"《灵枢·胀论》又说："胃者，太仓也；咽……传送也，胃之五窍者，闾里门户也。"说明胃是饮食物的仓库，咽主管传送饮食的道路。胃有咽门、贲门、幽门、阑门、魄门五个窍门，像闾里的门户一样。所以咽由胃所统主，胃气顺和，通降之职正常，则咽部畅通、不肿不痛、无噎阻感觉。若胃气不足，通降无权，则咽物噎阻不下；胃火炽盛，上熏于咽，则咽部焮红疼痛，甚至发为喉风、喉蛾等。

4. 主舌苔

舌上之苔，是由胃气上蒸所生，通过舌苔的颜色、厚薄、润燥等不同形态，可观察胃及其他脏腑是否正常。诚如《形色外科简摩·舌质舌苔辨》所说："苔，乃胃气之所熏蒸，五脏皆禀气于胃，故可借以诊五脏之寒热虚实也。"胃气充足，纳磨健旺，则舌苔常呈一层薄白苔，或微黄薄苔，干湿适中，不滑不燥，故《伤寒指掌》说："平人舌中常有浮白苔一层，或浮黄苔一层，夏月湿土司令，苔每较厚而微黄，但不满不板滞。"若湿邪或饮邪停胃，胃气被遏，则舌苔出现白腻和白滑；如热邪或火邪犯胃，胃气亢盛，则舌苔常见黄燥或黄糙起芒刺；食积停胃，浊气上升，则舌苔多见厚腐；胃阴不足，不能蒸液生苔，则舌光干无苔。

二、胃的特性

胃的特性与脾相反，即胃气主顺降、喜润恶燥。

1. 主顺降

胃气主顺降，是指胃气必须时时和顺通达，下降不逆。叶天士说："纳食主胃……胃宜降则和。"胃虽有受纳、腐熟水谷的功能，但还须赖于通降，食物才能下行于小肠，分别清浊。若胃气不调，通降失常，食物不能及时下行，就会出现胃脘痞满或疼痛、大便秘结；如胃气上逆，不能顺降，就会出现或呕吐、或嗳气、或呃逆等症。

2. 喜润恶燥

胃喜润恶燥，是指胃好滋润，恶温燥。叶天士说："阳明胃土，得阴自安。"胃不仅需要阳气的蒸化，而且更需要阴液的濡养。胃中阴液充足，则有助于腐熟水谷和顺降胃气，故叶天士又说："胃喜柔润。"若胃阴不足，津液不能上承，则口燥咽干；胃中邪热内蕴，津液受伤，热邪杀谷，则可见口苦而干、嘈杂似饥等症。

第三节　脾与胃的关系

脾与胃均位于腹内，以膜相隔；在经络上构成表里关系，脾为脏属里，胃为腑属表。因此，它们之间的关系至为密切，并共同担负着化生水谷精微，濡养五脏六腑、四肢百骸的作用。这些作用，主要依靠两者的不同功能和特性，即一纳与一运，一降与一升的相反而相成的作用来完成。具体的相互关系有以下三个方面：

1. 胃主纳腐与脾主运化

这是脾胃功能纳与运的关系。胃之受纳腐熟水谷，是为脾之运化水谷精微做准备；脾之运化输布，是适应胃之继续纳食的需要。两者的功能和特性虽然不同，但所达到的目的却是一致的。故《景岳全书·饮食门》引王节斋说："胃司受纳，脾司运化，一纳一运，化生精气。"

2. 胃主降浊与脾主升清

这是脾胃升与降的关系。饮食经胃的纳磨腐熟后，通过胃气通降作用，下行至小肠，由小肠泌别清浊。其清者由脾气升发，转输于全身各部分；其浊者下注大肠或渗入膀胱，形成大小便排出体外。脾胃的一降与一升，构成了饮食物的消化、吸收、输布、排泄的全过程，两者不可偏废。

3. 胃喜润恶燥与脾喜燥恶湿

脾为阴脏，属太阴湿土，则阴盛于阳，故性喜燥而恶湿。胃为阳腑，属阳明燥土，则阳盛于阴，故性喜润而恶燥。脾胃之性虽有燥润喜恶之不同，但两者协调，脾可为胃以受燥，胃可为脾以受湿，脾可为胃输布津液以润养，胃可为脾通降湿浊以除湿。若脾胃功能失常，丧失两者间的相互协调，即会脾因湿盛而病，胃因燥热而疾。

第四节　脾胃与五脏的关系

一、脾胃与心

脾胃为气血之生化来源，且脾能摄血。其与心的关系，亦表现于此。心主血，脾胃之气旺盛，其纳磨、运化如常，血之来源充足，心血也随之盈满。同时，心虽主血脉，但必须赖于脾气的统摄，才能使血于脉道中正常运行不致溢出脉外。此外，脾与心在五行中，有生克母子关系，心属火为母，脾属土为子，火能生土，即所谓脾胃纳运功能，有赖于心阳的温煦。

二、脾胃与肺

肺主气，主肃降；脾胃主纳运，为气血津液生化之源。肺所需之津气，全赖于脾胃水谷精微所转化。因此，肺气肺津的盛衰，取决于脾胃的强弱。另外，脾主运化水湿，又赖于肺气肃降之协调。《素问·经脉别论》说："脾气散精，上归于肺，通调水道，下输膀胱。"指出脾不但需要肺协助把水谷精微输布于全身，而且还要把水湿从上焦导行于下焦，直至膀胱，从小便排出体外。此外，脾与肺在五行中，有生克母子的关系。脾属土为母，肺属金为子，肺有赖于脾胃之资生，才能主气、司呼吸、主宣发、主肃降和通调水道。

三、脾胃与肝

肝藏血，又主疏泄，脾胃主纳运，为气血生化之源。肝所藏之血，赖于脾胃资生；脾胃之升降纳运，又赖于肝气之疏泄。《血证论》说："食气入胃，全赖肝木之气以疏泄之。"脾胃与肝的关系，主要在于生血与藏血，以及升降、纳运与疏泄等方面。脾胃健旺，水谷精微不断化生，营血充足，肝藏血才能盈满；肝气畅达，疏泄之职正常，才能使脾胃升降适度，纳运健旺。同时，脾与胃为表里，肝与胆亦为表里。肝气主升，能助脾气升清；胆气主降，能助胃气下行。

四、脾胃与肾

肾为先天之本，脾为后天之本。如果两者不能相互协调，就会影响人的生长、发育、健康和寿命。脾胃健旺，水谷精微充足，不断滋养于肾，使肾中精气盈满。《是斋医方》说："脾胃既壮，则能饮食，饮食既进，能生营卫，营卫既壮，滋养骨髓，补益精血。"同时脾胃的纳运功能，必须借助肾之阳气温煦，才能运化健旺。若肾阳不足，无以温养脾胃，纳运失常，即可出现饮食减少、腹中疼痛、下利清谷等症状。此外，其在水液转输过程中亦有密切联系。如脾之运化健旺，就能把多余的水湿及时排出体外；反之，脾之运化失健，不能将多余的水湿及时排泄，或应吸收之水液无以化津，聚水积湿，累及肾脏，即可出现小便不利、肢体浮肿。

第五节　脾胃与六腑的关系

六腑与脾胃构成了完整的消化、吸收、排泄体系。

一、脾胃与胆

胆附于肝叶间，禀肝之余气，内藏精汁。精汁即胆汁，来源于肝，下注于小肠，有促进饮食物消化作用。若胆中精汁不足，不能助脾胃消化；或脾胃湿热，累及于胆，就会出现上腹部疼痛、呕吐苦水、不思饮食等症。

二、脾胃与小肠

小肠上端与胃相接，下端与大肠相通，主要是承受胃中所传下之食物，加以进一步消化，并将这些食物经过消化后，泌别清浊，清者为水谷精微，浊者为糟粕。清者由脾转输于全身各部分，以资营养；浊者或下注于大肠，或渗入于膀胱，成为大小便排出体外。所以《医学入门》说："胃中腐熟水谷……自胃之下口传入于小肠……分别清浊。水液入于膀胱上口，滓秽入于大肠上口。"若小肠发生病变，不能泌别清浊，就会影响胃中食物之下降和脾之运化转输精微，出现大小便失常等症。

三、脾胃与大肠

大肠上接小肠，与胃、脾相通，下连广肠，与肛门相通。大肠的主要功能是接受小肠所传下的浊物，经过吸收其剩余的水液和养料后，变化为粪便，然后通过广肠、肛门排出体外。故《素问·灵兰秘典论》说："大肠者，传导之官，变化出焉。"如大肠发生病变，就会影响小肠、胃、脾的功能活动，使食物残渣不能变化成粪便，及时排出体外。又如脾胃运化不健，亦能影响大肠的功能活动，使大肠传导失司，引起泄泻或大便秘结等。

四、脾胃与膀胱

膀胱位于小腹内，为贮尿和排尿之腑。故《素问·灵兰秘典论》说："膀胱者，州都之官，津液藏焉，气化则能出矣。"尿为水液变化而成。水液经胃的作用下传于膀胱，通过气化而排出体外。膀胱的气化不但赖于肾中元阳温煦，而且必须依靠脾气之充养。如脾气不足，气化无权，则小便也随之失常，故《灵枢·口问》说："中气不足，溲便为之变。"

五、脾胃与三焦

三焦是上焦、中焦、下焦的总称。从部位来说，胃脘部相当于中焦。从脏腑来说，上焦包括心、肺，中焦包括脾、胃、肝（有列入下焦的，但按肝脏部位应属中焦，从功能来讲则部分属于下焦，尤其在与肾相提并论的情况下），下焦包括肾、大肠、小肠、膀胱。三焦的主要功能为总司气化，凡饮食的受纳腐熟、水谷精微的输布、水液的转化，以及糟粕的排泄等均与三焦有关，故《素问·灵兰秘典论》说："三焦者，决渎之官，水道出焉。"

第六节　脾胃与奇恒之腑的关系

奇恒之腑包括脑、髓、骨、脉、胆和女子胞，具有藏精功能。《素问·五脏别论》说："脑、髓、骨、脉、胆、女子胞，此六者地气之所生也，皆藏于阴而象于地，故藏而不泻，名曰奇恒之腑。"其中胆亦为六腑之一，既为清宁之府，又有疏泄作用，故两者兼收之。胆与脾胃关系，已于"脾胃与六腑的关系"中介绍，这里不再重述。

一、脾胃与脑

脑位于头颅内，上有天灵盖，下至风府穴。脑由髓汇集而成，故《灵枢·海论》说："脑为髓之海，其输上在于其盖，下在风府。"《素问·五脏生成论》又说："诸髓者，皆属于脑。"脑担负着听觉、视觉、肢体运动和一切精神活动。若脑髓不足，即可出现头晕耳鸣、两目昏花、胫酸无力，甚至全身怠废不能活动。诚如《灵枢·海论》说："髓海有余则轻劲多力，自过其度；髓海不足则脑转耳鸣，胫酸眩冒，目无所见，懈怠安卧。"这些方面亦与脾胃关系至为密切，脾胃所化生之水谷精微，通过肾的作用，不断注入脑髓之中，使脑髓充满，记忆力强，耳聪目明，身轻体健。故《医林改错》指出："灵机记性在脑者，因饮食生气血，长肌肉，精汁之清者，化而为髓，由脊骨上行入脑，名曰脑髓……两耳通脑，所听之声归于脑……鼻通于脑，所闻香臭，归于脑……"这充分说明了脑髓之充满，全赖于脾胃之资生。

二、脾胃与髓

髓，又称骨髓，位于骨腔之中，以充养骨骼和不断送入于脑，使脑充足。髓虽由肾精所化生，但肾精的来源又赖于脾胃。脾胃通过摄入饮食，吸收水谷精微，输入于肾，化以成髓。若脾胃运化不健，水谷精微乏源，影响髓的不断化生，可出现腰脊疼痛、胫酸无力等症。由此观之，脾胃与髓的关系，主要在于髓由脾胃之水谷精微不断补充。

三、脾胃与骨

骨性坚刚，能支持形体，为人身之支架，故《灵枢·经脉》说："骨为干。"骨能支持形体，全赖于骨髓之充养。《素问·阴阳应象大论》说："肾生骨髓。"肾之生髓，来源于脾胃之水谷精微。因此，脾胃与骨的关系，是滋养与被滋养的关系。若脾胃虚弱，运化失健，水谷精微无以化生，肾中所藏之精也随之减少，不能滋养骨骼，即可出现骨骼脆弱、不能远行久立，甚至行动振掉等症。

以上脑、髓、骨三者关系密切，骨为髓所养，髓居骨中，髓聚为脑。它们与脾胃的关系，也是资生与被资生的关系。

四、脾胃与脉

脉为血府，是血液通行的隧道，故《灵枢·决气》说："壅遏营气，令无所避，是谓脉。"脾胃与脉的关系，主要表现在两个方面：其一，脉能接受脾胃之水谷精微，转输于全身，以资营养；其二，脉本身亦需要脾胃所化生的水谷精微来滋养，脉得精微充养，才能脉管柔和，气血运行畅通。此外，从诊断角度上，脉的强与弱，往往可反映胃气强与弱。脾胃之气健旺，水谷精微充足，脉道则盈满有力。反之，脾胃之气虚弱，水谷精微乏源，脉中营血不足，则脉象虚弱无力。

五、脾胃与女子胞

女子胞，又称胞宫，位于女性小腹内，主月经和孕育胎儿。胞宫不仅与肾及冲任脉关系密切，而且与脾胃也有关联。脾胃除化生水谷精微外，脾还有统血作用。脾气充足，能统摄血液，则月经按时而下，孕胎正常发育。若脾气虚弱，统血失司，即可出现月经先期、量多、色淡，甚至崩中漏下、或孕胎坠落；如脾胃运化失健，气血来源不足，就会出现月经不调，甚至闭经，或不孕；或孕后气血虚少，不能养胎，使胎元不得发育。如中气下陷，损及于肾，肾不系胞，可出现阴挺，或坠胎、早产等。

第七节　脾胃与精神气血津液的关系

一、脾胃与精

精是构成人体的基本物质，也是人体各脏腑功能活动的物质基础，故《素问·金匮真言论》说："夫精者，身之本也。"精有先天之精和后天之精之分。先天之精禀受于父母，是形成人体的原始物质基础，所以《灵枢·决气》说："两神相搏，合而成形，常先身生，是谓精。"后天之精来源于饮食之中，饮食物经过脾胃作用化生水谷精微，以灌溉五脏，洒陈六腑，从而促进人体的生长、发育和维持生命活动。这种精，生于脾胃，藏于肾中。先天之精和后天之精有着至密关系，人于出生之前，先天之精为后天之精具备了物质基础；出生之后，后天之精不断供养先天之精。两者相互依赖，相互为用，不可分离。

二、脾胃与神

神是生命活动的体现，《灵枢·小针解》说："神者，正气也。"神的含义，可包括两个方面：一是指精神状态和思维活动，如《素问·宣明五气论》说"心藏神"、《素问·灵兰秘典论》说"心者，君主之官，神明出焉"。二是指人体的正常活动和病变所表现于外的征象，即通常所称的神气，如《素问·移精变气论》说"得神者昌，失神者亡"。至于神的生成，《灵枢·本神》说"故生之来谓之精，两精相搏谓之神"，说明神成之于先天精气。但神的活动必须依赖后天脾胃所化生的水谷精气不断充养，才能使神充足，形体健壮，精神充沛，面色红润光泽，两目炯炯有神，故《灵枢·平人绝谷》说"神者，水谷之精气也"。若脾胃虚弱，运化不健，水谷精微乏源，神失濡养，就会出现形体虚羸、精神萎靡、面无红泽、目无神采等症。

三、脾胃与气

气的含义有两种：一是指构成人体和维持生命活动的基本物质，如水谷之气、呼吸之气等。《素问·六节藏象论》说："气和而生，津液相成，神乃自生。"《难经·八难》说："气者，人之根本也。"二是指脏腑功能活动，如脏腑之气、经脉之气等。由于气的生成、功能、分布范围不同，常分为元气、宗气、营气、卫气四种：①元气：又称原气、真气，是由先天之精化生而来，继由后天水谷精气不断充养，经三焦输布于周身，无问内外上下，无处不到，激发、推动各脏腑之功能，维持人体的正常活动。②宗气：是由呼吸之气与脾胃之水谷精气结合而成，积于胸中，推动肺的呼吸和心血的运行，故《灵枢·邪客》说"宗气积于胸中，出于喉咙，以贯心脉，而行呼吸焉"。③营气：源于脾胃水谷精微，行于脉中，具有充养周身和化生血液的作用。《灵枢·邪客》说："营气者，泌其津液，注之于脉，化以为血，以荣四末，内注五脏六腑。"《素问·痹论》又说："营者，水谷之精气也，和调于五脏，洒陈于六腑，乃能入于脉也，故循脉上下，贯五脏，络六腑也。"④卫气：卫气和营气均源于水谷精气，仅是清浊之不同而已。《灵枢·营卫生会》说："其清者为营，浊者为卫。"《素问·痹论》又说："卫者，水谷之悍气也。"卫气不受脉道约束，行于脉外，具有护肌表、御外邪、泽皮毛等作用。《灵枢·本脏》说："卫气者，所以温分肉，充皮肤，肥腠理，司开合者也。"

四、脾胃与血

血行于脉中，遍及全身，有营养和滋润作用。血的生成，主要由水谷精微所化生，故《灵枢·决气》说："中焦受气取汁，变化而赤是谓血。"《灵枢·营卫生会》又说：

"中焦亦并胃中，出上焦之后。此所受气者，泌糟粕，蒸津液，化其精微，上注于肺脉，乃化而为血。"同时血的化生，还必须有营气的参与，故《灵枢·邪客》说"营气者，泌其精液，注之于脉，化以为血"。营气是血的基本物质之一，对血生成起着重要作用。此外，血还可由精转化而来，如《张氏医通》所说"气不耗，归精于肾而为精；精不泄，归精于肝而化清血"。总之，血的生成以水谷精微为主。诚如《景岳全书》说："血者水谷之精气也，源源而来，而实生化于脾。"

五、脾胃与津液

津液，是体内各种正常水液的总称。津液的生成，是水谷经过胃的"游溢"，脾的"散精"，三焦的气化作用变化而成。《素问·经脉别论》说："饮入于胃，游溢精气，上输于脾；脾气散精，上归于肺，通调水道，下输膀胱；水精四布，五经并行。"这是对津液生成与输布的简要概括。津与液从性状和功能上有所区别：津的性状清稀，有滋润脏腑、肌肉、经脉、皮肤和补充血中之水液等作用，所以《灵枢·五癃津液别》说"温肌肉、充皮肤，为其津"。液的性状稠厚，渗入于头颅、骨节筋膜之中，有填补骨髓和滑润关节等作用，故《灵枢·五癃津液别》说"五谷之津液和合而为膏者，内渗入于骨空，补益脑髓"。由此可知，津液主要由脾胃所化生，脾胃健旺，津液充足。如脾胃虚弱，运化无权，津液生成不足，可出现皮肤干皱、口唇燥裂、咽干鼻燥、大便秘结、小便短少等症；若脾胃失调，或胃强脾弱，脾不能为胃行其津液，津液蓄积于内，变为水邪，可出现水肿、痰饮等病证。

第三章 | 脾胃病的病因病机

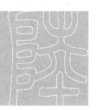

第一节　病因

脾胃病的发生原因是多种多样的，但不外乎风、寒、暑、湿、燥、火、疫邪和喜、怒、忧、思、悲、恐、惊七情太过，以及饮食、劳倦等伤及脾胃所引起。

一、六淫外邪

六淫，即风、寒、暑、湿、燥、火。六淫之邪各有特性和致病特点，一般认为寒邪和湿邪易于侵入脾胃。其实不然，风、暑、燥、火同样能侵袭脾胃，使脾胃发生病变。

1. 风邪

风邪一般较少直接侵袭脾胃，因风性主外，善行肌肤之间。但风邪能通过口鼻、肌肤、经络之途径，侵入脏腑，故《素问·风论》说"风邪之伤人也……内至五脏六腑"。风邪侵袭于脾，脾气与风邪相争，可出现汗出恶风、体倦神疲、不思饮食、面黄；风邪侵入于胃，胃气与风邪相搏，则出现颈项多汗、时时恶风、饮食不下、胃脘痞满。风邪犯脾，《内经》称为脾风证；风邪犯胃，则称为胃风证。《素问·风论》说："脾风之状，多汗恶风，身体怠惰，四肢不欲动，色薄微黄，不嗜食……胃风之状，颈多汗，恶风，食饮不下，鬲塞不通。"在运气学说方面，风淫所胜之时，容易发生脾胃病。《素问·至真要大论》说："风气大来，木之胜也，土湿受邪，脾病生焉。"又说："风淫所胜……民病胃脘当心而痛，上支两胁，鬲咽不通，饮食不下，舌本强，食则呕，冷泄，腹胀，溏泄，瘕，水闭，病本于脾。"

2. 寒邪

寒为阴邪，最易伤人阳气。它既能外伤卫表阳气，又能内损脏腑之阳。寒邪侵入脾胃，或从肌表入里，或经口鼻而入。寒性凝滞，阳气受阻，甚至损伤脾胃阳气，导致运化失常，可出现脘腹冷痛、恶心呕吐、大便泄泻、憎寒怕冷等症。此外，还有内寒证。如脾胃阳气素虚，或肾阳不足，无以温煦脾胃，寒邪内生，运化无权，也可出现怯寒肢冷、呕吐清水、下利清谷等症。

3. 暑邪

暑为夏季正邪，乃火热所化。暑邪性热，每多夹湿，既能耗伤胃阴，又可损伤脾气。暑邪偏于热盛，称为暑热；偏于湿盛，则称为暑湿。暑热侵袭于胃，胃中阴液耗伤，可出现口渴引饮、身热汗出、烦躁不安、舌苔黄燥、脉象洪数等症。若汗出过多，气随津虚，使胃中气阴两虚，脉洪数有力常转为无力，烦躁则转为神疲乏力。暑湿侵袭脾胃，胃气不能和降，脾气不能健运，升降之职失常，则见胃脘痞满、恶心呕吐、不思饮食、大便溏薄、身热不扬、四肢酸倦、舌苔薄白、脉象濡缓或濡数等症。

4. 湿邪

湿为长夏主气。长夏之时，阳热下降，水气上腾，潮湿充斥，为一年之中湿气最盛季节，故曰长夏多湿病。湿属阴邪，最易阻塞气机，伤人阳气。其性重浊黏腻，为病多缠绵难愈。脾恶湿，湿邪又亲缘缠脾，所以脾为湿邪所伤甚多。湿邪致病，有外湿与内湿之分：外湿多由气候潮湿，或冒雨涉水，或久居卑湿之地，或水中作业等而成；内湿多因脾气不足，运化失健，水湿停聚所致。外湿证临床常见恶风寒，发热，胸脘痞满，不思饮食，大便溏薄，舌苔薄白腻，脉多濡数；内湿证常见神疲体倦，饮食衰少，口淡乏味，脘腹痞满，大便溏泄，小便量少，或肢体水肿，舌淡苔腻，脉沉小缓。外湿与内湿虽有不同，但在发病过程中，常相互影响。如外湿袭内，湿邪困脾，脾运失司，又可引起内湿自生；或脾虚内湿，正不胜邪，亦能招致外湿侵袭。

5. 燥邪

燥邪多见于敛肃之秋季。燥淫虽易伤肺，但胃为燥土，亦易病燥。再者肺受燥邪，常传于胃，胃为燥邪所伤，临床亦为屡见不鲜矣。

燥邪易伤津液。燥邪致病，有外燥、内燥之不同。外燥由于感受外界燥邪而发病，感邪途径为经口鼻袭肺，再传于胃，燥热灼伤胃阴，症见口渴咽干、舌红脉数；内燥多由大吐大泻，耗伤胃阴而致，症见口渴咽干、皮肤干涩粗糙、肌肉消瘦、大便秘结、小便短少、舌红无津等。《素问·阴阳应象大论》说："燥胜则干。"《素问玄机原病式》亦说："诸涩枯涸，干劲皴揭，皆属于燥。"

6. 火邪

火邪与热邪和温邪同属一性，只是热之程度不同而已。火之热象较热明显，且多表现为炎上的特点；温之热象较热为轻，但两者又很难区分，所以温与热常相提并论，合称为温热。

火为阳邪，易消灼津液。火邪致病，有外火、内火之分：外火多因感受外来火热之邪所引起，亦可由风、寒、湿、暑、燥邪转化而来。外火之邪大多先入于肺，由肺传胃，消烁津液，症见发热、口渴、咽干舌燥、大便秘结、小便短赤、牙龈肿痛等；内火常由脾胃气机失调，郁而化火所致，症见口干咽燥、舌红或舌体糜烂、牙龈出血或肿痛。《血证论》说："满口之中，皆属于胃，以口乃胃之门户也，牙床尤为胃经脉络所绕，故凡衄血，皆是胃火上炎，血随火动。"

二、疫疠毒邪

疫邪虽属外邪，但不同于风寒暑湿燥火诸邪，而是一类强烈的传染性病邪。《素问·刺法论》："五疫之至，皆相染易，无问大小，病状相似。"《诸病源候论》又说："人感乖戾之气而生病，则病气转相染易，乃至灭门。"疫之种类颇多，其发病也随其种类不同而异，如大头瘟、虾蟆瘟、疫痢、白喉、烂喉丹痧、天花等。这些瘟疫疾患，其性大都偏温热，易于耗伤胃阴，甚至阴伤极速，危及生机，故临床除热毒症状外，可常见口渴咽干、舌红无津等症。

三、七情太过

七情，即喜、怒、忧、思、悲、恐、惊七种情志，属于人的正常精神活动，只有突然、强烈或长期持久的情志刺激，才能发生病变。人的情志以五脏精气为根本，故《素问·阴阳应象大论》说"人有五脏化五气，以生喜怒悲忧恐"；并又指出不同的情志变化，对脏腑有不同的影响，如"怒伤肝""喜伤心""思伤脾""悲伤肺""恐伤肾"。这些不同的情志因素，虽然各有所主所伤的脏腑，但均能直接或间接引起脾胃之损害。

1.过喜

喜使人精神振奋，心情舒畅，气机调和。如果喜之过度，则反使精神涣散，心气弛缓。《灵枢·口问》说："心者，五脏六腑之主也……故悲哀愁忧则心动，心动则五脏六腑皆摇。"《素问·举痛论》说："喜则气缓。"这说明心为五脏六腑之大主，精神之所舍，心气弛缓，主宰失职，心病及脾，脾气受伤，运化不健，可出现神疲体倦、饮食减退、胸脘痞满等症。

2.过怒

肝喜条达而恶抑郁，如情怀不畅、恼怒太过、肝气郁滞横逆侮脾犯胃，使脾胃受伤，运化失常，可出现胸闷太息、胃脘痞满、嗳气时作、不思饮食、大便溏薄等症。若猝然大怒，肝气暴张，横逆犯胃，胃络受伤，血随气升，可出现吐血。

3.过忧

忧为肺志。如果忧愁过度，则肺气郁滞，诚如《素问·阴阳应象大论》"忧伤肺"所说。若肺气郁阻，累及脾胃，脾胃运化失健，可出现胸脘痞满、神疲短气、不思饮食、大便溏薄，甚至水肿等症。《诸病源候论·虚劳候》认为，忧愁非但能伤肺，还能伤心。但不论忧伤肺或忧伤心，任何一脏气机郁滞，均能影响脾胃的运化功能。

4.过思

思为脾志。如果思虑过度，则使脾胃之气郁结。所以《素问·阴阳应象大论》说：

"思伤脾。"《素问·举痛论》又说："思则气结。"脾气郁滞，累及于胃，则脾胃俱病，胃不主纳，脾不主运，可出现脘腹痞满，食欲减退，神疲乏力，形体消瘦，大便溏薄等症。

5. 过悲

悲亦为肺志。如果悲哀太过，亦使肺气抑郁，甚至耗伤肺气。《素问·举痛论》说："悲则气消。"若肺气抑郁或肺气耗伤，肃降失司，水道通调失常，可致湿阻中焦，脾胃气滞，运化失权，出现胸脘胀满、不思饮食、神疲乏力、肢体水肿、大便溏泄等症。

6. 过恐

恐为肾志。恐惧不安，损伤肾脏，真气下陷。《素问·阴阳应象大论》说："恐伤肾。"《素问·举痛论》又说："恐则气下。"若肾气受伤，不能温煦脾胃，运化无力，可出现脘腹痞满或疼痛、下利清谷或大便失禁、饮食衰少、精神疲惫等症。

7. 过惊

惊亦属心志。大惊不止，气血不和，则心气紊乱，心神不宁。《素问·举痛论》说："惊则气乱。"心气不宁，累及脾胃，气机不畅，运化失常，可出现胸脘痞塞、不思饮食、精神萎靡等症。

综上所述，七情虽有不同的所伤脏腑，但某一情志过度既可单独损害一脏而为病，也可累及其他脏腑而为病。如怒伤肝，肝气不和，就能损及脾胃，甚至脾胃病变重于肝病。脾胃为气机升降之枢纽，不论喜、怒、忧、思、悲、恐、惊均能影响脾胃，所以脾胃因于七情所伤，临床颇为常见。

四、饮食、劳倦

饮食和劳动都是维持健康的基本条件，但饮食要有一定节制，劳动也要适当，不能过度。饮食不节和劳动过度均能损害脾胃的正常功能，发生病变。

1. 饮食

饮食经胃的受纳腐熟，脾的运化转输，才能营养全身。但饮食失宜，则又是导致疾病的重要原因之一。饮食失宜致病，可包括饮食失常、饮食不洁和饮食偏嗜三方面。

（1）饮食失常：饮食过饱或过饥，均可引起脾胃病变，如《脾胃论·脾胃胜衰论》所说："饮食不节则胃病……胃既病，则脾无所禀受。"饮食不节不但能损害脾胃，而且会影响气血的产生。凡饮食过少，饥而不得食，渴而不得饮，气血无以补充，脾胃运化也随之减弱，可出现面黄肌瘦、神疲乏力、食后腹胀、或稍食厚味即泄泻。饮食过量，暴饮暴食，脾胃受伤，可出现脘腹痞满或疼痛、恶闻食气、嗳腐吞酸、泻下臭秽等症，故《素问·痹论》说"饮食自倍，肠胃乃伤"。

（2）饮食不洁：不洁之物进入胃肠，脾胃受伤，腐熟运化失司，中焦气机被阻，可出现呕吐、泄泻、腹痛或痢下脓血等症。误食有虫卵食物，进入胃肠，可发生寄生虫病

（包括蛔虫病、钩虫病、蛲虫病、绦虫病等）。诸虫寄生肠中，既能影响脾胃之运化，又会吮吸脾胃所化之精微，所以临床可见腹痛、嗜食异物、面黄肌瘦或肛门痒等症。若误食毒物，可致食物中毒，脾胃运化失常，临床可见剧烈腹痛、呕吐泄泻，甚则昏迷或死亡等严重后果。

（3）饮食偏嗜：饮食偏嗜，可引起多种病证。如过食肥甘厚味，壅滞脾胃气机，运化不健，聚湿酿痰，化生热毒，可发生痈疡等病。诚如《素问·生气通天论》所说："高粱之变，足生大丁。"过食生冷之物，损伤脾胃阳气，产生阴寒湿邪，可见呕吐、泄泻、腹痛等症。嗜酒过度，酷爱辛辣，脾胃积热化火，可出现大便秘结或痔疮下血等症。《灵枢·师传》说："饮食者，热无灼灼，寒无沧沧。"《素问·上古天真论》又说："今时之人不然也；以酒为浆……故半百而衰也。"这就是说，饮食务必注意不要过寒过热，也不要把酒当成水液琼浆来贪饮。

2. 劳倦

正常之劳动，有助于气血疏通，增强体质，可预防或减少疾病之发生。反之，若过度劳动，无适当休息，则导致脾气受伤，可出现神疲体倦、少气懒言、嗜睡等症。《脾胃论·脾胃胜衰论》说："形体劳役则脾病，病脾则怠懒嗜卧，四肢不收，大便泄泻。脾既病，则其胃不能独行津液，故亦从而病焉。"但是，如果适当不参加劳动或运动，也能使脾胃运化失常，气血运行不畅，可出现食欲减退、肢体软弱、精神不振等症，所以《潜斋医话》说"饥饱劳逸，皆能致病"。

第二节　病机

脾胃病的病机，是指脾胃病变的发展与变化机理。由于患者体质的强弱各异和病邪的性质不同，脾胃病亦随之有虚实之分、寒热之别。如体质偏于阴虚者，感受病邪后，易于引起脾胃津液不足；体质偏于阳虚者，感受病邪后，易于引起脾胃阳气不足。如感受寒邪或湿邪，常易损伤脾胃阳气；感受暑邪或火邪，常易损伤脾胃阴液。

脾胃病多由病邪侵袭脾胃，或脾胃之阴阳失于平衡，或脾胃气机升降失常而发生。病机虽然错综复杂，但归纳起来不外乎病邪与正气相争、阴阳失于平衡、气机升降失常三个方面。而这三个方面又相互影响，密切联系，不能截然分开。

一、病邪与正气相争

病邪与正气相争，是指脾胃正气与病邪的斗争。《素问·通评虚实论》说："邪气盛则实，精气夺则虚。"实者病邪壅盛，而正气未衰，邪正相争剧烈，常见于外感病之初、中期及痰、食、血、水等滞留所引起的病证。虚者脾胃正气不足，病邪不盛，常见于脾胃虚弱，或脾胃病的后期及多种慢性疾病中。虚和实是邪正斗争的两种不同病机变化，不仅决定着病变的虚实，而且对疾病的发展与转归有着直接关系。若脾胃正气充足，病邪难以发展，正气能胜病邪，疾病即可趋向好转而痊愈；脾胃正气不足，邪气亢盛，非但正气不能战胜病邪，甚至趋向恶化而死亡。

二、阴阳失于平衡

阴阳失于平衡，是指脾胃在病变过程中，由于脾胃阴阳偏盛偏衰失去相对平衡，出现阴不制阳，阳不制阴的病机变化。脾阳（包括脾气）和胃阳（包括胃气）是化生水谷精微之动力，同时脾胃阳气又必须赖于脾胃阴液滋养，才能不断产生能量，脾胃阴液也必须赖于脾胃阳气之作用才能化生。所以，脾胃阴阳必须保持协调平衡，才能使脾胃运化健旺，使营卫气血的生成、运行维持正常。

脾胃阴阳失去相对平衡，脾胃病也就随之产生。如脾阳亢盛，将导致脾阴不足，阴越虚，阳越亢，形成脾火壅盛，临床可见口干、牙龈红肿或糜烂、舌红或溃烂、大便秘结、小便短赤，甚则消渴善饥等症；脾阳不足，脾阴偏盛，阴越盛，阳越虚，形成脾阳衰弱，阴寒内盛，临床可见口淡而腻、饮食减退、脘腹满胀、大便溏泄，甚则水肿等症。

胃阳亢盛，则导致胃阴（又称胃津、胃液）不足，阴不制阳，胃火（热）炽盛，症见口干咽燥、舌光而红、大便干结、小便短赤或消渴善饮等；胃阳不足，胃阴偏盛，阳不制阴，胃阳衰弱，阴寒内盛，症见呕泛清水、胃脘疼痛等。

在脾胃病变发展过程中，有脾胃俱阳盛纯属热证，有脾胃俱阴盛纯属寒证。此外，临床常见胃阳盛而病热，脾阴盛而病寒；或脾阳盛而病热，胃阴盛而病寒等胃热脾寒、脾热胃寒的脾胃寒热夹杂证候同时出观。

三、气机升降失常

脾胃气机升降失常，是指脾不能主升清，胃不能主降浊而言。气机升降运动，必须由脾胃双方协同才能实现。若脾不能主升清，胃不能主降浊，即会产生呕吐、腹胀、泄泻等症。《素问·阴阳应象大论》说："清气在下，则生飧泄；浊气在上，则生䐜胀。"

脾胃位居中焦，上通下达，为五脏六腑气机升降之枢纽。脾胃升降如常，出入有序，以维持"清阳出上窍，浊阴出下窍；清阳发腠理，浊阴走五脏，清阳实四肢，浊阴归六腑"的各种正常功能。而肝之升发，肺之肃降；心火之下降，肾水之上升；肺之呼气，肾之纳气等也无不配合脾胃以完成其升降运动。《读医随笔·升降出入论》说："心肺阳也，随胃气而右降，降则化为阴；肝肾阴也，随脾气而左升，升则化为阳。"因此，脾胃之气机升降运动正常与否，不仅关系到脾胃发生疾病与否，而且对整个机体的功能活动均有影响。

第四章 | 脾胃病的辨证

临床上辨证方法虽然有多种多样，但都以八纲辨证为总纲，以脏腑辨证为基础，所以脏腑辨证是辨证方法中的一个十分重要的组成部分，尤其是内伤杂病是不可缺少的。同时，脾胃病于临床有它的特殊症状和舌脉变化，通过这些特定表现，辨别病之为虚为实，属寒属热，才能获得正确辨证和诊断。

第一节　脏腑辨证

一、脾脏病辨证

脾主运化又主统血，性喜升举又喜干燥，这是脾的主要功能和特性。运化不健，统血失常，清阳勿升，水湿过盛，都属脾的病变现象。脾的常见病变可分为脾气虚弱、脾气下陷、脾不统血、脾阳虚衰、脾阴不足和寒湿困脾等六种证候类型，前五种均属虚证，后一种则为实证。

1. 脾气虚弱

临床表现：少气懒言，神疲乏力，面色㿠白或萎黄，大便溏薄。舌淡嫩，苔薄白，脉缓弱。

病因病机：劳逸失调，或饮食不节，内伤脾气，或吐泻日久，脾气受伤。脾气虚损，水谷精微来源不足，内不能充养脏腑，外不能濡养肌肉筋脉，故出现少气懒言、神疲乏力、面色㿠白或萎黄无华、舌淡嫩、脉弱。其中面色萎黄无华还表明脾气虚弱，损及脾中营血；大便溏薄，则为脾气损伤，运化无权所引起；舌苔白，脉象缓，为脾气虚弱，湿邪内阻的征象。

治疗：补益脾气，用四君子汤之类。

2. 脾气下陷

临床表现：头目眩晕，晨起为剧，气短乏力，语声低微，饮食衰少，食后作胀，脘腹重坠，或脱肛，或阴挺。舌淡嫩，脉虚。

病因病机：脾气先虚，进而气虚陷下，故又称气虚下陷或中气下陷。脾气虚弱，清阳之气升举无力，故出现头目眩晕；清晨阳气当升而无以升，因而晨起时眩晕增剧；中气不足，宗气随之虚弱，所以气短乏力、语声低微；脾气下陷，升举固摄无权，因而脘腹重坠、脱肛、阴挺；脾虚运化不健，则饮食衰少、食后作胀；脾弱气血生化无源，不能充脉荣舌，故见舌淡嫩、脉虚弱。

治疗：益气升提，用补中益气汤之类。

3. 脾不统血（又称气不摄血）

临床表现：少气神疲，面色㿠白，肌衄，或便血，或尿血，或月经过多，或崩漏。舌质淡，脉细弱。

病因病机：久病伤脾，或因劳倦损脾，脾气虚弱，不能统摄血液。脾气亏弱，营血随之不足，故出现少气神疲、面色㿠白；气虚摄血无权，血不循经，溢于肌肤则肌衄，溢于胃肠为便血，渗于膀胱则尿血；脾气不足，损及冲任，而为月经过多、或崩漏；舌质淡，脉细弱，为脾之气血俱虚的明证。

治疗：补气摄血，用归脾汤之类。

4. 脾阳虚衰（又称脾虚寒证）

临床表现：四肢不温，时时畏寒，大便稀溏，口淡不渴，或腹中冷痛，或肢体浮肿，或白带清稀量多。舌质淡，苔白滑，脉沉细或迟弱。

病因病机：脾气虚继而损及阳气为病，亦由饮食失调，过食生冷，损伤脾阳所致。脾阳虚衰，无以温煦内外，故出现四肢不温、时时畏寒、腹中冷痛；脾阳不足，运化失司，因而大便稀溏；水湿内阻，溢于肌肤，而为肢体浮肿；脾阳虚弱，累及带脉，则为白带清稀而多；舌质淡、苔白滑、脉沉细或迟弱为脾阳已衰，寒邪内阻的征象；其舌淡、脉细或弱为脾虚之征。

治疗：温阳补脾，用附子理中汤之类。

5. 脾阴不足

临床表现：形体消瘦，面色萎黄或焦枯，口涎减少，唇干肤燥，手足心热，毛发枯槁，易于脱落，或齿衄、肌衄，脐腹肌肉灼热。舌质红少津，脉象细数。

病因病机：温热外邪入侵于内，灼伤脾阴；或因湿郁化热，火热消烁脾阴；或思虑过度，气结化火，脾阴耗伤。脾中营阴不足，无以濡养肌肤、荣润毛发，故形体消瘦、面色萎黄或焦枯、唇干肤燥、毛发枯槁易于脱落；脾阴耗损，不能主涎，所以口涎减少；阴虚则阳亢，虚热内扰，因而手足心热、脐腹肌肉灼热；虚火窜扰，络脉受伤，血不循经，因而齿衄、肌衄；舌红少津、脉象细数均为脾阴耗伤，虚火内扰的现象。

治疗：滋养脾阴，用脾阴煎之类。

6. 寒湿困脾

临床表现：头重如裹，肢体困倦，面色黄晦，脘腹胀满，食欲减退，口淡不渴，大便泄泻。舌体胖大，苔白厚腻，脉象濡缓。

病因病机：贪凉饮冷，寒湿停留中焦；或冒雨涉水，久居潮湿，寒湿内侵；或素体阴盛，寒湿自生。寒湿内阻，清阳不升，故出现头重如裹；寒淫肌肉、筋脉，阳气阻遏而为肢体困倦、舌体胖大；脾为湿困，气血生化失常，不能外荣于面，因而面色黄晦；寒湿中停，运化困滞，故脘腹胀满、食欲减退、口淡不渴、大便泄泻；苔白厚腻、脉象濡缓为寒湿内阻的现象。

治疗：温化寒湿，用胃苓汤之类。

二、胃腑病辨证

胃主受纳，腐熟水谷，性喜顺降而又喜柔润，这是胃的主要功能和特性。纳腐失常，气机上逆等都是胃的病变现象。胃的常见病变可分胃气亏弱、胃阳虚衰、胃阴不足、寒邪阻胃、火邪伏胃、食积停胃等六种证候类型，前三种属于虚证，后三种则为实证。

1. 胃气亏弱

临床表现：胃脘痞闷，按之不甚，饮食不思，或食不消化，甚则食入即吐，神疲乏力，面色淡白无华。舌质淡，脉虚弱。

病因病机：饮食失调，或大吐伤胃，胃气虚损，纳磨无权。胃气虚弱，纳磨失司，故见胃脘痞闷、饮食不思或食不消化；痞闷按之不觉更甚者，为胃气虚弱、内无实邪的表现，亦为胃虚的特征；胃气虚损，不能主降，因而食入即吐；胃虚不能主受纳、腐熟，水谷精微来源不足，脏腑、肌肉、筋脉失于滋养，故神疲乏力、面色淡白无华、舌淡脉虚。

治疗：补胃益气，用六君子汤之类。

2. 胃阳虚衰

临床表现：食谷欲吐，或朝食暮吐，暮食朝吐；或胃脘疼痛而喜按欲暖，四肢不温，怯寒怕冷。舌质淡，苔薄白，脉沉细。

病因病机：胃气虚弱续发，或饮食不节，过食生冷，胃阳虚损。胃阳不足，顺降失司，故食谷欲呕；胃阳虚衰，不能腐熟食物，所以朝食暮吐、暮食朝吐；胃阳虚，阴寒内盛，则胃脘疼痛喜按欲暖；胃阳虚损，不能温煦肢体，故出现四肢不温、怯寒怕冷；舌淡苔白、脉象沉细为胃阳不足，阴寒内盛的征象。

治疗：温阳益胃，用吴茱萸汤之类。

3. 胃阴不足

临床表现：口舌干燥，不思饮食，或知饥不食，或干呕呃逆，大便干结。舌光红少津，脉细数。

病因病机：外邪入里，灼伤胃阴；或过食辛辣之物，胃火炽盛，消烁阴液。胃阴不足，津液无以上承，故口舌干燥、舌光红无苔；阴液亏损，胃气上逆，所以干呕呃逆；胃津虚少，纳腐无权，因而不思饮食或知饥不食；胃津消烁，不能濡润大肠，故大便干结；阴液不足，虚火自生，扰动脉道，则为脉象细数。

治疗：滋养胃阴，用胃阴煎之类。

4. 寒邪阻胃

临床表现：胃脘疼痛，轻则绵绵不已，重则剧烈疼痛；遇寒增剧，得温减轻，口泛清水。舌苔白滑，脉沉迟或沉弦或沉紧。

病因病机：饮食不节，过食生冷，或胃脘当风，寒邪袭胃。寒邪入胃，胃阳被遏，故胃脘疼痛，其轻者疼痛绵绵不已，重者则疼痛剧烈；气候变化，寒气加临，胃中寒邪也随之增甚，故遇寒疼痛增剧；温则寒气渐散，痛势得缓，因而得温疼痛减轻；寒邪停胃，水饮内生，所以口吐清水；舌苔白滑、脉沉迟或沉弦或沉紧均为寒邪中阻，胃阳被遏之现象。

治疗：温胃散寒，用高良姜汤之类。

5. 火邪伏胃

临床表现：胃脘灼痛，吞酸嘈杂，渴喜冷饮，消谷善饥，牙龈肿痛，溃烂出血，口臭，大便秘结。舌红苔黄，脉象滑数。

病因病机：胃阳素亢，情志之火相并，或外邪入胃化热，或过食辛热之品。胃中积热，气机不畅，故出现胃脘灼痛；胃热与情志之火相并，胃气不能顺降，因而吞酸嘈杂；胃火炽盛，内灼津液，因而渴喜冷饮；胃中火盛，火杀谷物，故消谷善饥；牙龈为足阳明经络所过之处，胃火循经上炎，因而牙龈肿痛、溃烂出血；胃中火热内炽，熏蒸于上，而为口臭；胃火伤津，不能濡润大肠，则为大便秘结；舌红苔黄、脉象滑数亦为胃火炽盛的征象。

治疗：清胃泻火，用清胃散或泻心汤之类。

6. 食积停胃

临床表现：胃脘胀满，厌食嗳气，呕吐酸腐，矢气恶臭，大便泄泻或秘结。舌苔厚腻，脉象多滑。

病因病机：饮食不节，暴饮暴食，滞积不化，停留胃中。食积停胃，中焦气机受阻，故脘腹胀满；胃腑填塞，食积蒸腐，浊气上下流窜，因而呕吐酸腐、矢气恶臭；食滞中宫，纳磨失司，气不和降，而为厌食嗳气；胃中积滞，累及于脾，运化失常，故见大便泄泻或秘结；舌苔厚腻、脉滑亦属食积内阻的现象。

治疗：消食和胃，用保和丸之类。

三、脾胃兼病辨证

脾与胃互为表里，脾升胃降，燥湿相济，共同完成饮食之消化、精微吸收与输布。脾胃在功能上关系密切，在病变上亦相互影响，如脾病可以及胃，胃病可以及脾。临床常见有脾胃气虚、脾胃阳衰、脾胃阴虚和脾胃湿热等证候类型，前三种属于虚证，后一种则属实证。

1. 脾胃气虚

临床表现：饮食减少，食后脘胀，大便溏薄，少气懒言，神疲体倦，面色萎黄，肌肉消瘦。舌淡苔白，脉象缓弱。

病因病机：饮食饥饱失常，或劳逸失宜，或大吐大泻，损伤脾胃阳气。脾主运化，胃主受纳，脾胃气虚，纳运无权，故饮食衰少、食后脘腹作胀、大便溏薄；脾胃俱虚，气血生化乏源，内不能滋养脏腑，外不能营润肌肤，因而少气懒言、神疲体倦、面色萎黄、肌肉消瘦；气不足则血亦少，无以充脉华舌，故舌淡脉弱；气属阳，气虚则阳亦不足，寒湿易滞，故见苔白、脉缓。

治疗：补脾益胃，用六君子汤之类。

2. 脾胃阳衰

临床表现：脘腹冷痛而喜按喜暖，口淡不渴，呕吐清水，面色苍白，四肢不温，大便溏薄。舌质淡嫩，脉象沉弱。

病因病机：脾胃气素虚，内寒自生，伤及脾胃阳气；或饮食不节，恣食生冷，脾胃阳气受伤。脾胃阳气不足，阴寒内盛，故脘腹冷痛而喜按喜暖、口淡不渴、呕吐清水；中阳不足，不能温煦于外，因而面色苍白、四肢不温；脾胃阳衰，运化无权，故大便溏薄；舌质淡嫩、脉象沉弱均属脾胃阳气虚弱的表现。

治疗：温中补虚，用大建中汤或附子理中丸之类。

3. 脾胃阴虚

临床表现：形体消瘦，口涎减少，齿龈焮红不肿，齿缝血液时时渗出，口舌干燥，不思饮食，干呕呃逆，大便干结。舌形瘦小，质红或光剥，脉象细数。

病因病机：温热之邪侵袭脾胃，灼伤阴液；或情志不畅，思虑过度，气结化火，郁火灼伤脾胃阴液。脾胃为后天之本，脾胃阴液不足，不能滋养肌肉，故形体消瘦、舌形瘦小；脾主涎，脾津不足，因而口涎减少；脾阴亏损，虚火上扰，灼伤络脉，故牙龈焮红、齿缝出血；胃阴不足，胃气不和，纳磨失司，因而不思饮食、干呕呃逆；口舌干燥、舌质红或光剥、脉象细数均为脾胃阴伤，虚火内扰的征象。

治疗：滋脾养胃，用脾阴煎合胃阴煎之类。

4. 脾胃湿热

临床表现：脘腹痞满，胸闷恶心，不思饮食，肢体困重，面目肌肤发黄，小便短赤，大便秽臭排出不爽，或身热起伏，汗出热不解。舌苔黄腻，脉象濡数。

病因病机：外感湿热之邪，或涉水冒雨，湿邪侵袭，湿郁化热，或饮食不节，过食肥甘厚味，聚湿化热，湿热内蕴脾胃。湿热阻于脾胃，运化不健，因而脘腹痞满、不思饮食；邪阻于中，胃气不得顺降，因而胸闷恶心；湿热浸淫肌肉筋脉，因而肢体困重；湿热壅阻脾胃，上蒸肝胆，故见面目肌肤发黄；湿热下注于膀胱，故小便短赤；邪淫大肠，因而大便秽臭不爽；湿为黏腻之邪，易入难出，湿热互结，故身热起伏、汗出热不解；舌苔黄腻、脉象濡数，亦属湿热内阻的征象。

治疗：清热化湿，用甘露消毒丹之类。

第二节　症状辨证

脾病与胃病的某些症状相互共有，或同一症状初期属胃，后期属脾，甚至还与其他脏腑有关联。因此，脾病与胃病的临床症状，只能做相对的归类，不能截然分开。

一、脾病主要症状辨证

1. 腹满

腹满，是指大腹自觉胀满不舒而外无胀急之形。脾居腹中，职司运化，脾气健运，则腹部平坦柔软、不胀满不疼痛。若脾气不足，或脾气阻滞，引起运化失常，则出现腹满不舒之症。腹满常有虚实之分、寒热之别，具体可分以下几种证型。

（1）实热内结

临床表现：除腹满由轻至重，持续不减，按之满甚且痛外，每兼大便秘结，手足汗出，日晡潮热，烦躁谵语。舌苔厚黄或焦黄干燥，脉象沉实有力。

病因病机：感受风寒或温毒外邪，在表失于疏散，由表入里，邪热壅阻胃肠，与肠中糟粕互结，脾运失常，腑气阻塞，遂成本证。

治疗：导积泻热，利气散满，用大承气汤之类。

（2）寒湿困脾

临床表现：除腹满不甚，终日不解，按之胀满加重外，常兼饮食少思，大便不实，或脘腹疼痛，身重肢软。舌苔白腻，脉多沉缓。

病因病机：冒雨涉水，或久居潮湿之地，寒湿侵袭，留伏中焦，脾气受困，运化失司，形成本证。

治疗：温中散寒，燥湿除满，用厚朴温中汤之类。

（3）脾气下陷

临床表现：除腹满时作时止，起立加剧，平卧则舒外，每兼小腹重坠，或阴挺，或脱肛，神疲体倦，少思饮食。舌淡嫩，脉虚弱。

病因病机：劳逸不匀，损伤脾气；或素体虚弱，脾气不足；或饮食不节，脾胃受伤，致使脾气下陷，升举乏力，运化无权，引起本证。

治疗：补中益气，用补中益气汤之类。

（4）脾阳虚弱

临床表现：除腹满空腹为剧，食后反觉轻减，按之胀满不加重外，常兼脘腹有冷感，大便溏泄，或下利清谷。舌淡苔白，脉沉细无力。

病因病机：多系脾胃素虚，阴寒内盛；或吐泻后，脾阳受伤；或肾虚无以温脾，运化无权，产生本证。

治疗：温中补脾，用附子理中丸之类。

2. 鼓胀

鼓胀，是指腹部胀大如鼓，腹皮绷急，皮色苍黄，脉络暴露之症。一般分气鼓、血鼓、水鼓、虫鼓四种，然而气、血、水三者互为因果，仅以主次之分而非单独为病。初期以脾病为主，中期以脾肝俱病为多见，后期可形成脾肝肾三脏俱病。初起阶段多为实证，由实转虚；后期阶段多为虚实夹杂证，甚至成为虚证。

（1）气滞湿阻

临床表现：除腹部膨大如鼓，午后加重，青筋暴露不甚明显外，每兼胁下疼痛，饮食减少，食后作胀，嗳气时作，小便短少。舌苔白腻，脉多沉弦。

病因病机：饮食不节，嗜酒过度，损伤脾胃，运化失健，湿邪停留，清阳不升，浊阴不降，清浊相混，壅阻中焦，累及于肝，肝气郁滞，血行不畅，遂成本证。

治疗：疏肝健脾，散满除鼓，用柴胡疏肝汤合平胃散之类。

（2）湿热蕴结

临床表现：除腹部膨大如鼓，胀满坚实，终日如此，青筋暴露外，常兼胁下疼痛，烦热，口苦，渴而不欲饮水，小便赤涩，大便秘结，或面目、皮肤色黄。舌尖边红，苔黄腻或兼灰黑，脉象弦数。

病因病机：饮酒过度，嗜食肥甘厚味，聚湿生热；或淋雨涉水，湿邪侵袭，湿郁化热，损脾伤肝，气血运行不畅，形成本证。

治疗：清热利湿，攻下逐水。清热利湿用中满分消丸；攻下逐水用舟车丸。

（3）瘀血停滞

临床表现：除腹部膨大如鼓，坚实而满，持续不减，青筋暴露明显外，常兼胁下肿块作痛，面色黯滞，口唇紫褐，颈胸臂部有红缕赤痕之血痣。舌质紫黯，脉象细涩。

病因病机：情志郁结，肝失条达，气机不和，横逆乘脾，致肝脾失调，气滞血瘀，络脉被阻，水湿内停，形成本证。

治疗：活血祛瘀，散满消胀，用当归活血散之类。

（4）阳虚水停

临床表现：除腹部膨大，胀满不甚，午后加重，青筋暴露不甚明显外，每兼面色苍白，精神衰惫，怯寒肢冷，或下肢轻度浮肿，小便清而短少。舌淡胖嫩，苔薄白，脉沉细无力。

病因病机：感染虫毒（主要是感染血吸虫病），未及时治疗，延至晚期，肝脾损伤，络脉瘀阻；或由湿热黄疸，或因瘀血积聚过久，气机壅滞，脾运失健，伤及于肾，致脾肾阳虚，气化不利，水湿停聚，引起本证。

治疗：温补脾肾，化气行水，用附子理中丸合五苓散之类。

（5）阴虚水阻

临床表现：除腹部膨大，或缓或剧，青筋暴露明显外，常兼面色黧黑，口干心烦，鼻衄齿衄，皮肤斑疹，小便短赤。舌红少津，或苔光剥，脉弦细数。

病因病机：涉水冒雨，久居潮湿之处，湿邪内阻，久郁化热，湿热蕴结，先损于脾，水不正化，继伤肝肾，真阴亏损，遂成本证。

治疗：滋养肝肾，利水消鼓，用六味地黄丸加地骨皮、鳖甲、猪苓、滑石等。

3. 大腹痛

腹位于胸下方，相当于横膈以下至耻骨毛际以上的部位。其中脐以上的部分称"大腹"；脐以下的部分称"小腹"；绕脐一周称"脐腹"；小腹两侧称"少腹"。大腹属脾，脾发生病变，则大腹部往往就会出现胀满或疼痛。所以大腹痛多属脾病。

（1）寒邪内阻

临床表现：除突然大腹疼痛，得温痛减，遇寒更甚外，每兼口淡乏味，口溢清涎，食后腹胀，大便溏薄，小便清长。舌苔白腻或白滑，脉多沉紧。

病因病机：外感寒邪，直中于脾；或过食生冷之物，中阳被遏，脾运顿困，气机阻滞，形成本证。

治疗：温中散寒，用紫苏干姜汤之类。

（2）热邪阻滞

临床表现：除大腹疼痛急骤，痛势较凶，按之更剧，甚至手不能接近，喜凉恶热外，每兼口苦而干，脘腹胀满，大便秘结，小便短赤。舌红苔黄，脉象滑数。

病因病机：感受暑热，入侵于脾；或湿邪久阻，郁而化热；或寒邪内停，久蕴化火或恣食辛辣燥热之物，气机不和，遂成本证。

治疗：清热和中，用泻心汤、清中汤之类。

（3）中虚寒凝

临床表现：除大腹疼痛，绵绵不止，喜按欲暖，饥饿及劳累后痛势增剧，得食或休息后减轻外，常兼面色苍白，神疲乏力，气短怯寒，大便溏薄。舌淡苔白，脉象虚软。

病因病机：素体虚弱，脾阳不足，阴寒内盛，或饥饱无常，脾胃受伤，中阳亏损，寒邪内停，而成本证。

治疗：温中补虚，散寒止痛，用黄芪建中汤之类。

（4）瘀血停滞

临床表现：除大腹疼痛如针刺，固定不移外，常兼脘腹痞满。舌质紫黯，脉沉弦或细涩。

病因病机：情志不畅，气血郁结，脾络瘀阻；或平时恣食肥甘厚味，饮酒过度，脾气不畅，络脉被阻，血行不畅，瘀血停滞，遂成本证。

治疗：破瘀活血，理气止痛，用手拈散之类。

4. 泄泻

泄泻，是指排便次数增多，粪便稀薄，甚至如水。泄与泻虽都属便质稀烂，但有厚与薄之程度差别，如泄多指大便溏薄、泻多为大便泻下如水，而两者又互为相杂出现，故合称泄泻。

（1）寒邪伤中

临床表现：除大便溏薄，甚则水泻如注外，每兼腹痛肠鸣，恶寒发热，但寒多热少。舌苔薄白，脉浮缓或沉滑。

病因病机：外感寒邪致脾运失常，形成本证。

治疗：散寒止泻，用紫苏干姜汤之类。

（2）湿邪伤中

临床表现：除大便溏泄，甚则水泻如注外，每兼腹痛肠鸣，头脑昏重，四肢酸软无力。舌苔白腻，脉象濡缓。

病因病机：湿邪侵袭于脾，中阳受困，运化失司，清浊相混，并走于下，引起本证。

治疗：燥湿和中，用羌活苍术汤之类。

（3）暑邪伤中

临床表现：大便溏泄，甚则水泻如注，或泻而不爽，粪色黄褐而臭，见于夏季炎热之时；常兼胸脘痞闷，恶心呕吐，腹痛肠鸣。舌苔薄白或薄黄腻，脉象濡数或滑数。

病因病机：外感暑邪，暑必兼湿，暑湿侵入脾胃，运化失常，形成本证。

治疗：祛暑调中，用藿香黄连汤之类。

（4）饮食伤中

临床表现：除大便泄泻，排出粪便臭如败卵外，每兼胃脘痞满，或腹中胀痛，嗳腐吞酸，厌恶饮食。舌苔浊腻，脉缓滑或弦滑。

病因病机：饮食不节，或恣食油腻；或过食生冷，或误食不洁之物，脾胃受伤，运化失常，形成本证。

治疗：消食和中，用保和丸之类。

（5）脾气虚弱

临床表现：除大便时溏时泻，但溏多于泻，粪便中夹有不消化食物残渣，稍进油腻厚味大便次数明显增多外，常兼饮食少思，食后脘腹痞胀，面色萎黄，神疲体倦。舌淡苔白，脉象细弱。

病因病机：素体亏虚，脾气不足；或饮食无常，损伤脾气；或吐泻后，脾气受伤，运化无权，产生本证。

治疗：补脾益胃，用参苓白术散之类。

（6）肝气乘脾

临床表现：除大便溏泄时作时止，每因恼怒后加剧外，常兼胸胁胀满，时有嗳气，腹痛肠鸣，饮食减少。舌淡红，脉多弦。

病因病机：情志不畅，恼怒忧郁，肝气失于条达，横逆乘脾，运化失司，引起本证。

治疗：抑肝扶脾，用痛泻要方之类。

（7）脾肾阳虚

临床表现：除大便泄泻，多见于黎明之前，便前脐腹疼痛，肠中鸣响，有急迫便意，便后腹中舒适，若无所苦外，常兼怯寒肢冷，精神衰惫。舌淡苔白，脉象沉细。

病因病机：久病不愈，肾阳不足；或年老体弱，肾阳虚衰，脾阳失于温煦，运化无权，遂成本证。

治疗：温补脾肾，用四神丸之类。

5. 便血

便血，是指血从肛门而出，或与大便混合而下，或下纯血。有远血、近血及肠风、脏毒之分。先便后血，血色紫黯，称为远血；先血后便，血色鲜红，称为近血；血下如溅，血色清鲜，称为肠风；血下污浊，肛门肿痛，称为脏毒。便血虽然有以上四种不同名称，但从发病原因、病变机理分析，不外乎以下两个方面。

（1）脾气虚弱

临床表现：除大便下血，先便后血，或血便混杂，或下纯血，血色紫黯，或呈柏油样外，常兼脘腹隐痛，喜食热物，面色无华，神疲体倦。舌质淡，脉沉细。

病因病机：劳逸失宜，脾气受伤；或素体亏虚，脾气不足，不能统摄血液，遂成本证。

治疗：补益脾气，止血安络，用黄土汤、止血理中汤之类。

（2）湿热蕴结

临床表现：除大便下血，先血后便，血色鲜红，或血下如溅，或血下污浊外，常兼口味觉苦，小便色黄，大便不畅，或肛门肿痛。舌红苔黄，脉濡数或滑数。

病因病机：平素嗜食辛辣，饮酒过度；或恣食肥甘厚味，聚湿积热；或外感风热与内湿相搏，蕴结脾胃，阴络损伤，血渗谷道，形成本证。

治疗：清热化湿，用槐角丸之类。

6. 脱肛

脱肛，又称肛门下坠，是指直肠或直肠黏膜脱出于肛门外。初起时常于大便时肛门脱出，在短时间内可自行回缩；病延日久，则肛门脱出不能自行回缩，往往需用手托纳回。脱肛多见于禀赋不足之小儿和年老体弱之人，所以临床所见虚证多于实证。

（1）中气下陷

临床表现：除肛门脱坠，不易回复，往往需要用手托纳回，劳累、咳嗽即复脱出外，常兼神疲体卷，面色㿠白，少气懒言。舌质淡，脉虚弱。

病因病机：素体不足，脾气虚弱；或劳逸不宜，脾气受伤；或久泻久痢，脾气虚损，致中气下陷，肛门松弛，而成本证。

治疗：补中益气，用补中益气汤之类。

（2）湿热下注

临床表现：除肛门下坠，灼热疼痛，局部焮红，甚至溃烂外，每兼口味苦腻，小便短赤，大便解而不爽。舌苔黄腻，脉多濡数。

病因病机：饮食不节，损伤脾胃，运化不健，聚湿积热，湿热下注直肠，形成本证。

治疗：健脾益气，化湿清热，用调中益气汤加黄柏、黄连、金银花等。

7. 消瘦

消瘦，是指全身肌肉消瘦。脾主肌肉，脾气健旺，则全身肌肉丰满结实；若脾气虚弱，或脾气郁滞，运化失司，就会出现全身性消瘦。本症与痿证须鉴别，痿证主要是以四肢肌肉消瘦为特征。

（1）脾气虚弱

临床表现：除形体消瘦外，每兼面色萎黄，神疲体倦，食欲减退，大便不实。舌淡嫩，脉虚弱。

病因病机：素体虚弱，脾气不足；或久病不愈，损及脾气；或吐泻后，脾气受伤，运化不健，水谷精微来源匮乏，肌肉无以营养，遂成本证。

治疗：补益脾气，用参苓白术散之类。

（2）脾胃伏热

临床表现：除形体消瘦外，常兼口干味苦，嘈杂似饥，或烦躁不安，大便秘结。舌红苔黄，脉象弦数。

病因病机：素体阳盛阴虚，火邪偏胜；或嗜食辛辣之物，脾胃积热；或湿邪侵袭脾胃，久郁化热生火，火热内伏脾胃，水谷精微转输失常，无以濡养肌肉，形成本证。

治疗：清热和中，用泻心汤、泻黄散之类。

8. 肥胖

肥胖，是指全身胖肥，肌肉柔软。过度肥胖，往往由脾运失常，痰湿脂液满溢所致。前人说："肥人多湿、多痰、多气虚。"此三者又每互为因果，脾气虚弱可以生湿酿痰，而湿痰过盛又可以影响脾之健运。

（1）脾气虚弱

临床表现：除形体肥胖，肌肉絮软，肤色㿠白外，每兼神怠乏力，动辄汗出，少气懒言。舌淡苔白，脉象虚弱。

病因病机：素体虚弱，脾气不足；或劳逸失宜，脾气受伤；或肾阳不足，不能温煦于脾，脾阳失充，无以运化水湿，湿聚为痰，痰湿内盛，遂成本证。

治疗：补脾益气，化湿祛痰，用异功散之类。

（2）脾气壅滞

临床表现：除形体肥胖，肌肤板滞，皮色淡黄外，每兼脘腹痞满，二便不利。舌苔白腻，脉多缓滑。

病因病机：饮食不节，过食肥甘厚味；或少动多逸，脾气阻滞；或素体阴盛，脾气壅阻，运化无常，生湿酿痰，痰湿内盛，形成本证。

治疗：祛湿化痰，用二陈平胃汤、胃苓汤之类。

9. 水肿

水肿，是指体内水液潴留，泛溢肌肤，初起往往头面、眼睑浮肿，继又四肢、腹背甚至全身浮肿。本证的产生虽然与肺、肾有关，但主要在脾，因脾主运化水湿，故《素问·至真要大论》说："诸湿肿满，皆属于脾。"由脾引起的水肿有以下两种证型。

（1）水湿壅阻

临床表现：除通身浮肿，按之没指外，每兼身体沉重，胸脘痞闷，饮食不思，小便短少。舌苔白腻，脉象沉缓。

病因病机：久居潮湿之地，或涉水冒雨，或水中作业，水湿侵袭于脾，运化失司，外溢肌肤，遂成本证。

治疗：化湿行水，用五苓散合五皮饮之类。

（2）脾气虚弱

临床表现：除全身浮肿，按之凹陷不易复起外，常兼神疲乏力，面色㿠白，大便溏薄，小便短少。舌淡苔白，脉沉缓无力。

病因病机：素体虚弱，脾气失充；或饮食不节，饥饱无常，脾气受伤，运化无权，水谷不能正化，聚湿成水，泛于肌肤，形成本证。

治疗：补脾益气，兼以化湿行水，用四君子汤加黄芪、陈皮等。

10. 乏力

乏力，是指浑身疲困，行动无力，多属于虚证。但在夏季湿盛之时，湿邪弥漫，清阳被遏，也可产生本证。所以归纳起来，可分脾脏气血不足和湿邪蒙蔽清阳两种证型。

（1）脾脏气血不足

临床表现：除浑身乏力外，每兼气短少言，面色无华，或吐血，便血，妇女崩中漏下。舌淡苔白，脉多小弱。

病因病机：素体虚弱，脾中气血亏少；或过度劳动，脾中气血耗损；或吐血，便血等出血过多，脾中气血亏损，遂成本证。

治疗：补益气血，用归脾汤之类。

（2）湿邪蒙蔽清阳

临床表现：乏力，常兼头部昏重，嗜睡懒言，饮食不思，胸脘痞满。舌苔白腻，脉象濡缓。

病因病机：久居潮湿之地，或涉水冒雨，或外感湿邪，遂成本证。

治疗：化湿升阳，用太和神术散之类。

11. 身重

身重，是指肢体沉重乏力。临床多见于脾虚证，有时亦可见脾肾两虚证。《内经》称此证为"体惰"或"䐃"（《灵枢·寒热病》《灵枢·口问》）。体惰，即肢体沉重、懈惰乏力；䐃，即体重无力、垂首斜倾。

（1）湿邪内阻

临床表现：除肢体沉重外，每兼嗜睡懒言，或头昏重，或头胀痛，脘腹痞满，食欲减退，大便溏薄。舌苔白腻，脉象濡缓。

病因病机：久居湿地，或涉水淋雨，或水中作业，或平时饮食不节，脾胃受伤，湿邪内聚，浸淫肌肉筋脉，遂成本证。

治疗：燥湿健脾，用胃苓汤之类。

（2）气血不足

临床表现：除肢体沉重外，常兼神疲乏力，面色㿠白或萎黄，气短，汗出，或便血，或妇女崩中漏下。舌质淡红，脉象虚弱。

病因病机：素体虚弱，脾之气血虚少，或思虑过度，脾中气血暗耗；或久病不愈，损及于脾，致脾之气血不足，肌肉筋脉失养，形成本证。

治疗：益气养血，用归脾汤之类。

（3）脾阳虚弱

临床表现：除身体沉重外，常兼面色苍白，精神衰疲，手足不温，或浮肿。舌淡嫩，脉沉小无力。

病因病机：年老体弱，脾肾阳虚；或久病虚损，脾阳不足；或吐泻后，损伤脾阳，肌肉筋脉失于温养，引起本证。

治疗：温阳益脾，用附子理中丸之类。

12. 口腻

口腻，是指口中黏腻，味觉不佳。口味的正常与否，与脾有着密切关系，故《灵枢·脉度》说："脾气通于口，脾和则口能知五谷矣。"本证不论在外感时病或内伤杂病过程中均能出现，多属湿证。

（1）寒湿着脾

临床表现：除口腻外，每兼口味发淡，脘腹胀满，少思饮食，大便溏薄，肢体沉重。舌苔白腻，脉象濡缓或沉缓。

病因病机：淋雨涉水，或久居潮湿之处，或水中作业，或素体虚弱，脾气不足，寒湿内生，运化失常，遂成本证。

治疗：温脾燥湿，用治中汤之类。

（2）湿热阻脾

临床表现：除口腻外，常兼口味发甜，胸膈痞闷，食欲减退，小便色黄，大便秘结或溏薄垢臭。舌苔黄腻，脉濡带数。

病因病机：素有伏热，继又外感湿邪，湿与热相搏，阻于脾经；或饮食不节，脾胃受伤，聚湿生热，湿热交蒸，上泛于口，引起本证。

治疗：清热化湿，用佩兰汤之类。

13. 口淡

口淡，是指口中味觉发淡，食不鲜美。此证既可见于急性疾病过程中，又可见于内伤杂病等慢性疾患中，但病变性质多属寒证、虚证。病位主要在脾，次在胃，后期还可损及于肾。

（1）寒湿淫脾

临床表现：除口淡外，每兼头脑昏重，恶寒，骨节酸楚，肢体困重，饮食少思，大便溏薄。舌苔白腻，脉象濡缓。

病因病机：外感寒湿，由表入里，浸淫于脾，脾气阻滞，运化失常，升清失司，形成本证。

治疗：散寒燥湿，健脾和中，用平胃散加防风、羌活等。

（2）脾胃虚弱

临床表现：除口淡外，常兼面色㿠白或萎黄，神疲体倦，不思饮食。舌质淡，苔净或中光，脉象小弱。

病因病机：饮食不节，吐泻交作，损伤脾胃；或热病之后，脾胃受伤，中气不足，运化无力，遂成本证。

治疗：补益脾胃，用参苓白术散之类。

（3）脾肾阳虚

临床表现：除口淡外，常兼畏寒怯冷，四肢不温，面色苍白，精神衰惫，腰膝软弱，或浮肿。舌淡嫩，脉沉细。

病因病机：脾阳素虚，损及肾阳；或素质虚弱，肾中阳气不足，无以温煦于脾，致脾肾阳气俱虚，不能蒸腾于上，引起本证。

治疗：温补脾肾，用附子理中丸之类。

14. 口甜

口甜，又称口甘，《内经》则称为"脾瘅"，是指口中有甜味的感觉，晨起时尤为明显，多见于夏秋季节，特别是夏令湿盛之时。病变性质多属湿证，有湿甚于热、热甚于湿之分。

（1）湿甚于热

临床表现：除口味觉甜，但不甚甜，或时甜时淡外，每兼脘腹痞满，饮食少思，身重困倦，懒言嗜睡，大便溏薄。舌苔白腻，脉象濡缓。

病因病机：素体阳虚阴盛，湿邪停留，久郁化热，但热不甚；或外感湿热，湿多热少，或嗜食肥甘厚味，聚湿化热，热势不著，而成本证。

治疗：燥湿健脾，佐以清热，用胃苓汤加黄连等。

（2）热甚于湿

临床表现：除口中发甜，甜味明显，或甜中夹有酸味外，常兼胸膈满闷，食欲减退，小便短黄。舌苔黄腻，脉象濡数。

病因病机：素体阴虚阳盛，再以外感湿邪；或湿热外邪，侵袭于脾；或嗜食辛辣，过度饮酒，聚湿生热，湿热交蒸，遂成本证。

治疗：清热化湿，用佩兰汤之类。

15. 黄疸

黄疸以目黄、身黄、溲黄为主要症状，其中以目黄为本证重要依据。若仅身黄或溲黄，则不属黄疸。发生原因主要为脾经湿热，累及肝胆，胆汁外溢。临床可分为阳黄、阴黄两大类。阳黄包括（湿热）热重于湿、湿重于热和热毒炽盛，阴黄包括寒湿阻遏、瘀血停积。

（1）阳黄

①热重于湿

临床表现：除目黄，身黄，其色鲜明，小便短黄外，每兼发热口渴，恶心呕吐，大便秘结。舌苔黄腻，脉象弦数。

病因病机：湿热时邪，侵袭于脾；或饮食不节，嗜酒过度，聚湿生热，热甚于湿，浸淫肝胆，肝失疏泄，胆汁外溢，遂成本证。

治疗：清热利湿，用茵陈蒿汤之类。

②湿重于热

临床表现：除目黄、身黄，其色不如热重者鲜明，小便淡黄外，常兼身热不扬，或无发热，头重身困，口淡不渴，胸脘痞满，不思饮食，厌恶油腻，大便溏泄。舌苔厚腻或淡黄腻，脉多濡缓。

病因病机：感受湿热时邪，或冒雨涉水，或嗜食肥甘厚味，聚湿化热，湿甚于热，蕴结于脾，累及肝胆，胆汁外渗，形成本证。

治疗：利湿为主，佐以清热，用茵陈五苓散之类。

③热毒炽盛

临床表现：除身目呈深黄色，小便短赤，发病迅速外，每兼高热口渴，烦躁不安，甚则神昏谵语。舌质红绛，苔灰黄干燥，脉象弦数或细数。或出现衄血、吐血、便血、斑疹，或腹水，或昏迷。

病因病机：感受疫疠毒邪，或脾中素有伏热，加之湿邪侵袭，伏热与湿邪互结，化为热毒，熏蒸肝胆，引起本证。

治疗：以清热解毒为主，用犀角散合安宫牛黄丸之类。

（2）阴黄

①寒湿阻遏

临床表现：除面目黄色晦黯外，常兼不思饮食，脘痞腹胀，神疲乏力，或畏寒，大便不实。舌质淡，苔白腻，脉濡缓或沉缓。

病因病机：素体不足，脾阳不振，寒湿自生；或外感寒湿，入侵于脾，累及肝胆，胆汁外溢，产生本证。

治疗：温中健脾，散寒化湿，用茵陈术附汤之类。

②瘀血停积

临床表现：除身目发黄而晦黯外，常兼面色青紫黯滞，胁下癥块疼痛，皮肤有蛛纹丝缕。舌质青紫或紫斑，脉弦或涩。

病因病机：阳黄或阴黄寒湿阻遏等证型失治，由气分而入血分；或积聚日久不消，瘀血内阻于肝，胆汁外渗，而成本证。

治疗：活血化瘀，用膈下逐瘀汤或鳖甲煎丸之类。

二、胃病主要症状辨证

1. 纳呆

纳呆，又称胃呆，是指胃的受纳功能失常，食欲减退，甚至厌食。病变主要在胃，其次在脾，因脾主运化，运化失常，影响胃之受纳。

（1）食积停胃

临床表现：除突然不思饮食，胃纳呆滞外，每兼恶心嗳腐，胃脘痞满。舌苔厚腻，脉象实滑。

病因病机：饮食不节，过食生冷；或肥甘厚味，骤然积滞，胃阳被遏，腐熟之职失司，气机不能通降，遂成本证。

治疗：消食和胃，用保和丸之类。

（2）湿邪中阻

临床表现：除食欲减退，胃纳呆滞外，常兼胸闷脘痞，头胀如裹，身重困倦，大便不实。舌苔白腻，脉象濡缓。

病因病机：外感湿邪，中阳受伤，腐熟之职失常，运化不健；或素体阴盛，胃阳不振，寒湿内生，纳腐失司，形成本证。

治疗：燥湿和中，用羌活苍术汤之类。

（3）脾胃虚弱

临床表现：除饮食少思，胃纳不启外，每兼食后脘腹痞胀，面色萎黄，神疲乏力，大便时溏，或粪中有食物残渣。舌质淡，苔薄白，脉象小弱。

病因病机：素体虚弱，脾胃不健；或饮食无常，损伤脾胃；或吐下后，脾胃受伤，纳运之职无权，引起本证。

治疗：益胃健脾，用参苓白术散之类。

2. 善饥

善饥，又称善食易饥，是指食后不久即饥饿，饥而能食，食量超过常人。善食易饥之人，多数形体消瘦，这是善饥症的特征。

（1）胃中伏火

临床表现：除善食易饥外，每兼形体消瘦，或口干味苦。舌质红，苔黄燥，脉滑实或弦数。

病因病机：多因嗜食辛辣，胃中积热化火；或过食肥甘厚味，湿聚化燥，燥热灼胃；或情志不畅，气郁化火，肝火灼胃，致胃火杀谷，遂成本证。

治疗：清胃泻火，用泻心汤之类。

（2）胃气衰败

临床表现：除突然善饥能食外，常兼四肢不温，腹冷下利。舌淡苔白，脉多沉微。

病因病机：见于急性疾病过程中的急剧恶化之时，胃气骤然虚衰，后天生化绝源所致。《伤寒论》："凡厥利者当不能食，今反能食者，恐为除中，食以索饼，不发热者知胃气尚在，必愈……腹中应冷，当不能食，今反能食，此名除中。"除中即中气消除的意思。

治疗：扶助胃气，用四逆加人参汤、理中丸、小建中汤之类。

3. 口渴

口渴，是指口中干燥，时时欲饮水。不论时病或杂病均可出现口渴，但以时病为多见，俱属热证、里证。

（1）胃热炽盛

临床表现：除口渴欲饮水外，每兼身热不恶寒，反恶热，面赤，汗出。舌苔黄燥，脉象洪数。

病因病机：风寒袭表，失于疏散，由寒化热，邪热入胃；或外感温热，邪热传胃，胃津被灼，遂成本证。

治疗：清胃泄热，用白虎汤之类。

（2）胃阴不足

临床表现：除口渴时时欲饮水，但饮水量不及胃热炽盛者外，常兼咽喉干燥，手足心热。舌红苔光，脉象细数。

病因病机：素体阴虚，胃阴不足；或热病后期，胃阴耗伤；或酷嗜醇酒，过食辛辣之物，胃阴损伤；或情志不畅，肝郁化火，火灼胃阴，形成本证。

治疗：滋阴养胃，用益胃汤之类。

此外，湿浊中阻，中阳被遏，津液不能上承，也可出现口渴、但渴而不欲饮、饮后即吐、或渴喜热饮等。这属假渴，须与真正的渴欲饮水相鉴别。

4. 呕吐

呕吐，是指有物从胃泛上，由口而出，不能由己控制的一种症状。前人以有声有物谓之呕，无声有物谓之吐，有声无物谓之哕。实际上，三者往往联系在一起，很难截然划分。有的先干呕，随后吐物；有的先倾吐积物，随后干呕。本证多系胃失和降，气逆于上所引起。

（1）寒邪干胃

临床表现：除呕吐多为清水或不消化食物，吐出物无酸腐气味外，常兼恶寒，微发热，头痛，骨节酸楚。舌苔薄白，脉浮缓或沉滑。

病因病机：外感寒邪，侵袭于胃，中阳被遏，胃气不得顺降，胃中水谷随气上逆，形成本证。

治疗：温胃散寒，用姜香汤之类。

（2）暑湿阻胃

临床表现：除呕吐多为黄水或不消化食物外，每兼头脑重胀，微恶风寒，或发热，胸闷脘痞，身重困倦。舌苔薄白腻，脉濡缓或滑数。

病因病机：夏季在地潮湿，在天暑热弥漫，暑湿相夹入侵，伤及胃腑，胃中水谷随气上逆，遂成本证。

治疗：祛暑化湿，和胃止呕，用藿香正气散之类。

（3）食积停胃

临床表现：除呕吐多为不消化食物，气味酸腐如败卵外，常兼胸闷脘痞，厌食嗳气。舌苔白厚或黄厚，脉象滑实。

病因病机：暴饮暴食，或过食生冷油腻之物，壅阻胃腑，胃气不得下降，反逆于上，引起本证。

治疗：消食和胃，用保和丸之类。

（4）痰饮伏胃

临床表现：除呕吐多为清稀痰涎和清涎，反复发作外，每兼胃脘痞闷，不思饮食，头目眩晕，或心悸。舌苔白腻，脉象弦滑或沉滑。

病因病机：脾胃虚弱，不主健运，水谷不归正化，酿成痰饮，停伏于胃，胃气不能顺降，产生本证。

治疗：温胃化饮，用小半夏加茯苓汤之类。

（5）胃阳衰弱

临床表现：除呕吐清水或不消化食物，或饮食稍多即吐外，每兼面色苍白或萎黄，神怠乏力，四肢清冷。舌质淡嫩，脉沉细无力。

病因病机：素体阳虚，胃阳不振，阴寒内盛，熟腐水谷无权，遂成本证。

治疗：温阳暖胃，降逆止呕，用吴茱萸汤之类。

（6）胃阴不足

临床表现：除呕吐少物或时作干呕外，常兼口燥咽干，或胃中似饥非饥，嘈杂不舒。舌体瘦小，质红少津，脉象细数。

病因病机：热病之后，胃中阴液耗伤；或久病伤阴，胃阴亏耗；或素体阳亢阴虚，胃阴不足，胃气不能顺降，形成本证。

治疗：滋阴养胃，用益胃汤之类。

5. 吞酸

吞酸，是指胃中及食道内时时有酸味，咯之不得上，咽之不得下，且有烧灼感。病变主要在胃，由胃中酸腐之气上逆所致。

（1）胃中郁热

临床表现：除吞酸时作，胸中有烧灼感外，常兼胸胁不舒，口苦咽干，心烦易怒。舌苔薄黄，脉象小弦数。

病因病机：情志失调，肝气郁结，气郁化火，横逆犯胃；或胃中素有伏火，胃气不能和降，形成本证。

治疗：清热解郁，和胃疏肝，用萸连丸之类。

（2）寒湿郁阻

临床表现：除吞酸或作或止，胸中烧灼较轻外，常兼胸闷脘痞，饮食不思。舌苔薄白，脉象弦滑或弦缓。

病因病机：外感寒邪，侵袭于脾；或脾运失健，寒湿阻滞，气行不畅，津液转输失常，水液停留于胃，郁而化热，遂成本证。

治疗：散寒燥湿，健脾和胃，用香砂六君汤合左金丸之类。

（3）饮食积滞

临床表现：除吞酸时作，胸中烧灼感或轻或重外，每兼嗳臭腐气，胃脘痞满，厌恶饮食。舌苔黄腻，脉弦实或弦滑。

病因病机：饮食不节，食积内停，胃脘填塞，气失和降，产生本证。

治疗：消积化滞，调中和胃，曲麦枳术丸之类。

6. 呕血

呕血，是指血由胃来，从口而出，甚则倾盆盈碗，间夹食物残渣。突然呕血以火热实证为多见，呕血不止，可继发虚寒证甚至出现脱证。

（1）胃热壅盛

临床表现：除呕血紫黯或紫红，夹有食物残渣外，每兼胸脘痞满或疼痛，口臭，唇红，大便秘结。舌苔黄腻或灰黄燥，脉象滑数。

病因病机：酷嗜饮酒，胃中积热，脉络瘀滞，气血运行不畅，或饮食不节，脾胃受伤，聚湿化热，邪热损伤胃络，血不循经，引起本证。

治疗：清胃泄热，凉血止血，用泻心汤合四生丸之类。

（2）肝火犯胃

临床表现：除呕血紫黯或鲜红，或夹有食物残渣外，常兼脘胁胀痛，口苦，心烦善怒。舌边红，苔多黄，脉象弦滑。

病因病机：情志不畅，恼怒伤肝，气郁化火，肝火犯胃，损伤胃络；或肝胃素有伏热，再以肝气失畅，致气逆血奔，遂成本证。

治疗：泻肝清胃，止血行瘀，用丹栀逍遥散合化血丹之类。

（3）脾胃虚弱

临床表现：除呕血黯淡，反复不止外，每兼面色㿠白，气短，怠倦乏力。舌质淡嫩，脉象沉细。

病因病机：呕血反复不止，气随血虚，脾虚不能统血，血不归经；或劳倦过度，脾气受伤，致气虚无以摄血，血不循经，产生本证。

治疗：补气摄血，用止血归脾汤之类。

7. 口臭

口臭，是指口内气出臭秽。多因胃中伏火或食积停胃所致，但亦有痰热阻肺，肺气失于肃降所引起。

（1）胃中伏火

临床表现：除口气臭秽，反复而作外，常兼牙龈肿痛，或出血。舌质或红，苔多黄，脉滑数。

病因病机：过食辛辣之物，胃中积热，或嗜食肥甘厚味，聚湿化热，蕴伏于胃，致胃气失降，遂成本证。

治疗：清胃泻火，用泻心汤之类。

（2）食积停滞

临床表现：除突起口气臭秽外，常伴嗳气酸腐，胃脘痞满，厌恶饮食。舌苔白厚或黄厚，脉象滑实。

病因病机：暴饮暴食，或过食生冷油腻之物，停留于胃，胃气不得下降，浊腐上逆，形成本证。

治疗：消食和胃，用保和丸之类。

此外，风寒外邪，侵袭于肺，由寒化热，痰热内阻；或肺痈脓血，壅阻于内，秽气上逆，也可发生口臭。临床表现除口气臭秽外，常伴咳嗽痰稠或咳咯脓血，胸络疼痛。治以清肺祛痰为主，如泻白散、苇茎汤之类。

8. 嘈杂

嘈杂，又称心嘈，是指胃中似饥非饥，似痛非痛，且有热辣不适感。病位在胃，发病原因常与脾、肝、胆及血虚有关。临床以实证、热证为多，虚证、寒证较少见。

（1）胆胃痰热

临床表现：除嘈杂或作或休，食后即饥，饥而不能食外，每兼胸中懊恼，味苦口腻。舌苔薄黄而腻，脉多滑数。

病因病机：饮食不节，脾胃运化失常，聚湿酿痰，湿痰阻于胆胃，久郁化热，痰热内扰，胃气不和，形成本证。

治疗：清胆和胃，祛痰利湿，用清胆和胃汤之类。

（2）肝气犯胃

临床表现：除嘈杂或作或止，常随情志变化而改变外，每兼胸胁不舒，恼怒易烦，嗳气时作。舌苔薄白，脉象弦滑。

病因病机：情志不舒，肝气失畅，横逆犯胃，胃气不和，遂成本证。

治疗：疏肝和胃，用气郁汤之类。

（3）脾胃虚弱

临床表现：除嘈杂不甚，或作或止，空腹易作外，常兼口淡无味，神疲乏力，大便不实。舌质淡，苔薄白，脉虚弱。

病因病机：素体不足，脾胃亏弱，或吐下后脾胃受伤，寒湿停留，胃气不和，引起本证。

治疗：补脾益胃，用六神散之类。

（4）阴血不足

临床表现：除嘈杂反复发作，空腹为甚，食后即舒外，每兼面色少华，口唇淡白，口干。舌质淡红，脉象细弱。

病因病机：素体阴虚，营血亏损，或出血之后，阴血虚少，不能濡养于胃，产生本证。

治疗：滋阴养血，用归芍地黄丸之类。

9. 嗳气

嗳气，古代称为"噫"，是指胃气上逆，嗳声响彻于口，或频频而作，或偶然所发。病变主要在胃，发病原因与肝气不和或脾气不足有关。平时偶然嗳气，往往属于胃气一度失降，一般不需治疗，待胃气自然顺和即愈；如反复发作，或嗳气频繁，则应及时治疗。

（1）食积停胃

临床表现：除嗳气有酸腐味，嗳声闷浊，不连续发作外，每兼胸脘痞满，不思饮食，或恶心。舌苔厚腻，脉象滑实。

病因病机：饮食失节，积滞于胃；或气候异常，寒温不调，寒袭中焦影响胃中水谷熟腐，胃气上逆，遂成本证。

治疗：消积和胃，用保和丸之类。

（2）湿痰阻胃

临床表现：除嗳气断续，嗳声不甚响亮外，常兼食欲减退，或恶心呕吐。舌苔白腻，脉濡缓或弦滑。

病因病机：脾运失健，湿痰内生，留伏于胃，气机不畅，引起本证。

治疗：化湿祛痰，和胃止嗳，用和胃二陈煎之类。

（3）肝气犯胃

临床表现：除嗳气频繁，嗳声响亮外，常兼胸胁不舒，或胁肋隐痛。舌苔薄白，脉象弦滑。

病因病机：情志不舒，忧思恼怒，肝气失疏，横逆犯胃，胃气不得顺降，产生本证。

治疗：疏肝和胃，用娑罗子汤之类。

（4）脾胃虚弱

临床表现：除嗳气断续，嗳声低弱外，常兼面色㿠白或萎黄，神疲乏力，不思饮食，或呕泛清水。舌质淡，苔薄白，脉虚弱。

病因病机：素体不足，脾胃亏弱，或吐泻后，脾胃虚损，运化无权，寒湿中停，胃气不和，形成本证。

治疗：补益脾胃，用健脾散、旋覆代赭汤之类。

10. 呃逆

呃逆，俗称打嗝，古代亦称之为"哕"，是指气逆上冲，呃呃作声，声短而频，不能自制而言。如偶然发作，症势较轻，一般不需治疗。如呃声持续不断，应予及时治疗。若在急慢性疾病过程中，特别是老年和久病虚弱者出现本证，则常属于病势趋向严重的预兆，须引起注意。

（1）胃中寒凝

临床表现：除呃声沉缓有力外，每兼胃脘痞满，喜饮热汤，厌食冷物，口味淡腻。舌苔白，脉多缓。

病因病机：寒温失调，过食生冷之物，中阳被遏，胃气失降，遂成本证。

治疗：温胃散寒，降逆平呃，用丁香散之类。

（2）胃火内盛

临床表现：除呃声响亮有力外，常兼胸闷心烦，口渴欲饮水，口气臭秽，大便秘结，小便短赤。舌苔黄或黄燥，脉滑数。

病因病机：嗜食辛辣之物，胃腑积热；或情志不畅，气郁化火，肝火犯胃，致胃气不得顺降，遂成本证。

治疗：清热和胃，降逆止呃，用清呃汤之类。

（3）胃阳衰微

临床表现：除呃声低弱而不接续外，每兼面色苍白，四肢不温，精神衰疲，食欲减退。舌质淡嫩，脉沉细无力。

病因病机：素体不足，或年老体弱，或久泻久痢，脾肾阳气不足，不能温煦于胃，胃阳虚衰，形成本证。

治疗：温阳益胃，降逆止呃，用温呃汤之类。

（4）胃阴不足

临床表现：除呃声急促而不连续外，常兼口干咽燥，大便干结。舌质红绛或光剥，脉细数。

病因病机：热病耗伤胃阴，或汗吐下太过，损伤胃津，胃气不和，引起本证。

治疗：生津养胃，平逆除呃，用益胃汤加石斛、竹茹、枇杷叶、柿蒂等。

11. **胃脘痛**

胃脘痛，又称胃痛，是指胃脘部发生疼痛。胃与心相隔甚近，所以古代有些文献将胃痛称心痛，诚如《医学正传》所说："古方九种心痛，详其所由，皆在胃脘，而实不在于心。"本证的发生，虽有气、血、冷、火、痰、食、虫、悸、痊等九种，但初起多由饮食不节，嗜食生冷，恣意饮酒，或思虑太过，致胃气不和而成。

（1）寒邪袭胃

临床表现：除突起胃脘疼痛，温熨脘部则痛轻减外，每兼呕泛清涎，畏寒，喜饮热汤。舌苔白，脉弦紧或沉缓。

病因病机：寒邪入侵，直中胃腑，或酷食生冷，胃阳被遏，气机受阻，形成本证。

治疗：温胃散寒，用高良姜汤之类。

（2）食积停胃

临床表现：除胃脘疼痛，按之痛剧外，每兼嗳腐吞酸，或恶心呕吐，厌恶饮食，大便秽臭。舌苔厚腻，脉象实滑。

病因病机：饮食过度，骤然停滞胃中，胃气不得下行，不通则痛，遂成本证。

治疗：消积和胃，用保和丸之类。

（3）湿热阻胃

临床表现：除胃脘疼痛，或作或休外，常兼口干味苦，小便色黄，大便不畅。舌质红，苔黄腻，脉滑数。

病因病机：湿热中阻，或寒湿内停，久郁化热，气机不和，遂成本证。

治疗：清热和胃，用清中汤之类。

（4）瘀血停胃

临床表现：除胃脘疼痛如刺，固定不移，食后痛势加剧外，常兼呕血，大便色黑。舌质紫黯，脉象涩滞。

病因病机：平时酷嗜醇酒，或暴饮暴食，胃腑受伤，气机不利，血行失畅，或气滞久痛，胃络损伤，瘀血内停，形成本证。

治疗：活血化瘀，理气和胃，用手拈散之类。

（5）肝气犯胃

临床表现：除胃脘胀痛，牵引胁肋外，常兼嗳气频作，或呕泛酸水，饮食少思。舌苔白腻，脉象弦滑。

病因病机：情志不畅，忧思恼怒，肝失疏泄，横逆犯胃，产生本证。

治疗：疏肝和胃，用沉香降气散合左金丸之类。

（6）胃阳虚弱

临床表现：除胃脘疼痛，空腹尤为明显，喜按欲暖，得食后疼痛轻减外，每兼呕泛清水，神疲乏力，或手足不温。舌质淡，苔薄白，脉虚软。

病因病机：素体亏虚，胃阳不足，寒邪内生，或平时饥饱无节，脾胃受伤，胃阳亏损，遂成本证。

治疗：温中补虚，用黄芪建中汤之类。

12. 脘痞

脘痞，又称心下痞，是指胃中气机阻塞，胃脘部满闷不舒。一般满闷不伴有胃痛和胃部硬满压痛，如同时出现胃痛，则痞满不作主症论治；若胃部硬满有形，按之疼痛，则属结胸。

（1）饮食伤胃

临床表现：除胃脘痞满外，每兼嗳气吞酸，或恶心呕吐，不思饮食。舌苔厚腻，脉象滑实。

病因病机：饮食不节，饥饱无常，或恣食生冷油腻，胃腑受伤，气机不和，遂成本证。

治疗：化食和胃，用大和中饮之类。

（2）湿痰停胃

临床表现：除胃脘痞满外，常兼恶心呕吐，吐出物多为痰涎或清水，肢体酸倦。舌苔白腻或白滑，脉缓滑。

病因病机：脾胃运化失健，水谷不归正化，酿成痰湿，留伏于胃，引起本证。

治疗：燥湿化痰，消痞安胃，用二陈平胃汤之类。

（3）热邪犯胃

临床表现：除胃脘痞满（多见于热病初、中期阶段）外，每兼恶心欲吐，肠鸣下利。舌苔薄黄，脉小滑。

病因病机：感受外邪，在表误用下法，致病邪内陷中焦，壅阻于胃，形成本证。

治疗：降逆和胃，开结除痞，用半夏泻心汤之类。

（4）脾胃虚弱

临床表现：除胃脘痞满，日久不愈外，常兼食欲减退，神疲乏力，面色萎黄或㿠白，大便溏薄。舌质淡，苔薄白，脉小弱。

病因病机：脾胃素虚，或病后中气亏损，或吐泻后，脾胃损伤，致中阳不足，运化无权，发生本证。

治疗：健脾益胃，用香砂六君子汤之类。

13. 噎膈

噎即噎塞，指吞咽之时梗阻难下；膈为格拒，指饮食不下，或食入即吐。噎虽可单独出现，但又为膈之前驱，故往往以噎膈并称。同时，噎膈初起，尚须与梅核气相鉴别：前者系饮食吞咽受阻，后者唯自觉咽中有物梗塞不适，进食无妨碍。

（1）气郁痰凝

临床表现：除吞咽梗阻，胸膈痞满外，每兼大便艰涩，口干咽燥，形体消瘦。舌红而光，或苔黄，脉弦细。

病因病机：情志不舒，忧思伤脾，脾伤则气结，气结则津液不得输布，聚津酿痰，痰气交阻，阳结于上，阴结于下，上下不得流通，遂成本证。

治疗：开郁化痰，润燥益胃，用启膈散之类。

（2）瘀血内结

临床表现：除吞咽梗阻，胸膈疼痛，或饮食不下，食后即复吐出外，常兼身体羸瘦，肌肤干燥，面色灰黯，或吐出物如赤豆汁，大便如羊屎。舌质红或紫黯，脉象细涩。

病因病机：恼怒伤肝，气滞血凝，或饮酒过度，嗜食辛辣之物，胃中积热，则津伤血燥，脉涩血瘀，形成本证。

治疗：滋阴养血，破结行瘀，用通幽汤之类。

（3）脾胃衰败

临床表现：除吞咽梗塞，长期饮食不下外，每兼面浮足肿，面色㿠白，怯寒气短，精神衰惫，泛吐清涎。舌质淡，苔薄白，脉沉细无力。

病因病机：气、血、痰三者互结于食道，病久阴液渐涸，损及中阳，脾衰胃败，引起本证。

治疗：温补脾胃，用补气运脾汤合四逆汤之类。

14. 反胃

反胃，又称胃反，是指饮食之后，食物停留胃中，经过几小时或十几小时的较固定时间再复吐出，其吐出物又多不消化。本证病位虽在胃，但发病原因与脾肾阳虚有关，

《圣济总录》说："食久反出，是无火也。"

（1）脾胃虚寒

临床表现：除朝食暮吐，暮食朝吐，吐出物多不消化，吐后感觉舒适外，每兼胃脘胀满，倦怠乏力，面色少华。舌质淡，苔薄白，脉小缓无力。

病因病机：饮食不当，嗜食生冷，损及中阳，或思虑过度，脾胃阳气受伤，中焦虚寒，熟腐水谷无权，遂成本证。

治疗：温中健脾，降逆和胃，用丁香透膈散之类。

（2）脾肾阳虚

临床表现：除朝食暮吐，暮食朝吐，反复不止，吐出物多不消化外，常兼面色苍白，手足清冷，精神衰惫。舌淡嫩，脉沉细无力。

病因病机：脾胃素虚，损及肾阳，下焦火衰，釜底无薪，不能蒸腐水谷，形成本证。

治疗：温肾益火，暖中运脾，用附子理中丸加公丁香、肉桂等。

15. 便秘

便秘，是指大便秘结不通，排便时间延长，或虽有便意而排便困难而言。在古代文献中，有阳结、阴结、脾约、虚秘、实秘、气秘、风秘、冷秘、热秘、热燥、风燥等名称。临床常分实秘和虚秘两类。病位虽在肠中，但形成肠中病变与胃不能降浊或胃中津液不足，无以润濡大肠有密切关系。

（1）实秘

①胃肠实热

临床表现：除大便秘结外，每兼面红身热，腹胀或腹痛，口干口臭，唇疮或唇焦，心烦，小便色赤。舌苔黄燥，脉沉实滑数。

病因病机：素体阳盛，加之过食辛辣之物，胃肠积热，糟粕内结，或于热病过程中邪热炽盛，胃津受灼，大肠热结，产生本证。

治疗：泻热通便，用大承气汤之类。

②气机郁滞

临床表现：除大便秘结，欲便不得外，常兼嗳气频作，胁肋胀痛，脘腹痞满，饮食减少。舌苔薄白，脉多沉弦。

病因病机：情志不畅，忧思过度，或久坐少动，气机失于通畅，胃肠消磨、传化失常，糟粕停滞，遂成本证。

治疗：顺气导滞，用六磨汤之类。

（2）虚秘

①脾肺气虚

临床表现：除大便秘结，但便质不甚干硬，便时努挣汗出外，每兼面色㿠白，神怠乏力，气短声低。舌淡嫩，脉虚软。

病因病机：劳逸失宜，饮食不慎，损伤脾胃，或肺气素虚，大肠传送无力，糟粕不得下行，引起本证。

治疗：补气润肠，用黄芪汤之类。

②营血不足

临床表现：除大便秘结外，常兼面色无华，爪甲淡白，头晕目眩，心悸。舌质淡，脉细弱。

病因病机：大病之后，营阴亏损，或产后失于调养，阴血未复，血虚肠燥，产生本证。

治疗：养血润肠，用益血润肠丸之类。

③阳虚寒凝

临床表现：除大便秘结外，每兼面色苍白，腹中疼痛，得温痛减，四肢不温，小便清多。舌淡苔白，脉多沉迟。

病因病机：素体阳虚，肾气不足，或年老体弱，命门火衰，阴寒停聚肠胃，传导失司，发生本证。

治疗：温阳开秘，用半硫丸加苁蓉、当归等。

三、脾胃病舌苔脉象辨证

脾胃发生病变，往往会出现多种多样症状，通过对这些症状进行详细分析，可得出是脾病，或是胃病，或是脾胃俱病。但是辨别病证的性质，须借助于舌脉体征，通过察舌诊脉，并与其他诸诊合参，方能做出正确的诊断。

1. 舌苔辨证

舌是指舌的本质，苔是指舌平面上的浮垢。舌质往往可辨脾胃阴阳气血之盛衰，苔垢则可察六淫外邪之深浅。

（1）舌质变化

正常舌象，为舌体柔软，活动自如，颜色淡红，即所谓"舌柔淡红为常舌"。

舌形变化：观察舌的荣枯老嫩及体形变化。舌体明润者为荣，表示脾胃阴液充足；舌体干涸者为枯，表示脾胃阴液大伤（尤为胃阴损耗者）；舌质纹理粗糙，形色坚敛苍老者为老，为脾胃实热；纹理细腻，形色浮胖娇嫩者为嫩，属脾胃虚弱（尤为脾气虚弱者）；舌面上有明显裂沟，为脾胃阴虚（尤为胃阴不足者）；舌体边缘有牙齿痕迹，为脾胃虚弱；舌面上芒刺丛生为胃热壅盛，胃津受伤之候。

舌色变化：观察白、红、绛、紫四种不同的舌质颜色。舌色淡白，属脾胃热寒（尤为脾气虚寒者）；舌色红者，为脾胃热盛（尤为胃热者）；舌色绛者（舌色深红），为脾胃热盛，阴血耗损，邪入心营之象；舌色紫者，有寒热之分，深紫而干枯无津，属胃阴耗竭，邪陷心营，而淡紫或青紫湿润，多为脾经寒湿，络脉瘀滞之证。

（2）舌苔变化

正常舌苔为舌面上铺有一层薄薄的、颗粒均匀、干湿适中的薄白苔。

苔质变化：观察苔垢的厚薄、润燥、腻腐、剥脱的变化。薄苔，往往表示胃气未伤，或伤而不重的病变；厚苔，表示胃气受阻，有食积或痰湿停胃之候；润苔，表示胃阴不伤，津液能上承于舌之象；燥苔，表示胃阴亏损，津液不能上濡于舌之象；腻苔，为湿浊、痰饮、食积停胃，胃阳被遏，脾运失常之候；腐苔，为胃气蒸腾食积、痰浊之象；剥脱苔，如舌面光洁如镜（又称镜面舌），为胃阴枯竭，胃气大伤之候，若苔垢剥落不全（又称花剥苔），则为胃阴受伤之象。

苔色变化：观察苔垢的白、黄、灰、黑等色。白苔为胃有寒邪，胃气郁滞；黄苔有淡深之异，淡黄为胃有邪热，深黄为胃热炽盛；灰苔（浅灰色苔），灰而湿润为脾胃寒湿，灰而干燥为邪热炽盛、胃津耗伤；黑苔（深灰色苔），黑而燥裂为胃津枯竭，黑而润滑为脾胃阳虚、寒湿内盛。

2. 脉象辨证

脾胃的脉象，汉代张仲景虽提倡诊"趺阳脉"（足背动脉），但后世较少采用，目前以诊"寸口脉"（桡动脉）为主。寸口脉有三部，即寸、关、尺脉。寸部主上焦病，关部主中焦病，尺部主下焦病。古代还把三部分左右手为六部，列候脏腑，即右寸候肺，右关候脾胃，右尺候肾（命门）；左寸候心，左关候肝，左尺候肾。这些方法在临床上有一定意义，但须结合具体的病情，加以综合分析，才能获得比较正确的诊断。

在临床上，脾胃病一般有以下几种脉象较为常见，其中脉与脉之间，往往相互兼见，即一种主脉常伴一种或两种其他脉象同时出现。

（1）沉脉：轻取不应，重按始得。主里证。沉而有力为脾胃实证，沉而无力为脾胃虚证。如兼见紧脉者，属脾胃阴寒内盛；兼见缓脉者，为脾胃阳虚，水湿停留；兼见滑脉者，为脾胃运化不健，痰湿内阻；兼见伏脉者，属脾胃阴寒凝滞，气机闭塞。

（2）洪脉：脉象极大，状如洪水，来盛去衰，滔滔满指。主胃热证。如兼数脉者，为胃热炽盛，气盛血涌；兼见虚脉者，则为胃中气阴耗伤，邪盛正衰之象。

（3）实脉："浮沉皆得大而长，应指无虚幅幅强"，即脉来去俱盛，三部举按均较大而坚实有力。主实证。如兼数脉者，为胃热内炽，气盛血涌；兼见迟脉者，为寒邪壅盛，脾胃阳气被遏。

（4）濡脉：浮而细软，轻按触知，重按反不明显。主湿证、虚证。如兼数脉者，为脾胃湿热内阻；兼见缓脉者，则为脾气不足，湿邪留恋之象。

（5）虚脉：三部举按皆无力，隐隐蠕动于指下。主虚证。如兼见数脉者，为脾胃气虚，尤为脾气虚弱者；兼见迟脉者，则为脾胃阳虚，阴寒内盛之象。

（6）细脉：脉来如线，软弱无力，但应指明显。主阴血不足。如兼见数脉者，为脾胃阴虚，尤为胃阴不足者；兼见迟脉者，则为脾胃阳虚，寒湿内阻之象。

第五章 | 脾胃病的治则、治法与宜忌

治疗原则，是指历代医家经过长期、反复实践总结出来的治疗规律，直接指导临床立法和处方的准则。它的基本精神是建立在整体观念和辨证论治的基础上，即以四诊所收集的客观资料为依据，对疾病进行全面分析综合，从而针对不同的病情制订具体的治疗方法。脾胃病的治疗原则亦不例外。治疗原则可分两类，一为治则，二为治法。治则是治疗疾病的总则，是用以指导治疗的准则；治法是治疗疾病的具体方法。脾胃病的治则可包括治病求本、扶正祛邪、调整阴阳、三因（因时、因地、因人）制宜等四个方面；治法可包括温、清、下、和、消、补、升、降等八法。对汗法和吐法，在脾胃病中虽然有时采用，但不属常用，而患者往往不乐于接受吐法，临床较少运用，故不予阐述。

第一节 治则

一、治病求本

治病求本，就是在治疗疾病时首先研究和找出疾病的根本原因，并针对其原因进行治疗，是辨证论治的一个根本原则。所谓"本"，就是对"标"而言。如以正邪双方来说，脾胃正气是本，病邪是标；从病因与症状来说，引起脾胃病的原因为本，症状是标；从病变部位来说，内脏是本，体表是标；从疾病先后来说，旧病是本、新病是标，原发病是本、继发病是标。

脾胃病变在发展过程中有各种各样的临床表现，应找出病证的本质进行治疗。例如大便泄泻，可由外感寒、湿、暑为病，亦可由脾胃本虚，或肾阳不能温煦于脾，或肝气乘脾犯胃等所致。治疗时就不能一味地止泻，只有通过全面综合分析，找出发病原因，采用散寒、渗湿、祛暑，或补益脾胃，或温补肾阳，或疏理肝气等治法进行治疗，才能收到满意的效果。

在脾胃病的治疗中，只有运用治病求本的法则，掌握正治与反治、治标与治本两个

方面，才能达到求本的目的。

1. 正治与反治

正治，又称逆治；反治，又称从治。《素问·至真要大论》说："逆者正治，从者反治。"

正治，即辨别病变性质的寒热虚实，分别采用"寒者热之""热者寒之""虚者补之""实者泻之"等治法。比如脾胃热证，以寒凉药物治疗；脾胃寒证，以温热药物治疗；脾胃虚证，以补益药物治疗；脾胃实证，以攻下药物治疗。

反治，是指疾病的临床表现和它的本质不相一致情况下所采用的治法。特别是一些复杂、严重的脾胃病变，所出现的征象往往与病变性质不符，如真寒假热、真热假寒、真虚假实、真实假虚的假象证候。因此，务须辨明真伪，治其本质，临床常用有热因热用、寒因寒用、塞因塞用、通因通用四种治法。热因热用，即用温热方药治疗表象为热的症状，适用于真寒假热证（里寒表热证）；寒因寒用，即用寒凉方药治疗表象为寒的症状，适用于真热假寒证（里热表寒证）；塞因塞用，即用补塞的方药治疗闭塞不通的证候，适用于因虚致塞之证（如脾虚气陷的大便秘结证等）；通因通用，即用通利的方药治疗泄泻，适用于因实致泄之证（如胃肠积滞所引起的泄泻证等）。

2. 治标与治本

标，指现象；本，即本质。标本的含义是多方面的，正气、病因、旧病、内脏都归属本的范围；病邪、症状、新疾、体表则归属标的范围。治标目的亦是治本，无非应急而为主。所以，应掌握急则治标、缓则治本及本标同治三个方面。

（1）急则治标：这是指标病甚急，如不先治其标病，则会危及患者的生命或加重本病时所采用的一种治疗方法。例如鼓胀腹满、呼吸喘促、二便不通时，应先治其标证，通利二便，消除腹水，待腹水消退或减轻后，再治肝脾本病。

（2）缓则治本：这是从根本上着手的治法，用于病势较缓的病证。例如虚劳内伤，气虚发热的患者，发热为标，气虚属本。在治疗上，应以补气为主，气虚得复，发热之症自然消失。

（3）本标同治：又称标本兼顾，是指在时间或条件上不允许单独治标或单独治本的标病本病俱急时所采用的一种治疗方法。例如脾虚水肿，复感风寒，既有全身浮肿、小便不利，又有恶寒无汗、咳嗽胸痛等症。本病脾虚水泛，标病风寒束肺，两者俱急，此时宜采取解表宣肺与温脾化水同时进行治疗。

二、扶正祛邪

任何疾病都是正气与邪气双方互相斗争的过程。邪胜于正则病进，正胜于邪则病退。脾胃病变治疗亦不例外，应首先扶助脾胃正气，制止病邪，使病变趋向好转，直至痊愈。

在运用扶正祛邪法则时，必须认真细致地观察和分析正邪双方相互消长盛衰的情况，决定扶正与祛邪的主次、先后。或以扶正为主，或以祛邪为主，或先扶正后祛邪，或先祛邪后扶正，或扶正与祛邪进行。

1. 扶正补虚

扶正补虚属于单纯补益正气的法则。适用于脾胃正气虚弱，邪气不盛的证候。例如脾胃阳气虚弱，面色苍白，神疲乏力，自汗，四肢不温，舌淡苔白，脉象沉细。这些表现虽然有寒邪一面，但它不是病变的主要方面，而是由于阳气虚弱产生的内在寒邪。在治疗上，宜温补阳气，阳气回复则寒自去。

2. 祛邪攻病

祛邪攻病属于单纯祛除病邪的法则。适用于邪气盛实，正气未虚，以邪实为主要病变的证候。例如脾胃积滞，气机阻塞，脘腹痞满或疼痛，不思饮食，大便秘结，舌苔厚腻，脉象沉弦。这些表现中虽然有不思饮食、脉沉等似属虚象，但不是病变的主要方面，而是由于脾胃壅滞所引起的一种假象。在治疗上，宜攻积导滞，驱除病邪。

3. 先攻后补

先攻后补法则，适用于邪盛正虚，又急需祛邪，正虽虚但未到不耐攻伐的证候。例如脾胃实热壅盛，与食物残渣互结肠中，腹满疼痛，大便秘结，口渴引饮，舌干无津，脉象沉数。这些症状中虽然有口渴饮水、舌干无津等津损气耗征象，但实热是病变的主要方面。治疗应先攻后补，先攻去实热，再以滋阴益气扶正。本法还有攻邪以保正的意义。

4. 先补后攻

先补后攻法则，适用于正虚邪盛而正虚严重至阳衰、至阴竭，不耐攻伐的证候。例如脾胃阳气衰败，寒食积滞，四肢厥冷，面色苍白，脘腹胀满疼痛，大便秘结，舌淡苔滑，脉象沉细无力。这些症状中，虽然有脘腹胀满疼痛、大便秘结的实象，但正气衰微，不耐攻下。在治疗上，宜先补阳气，等阳气恢复后再以攻邪。

5. 攻补兼施

攻补兼施法则，适用于邪盛正虚，或久病体弱，余邪未清者。但在临床运用时，须灵活掌握是以正虚为主，或是以邪实为主。若正虚较甚，应以补虚为主，兼顾祛邪；如邪实为重，则应以祛邪为主，兼顾扶正。总之，扶正与祛邪同时并用之时，当以扶正不留邪、祛邪不伤正为原则。

三、调整阴阳

疾病的发生，从根本上说是阴阳的相对平衡遭到破坏，所以调整阴阳是治疗脾胃病的根本法则之一。在具体运用上，可分泻其有余和补其不足。

1. 泻其有余

泻其有余，适用于阴或阳的偏胜证候。如阴邪引起脾胃病变，则出现"阴盛则寒"的证候，在治疗上用温阳散寒药以纠正其阴的偏胜；若阳邪引起病变，则出现"阳盛则热"的证候，在治疗上用清热泻火药以纠正其阳的偏胜。同时还须注意阳盛易于损耗阴液，阴盛易于耗伤阳气，故应注意有无出现阴或阳偏衰的情况存在。如果相对一方有偏衰时，则兼顾其不足，或配合扶助阳气，或配合滋养阴液。

2. 补其不足

补其不足，适用于阴或阳的偏衰证候，即阴虚或阳虚。阴虚则不能制阳，常表现为阴虚阳亢的虚热证，在治疗上滋阴以制阳，不能用苦寒以折热。阳虚则不能制阴，表现为阳虚阴盛的虚寒证，在治疗上补阳以制阴，不能用辛温发散以散阴寒。由于阴阳是相互依存的，故在治疗阴阳偏衰病证时，应注意"阴中求阳""阳中求阴"，也就是在滋阴时，适当配用补阳药；补阳时，适当配伍滋阴药，从而使"阳得阴助而生化无穷，阴得阳升而泉源不竭"。

四、三因制宜

三因制宜，即因时、因地、因人制宜。也就是说，脾胃病变同其他疾病一样，根据季节、地区及人的体质、年龄等不同而制定适宜的治疗方法。疾病的发生、发展，是受多方面的因素影响的，如时令气候、地理环境，尤其是患者体质因素对疾病的影响更大。在临床治疗时，应考虑各方面因素，制订适宜的治疗方法。

1. 因时制宜

四时气候的变化，对脾胃功能和病变均有一定影响。按照不同季节气候的特点，考虑治疗用药的原则，就是因时制宜。大凡春季日暖多风，阳气初升，易于乏力、困倦，当令气候"风胜"，在健脾和胃药中，常应佐入祛风之品，防止风邪侮脾犯胃；夏季天气炎热，肌腠开泄，易于汗出，当令气候"热胜"，在益脾养胃方剂中，常应佐入清暑之药，防止热邪损伤脾胃津液；秋季天气干燥，大气中湿度较低，当令气候"燥胜"，在益脾胃方剂中，适加润燥之品，防止温燥耗伤津液；冬季天气寒冷，腠理致密，不易出汗，当令气候"寒胜"，在益脾胃方剂中宜加散寒之品，防止寒凉耗伤阳气；长夏雨水较多，湿度较高，当令气候"湿胜"，在益脾胃方剂中适加化湿药物，防止滋阴之品碍脾滞胃。

2. 因地制宜

我国疆土辽阔，各地气候条件、地理环境及生活习惯均有所不同，脾胃的功能活动和病变特点，也随之不尽相同，所以临床用药也应有所选择。如西北地区地高气寒，多见脾胃阳气不足，在治疗上多用温脾暖胃，振奋中宫阳气之剂；东南地区，地低湿盛，多见脾胃湿热阻滞，治疗多用清化湿热，健运中焦之剂。同时还要注意到西北地区少雨多风而燥，容易耗伤胃阴，在临床上宜注意胃阴是否充足；东南地区多雨湿盛，容易损伤脾阳，在临床上也宜注意脾阳是否充足。总之，既要掌握一般性规律，又要掌握特殊变化。

3. 因人制宜

在疾病过程中，根据患者的年龄、性别、体质强弱等不同特点，考虑治疗用药的原则，称为"因人制宜"。如年龄不同，脾胃机能及病变特点也有所差异，老年人多见脾胃阳气不足，故在治疗上常用温补中阳之品；中年人多因劳力过度，清阳之气常呈不足，故多用升阳益气之药；小儿脏腑娇嫩，脾胃之气未充，故多用健脾益胃之物。在性别上，男女的脾胃功能和病变亦有所不同，男性脾胃气虚多见，而女性脾胃气滞为多；男性脾病较多，而女性胃病多见。在治疗上，男性常用提升中气之品，女性常用顺降胃气之药。在体质方面，由于先天禀赋和后天调养不同，脾胃强弱迥异，虽然病证相同，但在用药上常有所区别。此外，本病与职业、工作条件等亦有关系，如体力劳动易于耗伤脾胃阳气、脑力劳动则往往容易耗伤脾胃阴血。

第二节 治法

一、温法类

1. 温中散寒法

温中散寒法是以驱除脾胃阴霾寒邪，促使中阳伸展为主要作用的治疗方法。适用于外感寒邪，侵袭中焦；或过食瓜果生冷，阴寒内停，中阳不振之候。寒邪阻于脾者，临床表现为腹中疼痛、大便溏泄、肠鸣、恶寒、舌苔白滑、脉缓或紧（邪轻痛缓多见缓脉，邪盛痛剧多见紧脉）。药以温中祛寒与理气和脾并用，如紫苏、干姜、木香等。方如紫苏干姜汤之类。寒邪阻于胃者，临床表现为胃脘疼痛、呕泛清水、舌苔白滑，药以温胃散寒与止呕缓痛并用，如干姜、荜澄茄、荜茇等。方如姜荜饮。

2. 温中燥湿法

温中燥湿法是以燥化湿邪，振奋中阳为主要作用的治疗方法。适用于湿邪中阻，运化不健的证候。脾喜燥而恶湿，胃喜润而恶燥，故湿邪最易犯脾。临床表现为脘腹痞满，身体沉重，倦怠乏力，懒言欲卧，口腻乏味，大便濡软。舌苔白腻，脉象濡缓。药以温中燥湿与健脾行气并用，如苍术、厚朴、陈皮等。方如平胃散。若脾中湿邪累及于胃，兼见呕吐频作，则用不换金正气散燥湿健脾、化浊和胃。

3. 温中涤饮法

温中涤饮法是以消除中焦痰饮，振奋脾胃阳气为主要作用的治疗方法。适用于脾胃阳气不振，水饮停于中焦的证候。临床表现为胃中水声辘辘，口渴不喜饮，饮后即吐，脘腹有寒冷感，或胃脘疼痛。舌苔白滑，脉象弦迟。药以温胃与健脾利湿并用，如茯苓、桂枝、白术等。方如苓桂术甘汤。

4. 温阳行水法

温阳行水法是以温阳健脾，化气行水为主要作用的治疗方法。适用于脾阳不足，阳不化气，气不化水，水湿内停的证候。临床表现为遍体浮肿，脘腹胀满，小便量少，手足不温，食欲衰减，大便溏薄。舌质淡，苔白腻，脉沉迟。药以温阳行水与健脾理气并用，如附子、干姜、厚朴、白术、茯苓等。方如实脾散。如脾虚不甚，水湿内阻，浑身浮肿，小便不利，大便泄泻，则用五苓散温阳化气、利水消肿。

二、清法类

1. 清热和中法

清热和中法是以清泄中焦邪热，调和气机为主要作用的治疗方法。适用于湿热中阻，或寒湿内停，久郁化热，气机不畅的证候。临床表现为胃脘疼痛，胸膈不利，呕吐酸水或苦水，或口干欲饮水，小便色黄，大便秘结。舌红苔黄，脉象滑数。药以清泄邪热与理气和中并用，如黄连、栀子、陈皮、豆蔻等。方如清中汤。如口渴甚者，可加知母、天花粉生津止渴；胃痛剧者，可加川楝子、枳壳理气止痛；呕吐不止者，可加竹茹、枇杷叶和胃止呕。

2. 清中泻火法

清中泻火法是以清热泻火，消除中焦火邪为主要作用的治疗方法。适用于胃中积热，上蒸于口的证候。临床表现为牙痛喜冷，面颊烘热，或牙龈红肿，溃烂出血，或口热口臭，口舌生疮。舌红苔黄，脉象滑数。邪在胃者，药以清热泻火与凉血解毒并用，如黄连、生地黄、牡丹皮、升麻等。方如清胃散。若口渴甚者，可加生石膏、知母生津止渴；牙龈溃烂剧者，可加人中白、大黄增强泻火解毒作用。邪在脾胃者，药以清热泻火与化湿升阳并用，如石膏、栀子、藿香、防风等；方如泻黄散。若口舌赤裂疼痛，可加黄连、黄柏增强清热泻火作用。

3. 清气除热法

清气除热法是以清泄阳明胃经邪热为主要作用的治疗方法。适用于邪热阻于阳明胃经的证候。临床表现为身热，口渴，汗多，烦躁，舌苔黄燥，脉洪大而数，或口渴引饮，消谷善饥。脉象滑数。药以清胃除烦与生津止渴并用，如石膏、知母、粳米等。方如白虎汤。若胃阴受伤，舌红而干，脉象细数，则用玉女煎清胃滋阴。

4. 清热凉血法

阳明胃经，多气多血，故称"气血之乡"。胃虽以气病为多，但血病亦不罕见。清热凉血法，是指以清泄胃热、凉血安络为主要作用的治疗方法。适用于热邪或火邪壅阻于胃，络脉受伤的证候。临床表现为吐血，便血，肌肤斑疹。舌绛脉数。药以清热泻火与凉血止血并用，如黄连、黄芩、水牛角、牡丹皮等。方如泻心汤合犀角地黄汤。

三、下法类

1. 泻火通便法

泻火通便法是以泻下为主要作用，达到消除火邪目的之治疗方法。适用于邪热郁结，胃肠壅滞的证候。临床表现为腹中疼痛，大便秘结，口舌生疮。舌红苔黄，脉数而实。药以苦寒泻火与咸寒软坚并用，如大黄、芒硝等。方如凉膈散、调胃承气汤。

2. 逐水通便法

逐水通便法是以泻下逐水，驱除水邪为目的之治疗方法。适用于脾胃运化失常，水邪内停的证候。临床表现为脘腹胀满，肠中水声辘辘，二便不通。舌苔厚腻，脉象沉实。药以泻下与逐水并用，如甘遂、芫花、大戟、牵牛子等。方如舟车丸、十枣汤。此法是权宜之计，酌情使用，不可过服。

3. 攻痰通便法

攻痰通便法是以攻逐痰液，通利大便为主要作用的治疗方法。适用于顽痰凝结中焦，气机不利的证候。临床表现为胃脘痞满，呕吐反复不止，大便秘结。舌苔白腻，脉象弦滑。药以祛痰与泻下并用，如半夏、莱菔子、陈皮、刀豆子、芒硝等。方如半夏芒硝汤。此法亦宜慎用，长时间服用，将会损伤胃气或胃阴。

4. 逐瘀通便法

逐瘀通便法是以活血祛瘀，通利大便为主要作用的治疗方法。适用于瘀血阻于中焦已成癥瘕、积聚的证候。临床表现为腹中癥块，舌色紫，脉象多涩。药以祛瘀与泻下并用，如桃仁、红花、䗪虫、三棱、莪术、大黄等。方如桃仁承气汤或大黄䗪虫丸。一般气滞血郁、瘀血未明显形成者，此法不宜使用。

5. 驱虫通便法

驱虫通便法是以驱除肠道寄生虫随大便排出为主要作用的治疗方法。适用于肠道寄生虫，尤为蛔虫病。临床表现为脐腹疼痛，形体消瘦，大便秘结等。药以驱虫与通便并用，如苦楝皮、使君子、鹤虱、芜荑、槟榔、大黄等。方如化虫丸、万应丸。

四、和法类

1. 调和寒热法

调和寒热法是以平调寒热，和胃降逆为主要作用的治疗方法。适用于胸中有热，胃肠有寒，升降失调，上下不和的证候。临床表现为胸中烦热，胃脘痞满，气逆上冲，时欲呕吐，腹中疼痛，或肠鸣泄泻，或身热微恶寒。舌苔白滑，脉弦。药以辛开苦降，寒热并用，如黄连、半夏、干姜、桂枝等。方如黄连汤。

2. 调理湿热法

调理湿热法是以清热利湿，理脾和胃为主要作用的治疗方法。适用于湿热内阻，脾胃俱病的证候。湿热夹杂在临床上有多种多样之病证：表现于整体者，如湿温；表现于肌肤者，如黄疸、湿疹；表现于肠道者，如痢疾、泄泻。湿与热互结，清热易于滋湿，燥湿则易助热，两者如处理不当，或助长某一病邪或治之无效。此可根据《温热论》"渗湿于热下，（湿）不与热相搏，势必孤矣"，选用甘淡之品。药以甘淡渗湿，辅佐苦寒清热，如滑石、木通、黄芩等。方如六一散、甘露消毒丹。

五、消法类

1. 消食导滞法

消食导滞法是以消化食物，疏导积滞为主要作用的治疗方法。适用于饮食不节，食积停滞的证候。临床表现为胃脘疼痛，按之痛剧，恶心呕吐，嗳腐吞酸，厌恶饮食，大便秽臭。舌苔厚腻，脉象滑实。药以消食化积与行气畅中并用，如山楂、莱菔子、神曲、麦芽、陈皮等。方如保和丸。若积滞内停不化，脘腹痞满胀痛，大便秘结不解，则用木香槟榔丸攻积导滞。

2. 消瘀散积法

消瘀散积法以破血祛瘀，消除癥积为主要作用的治疗方法。适用于瘀血阻于脾胃，络脉壅塞的证候。临床表现为脘腹疼痛，积聚，疟母，或呕血，便血，血色紫黑。舌质紫黯，脉象多涩。药以破血祛瘀为主，适当配合行气或泻下之品，如当归、红花、䗪虫、赤芍、桃仁、蛀螂、五灵脂、牡丹皮等。方如膈下逐瘀汤、鳖甲煎丸。

3. 化湿利水法

化湿利水法是以化湿利水，健脾和胃为主要作用的治疗方法。适用于水湿阻于中焦，脾胃不健，纳运失常的证候。临床表现为脘腹痞满，不思饮食，或恶心呕吐，大便泄泻，小便量少，或浮肿。舌苔白腻，脉象沉缓。药以苦温燥湿与淡渗利水并用，如苍术、厚朴、陈皮、茯苓、泽泻、猪苓等。方如胃苓汤。

六、补法类

1. 补益中气法

补益中气法是以补益脾胃，尤以补益脾气为主要作用的治疗方法。适用于脾胃气虚，运化无力的证候。临床表现为食欲减退，纳而不化，形体羸瘦，少气懒言，神疲乏力，面色无华，大便不实。舌质淡红，脉象虚软。药以益气补脾，稍佐渗湿，如党参、白术、山药、茯苓、甘草等。方如四君子汤、参苓白术散。

2. 补气摄血法

补气摄血法是以补气而达摄血为目的之治疗方法。适用于脾气虚弱，气不摄血的证候。临床表现为大便下血，色紫黯，或呕血，血色黯淡，或妇女崩中漏下，以及多种出血量多疾病，面色㿠白，神疲体倦。舌质淡白，脉象芤大。药以补气为主，适佐益血，如红参（证势轻者用党参）、黄芪、白术、当归、紫珠草、甘草等。方如止血归脾汤。

3. 补气退热法

补气退热法，又称甘温除热法，是指以补气而达退热为目的之治疗方法。适用于壮火食气，脾气虚损的证候。临床表现为身热，少气，乏力，面色㿠白，食欲衰减，大便不实，口干喜热饮或不喜饮。舌质淡红，脉虚软或虚数。药以补气助阳，稍佐益阴清热，如黄芪、红参、白术、柴胡、升麻、当归等。方如补中益气汤、调中益气汤。

4. 温阳补气法

温阳补气法是以温补阳气而达到振奋中阳，消除寒邪为目的之治疗方法。适用于脾胃阳气虚衰，寒邪中阻的证候。临床表现为脘腹冷痛，面色苍白，精神疲惫，四肢不温，或大便泄泻。舌淡嫩，苔薄白，脉象沉小。药以补阳与祛寒并用，如干姜、红参（证势轻的用党参）、黄芪、蜀椒、白术、附子等。方如理中丸、附子理中丸、黄芪建中汤、大建中汤。其中脘腹冷痛明显，宜用建中汤类；大便泄泻明显，则用理中丸。

5. 滋补营阴法

滋补营阴法是以滋养营阴而达到补充脾阴为目的之治疗方法。适用于脾阴亏损，营血不足的证候。临床表现为形体羸瘦，面色萎黄，口涎减少，口干唇裂，手足烘热，肌肤干燥，毛发枯槁，易于脱落，脐腹觉热。舌质红，脉细数。药以滋阴与养营并用，如生地黄、生白芍、阿胶、地骨皮、百合等。方如脾阴煎。

6. 滋养阴液法

滋养阴液法是以滋阴养液而达到补充胃阴为目的之治疗方法。适用于胃阴不足，虚火内生的证候。临床表现为口舌干燥，但不喜多饮，饮食不思，或知饥不食，或干呕呃逆，大便干结。舌光红少津，脉象细数。药以滋阴养液，略佐清热，如麦冬、天冬、北沙参、南沙参、石斛、玉竹、天花粉等。方如益胃汤、沙参麦冬汤、胃阴煎。

七、升法类

1. 升提补气法

升提补气法是以升提与补气并用而达到升举中气下陷为目的之治疗方法。适用于脾气虚弱，无以升清，中气下陷的证候。临床表现为面色㿠白，自汗气短，神疲体倦，食欲减退，腹部重坠，大便不禁，肛门滑脱，小便频数，妇女阴挺。舌淡嫩，脉虚软。药以黄芪、党参（证势重者用红参）、白术、柴胡、升麻、甘草等。方如补中益气汤、举元煎、升陷汤。

2. 升阳祛湿法

升阳祛湿法是以升发阳气而达到祛湿为目的之治疗方法。适用于脾之清阳被遏，胃之湿浊不降的证候。临床表现为头重胀疼，倦怠懒言，骨节筋脉疼痛，嗜睡，纳减，胸脘痞闷，舌苔白腻，脉象濡缓。药以防风、羌活、藁本、党参、黄芪、白蔻仁、陈皮、柴胡、升麻等。方如通气防风汤。

八、降法类

1. 降逆益气法

降逆益气法是以降浊逆，益胃气为主要作用的治疗方法。适用于胃气不足，浊邪上逆的证候。临床表现为胃脘痞满，嗳气频作，或呕吐涎沫，或呃逆时作，或反胃吐食，神疲少力，面色㿠白。舌质淡，苔薄白，脉象缓滑少力。药以降逆与补气并用，如旋覆花、赭石、党参、半夏、丁香、柿蒂等。方如旋覆代赭汤、丁香柿蒂汤。

2. 降逆和中法

降逆和中法是以平逆降气而达到调和中宫为目的之治疗方法。适用于胃气上逆，顺降失司的证候。临床表现为恶心呕吐，胸脘痞满，或胃中疼痛，或嗳气，不思饮食。舌苔白腻，脉缓滑有力。药以降气与和胃并用，如公丁香、高良姜、柿蒂、生姜等。方如姜香汤、姜荜汤、丁香散。

第三节　治疗宜忌

一、脾胃必须分治

脾病与胃病，临床虽然互见，但究其根源，并非脾胃同时发生的疾病，往往脾病及胃，胃病及脾，继而脾胃俱病。所以在治疗上应当分清孰先孰后，先病为本，后病为标，此其分治之一。脾气以升为顺，胃气以降为和，脾病常用升法而获效，胃病则以降法而收功，故两者不宜混统施治，此其分治之二。脾性喜刚燥而恶湿润，胃性喜柔润而恶温燥。两者属性迥然不同，因而在治法用药上亦有所区别，此其分治之三。

脾胃分治总的有以上三个方面，当然还有其他一些情况需要分治的。脾胃既有分治，又有同治，如脾胃俱病，又无明显脾气下陷和胃气上逆，属于中运不健或脾胃虚弱者，可采用脾胃同治，临床常用的有和中、调中或平补脾胃等法。

二、脾胃当分阴阳

脾为脏属阴，胃为腑属阳，这是脏与腑相对阴阳划分。一般来说，胃易阳盛伤阴，脾易阴盛伤阳，胃多阴虚，脾多阳虚。治脾胃当分阴阳，是指脾胃本身也有阴阳两个方面，即脾阳、脾阴和胃阳、胃阴。脾阳与脾阴，胃阳与胃阴都维持着相对的平衡，若阴阳偏胜偏衰，就会产生脾、胃阳虚和阴虚。

脾阳（包括脾气），主要是指运化功能而言，故脾阳（或脾气）虚损或失调，将出现运化无权或运化失常。运化无权，一般指脾阳虚衰，丧失运化机能；运化失常，通常指脾的阳气阻滞，运化功能失去常态。脾阴（包括脾营），主要是指阴液物质而言。阴液不足或过剩，也会发生脾病，甚至影响运化功能。脾阴不足，是指脾中营阴耗伤，可出现阴虚阳亢或阴损及阳（因脾为阴脏，阳气易虚）；脾阴过剩，指脾中阴液过多，酿成寒湿，可伤及脾阳，初起多表现脾之阳气阻滞，后期则导致脾阳虚弱。

胃阳（包括胃气），主要是指纳腐功能而言。因胃阳（或胃气）虚弱或失调，就会发生纳腐无权或纳腐失常。胃阴（包括胃津），主要是指精微物质而言，胃阴亏少或过剩就会发生胃阴不足或寒湿阻胃的证候。

据此，治疗脾胃病变必须分清阴阳，阴虚阳盛或阳虚阴盛，以滋阴制阳或补阳化阴之法治之，使阴阳趋于平衡，恢复常态。

三、脾胃不可升降太过

脾气主升，胃气主降，升能上举脾气，降可下顺胃气。若脾胃发生病变，势必影响升举和顺降功能。脾气不升，下陷为病，临床可见或久泻久痢，或肛门脱垂，或小便频数，或腹部重坠，或阴挺带下等症；胃气不降，上逆为患，临床可见恶心呕吐、嗳气、呃逆等症。脾气虚弱，有虚而不陷和虚而下陷之分：虚而不陷，往往脾胃同病；虚而下陷，常见单纯脾病。胃气虚弱，亦有虚而不逆和虚而上逆之别：虚而不逆，常常脾胃俱病；虚而上逆，则属单纯胃病。此外，因寒因湿因热致脾气壅滞，而属实证者，一般不会出现下陷的证候，所以下陷的病证，多见于脾气虚弱；而胃病则不然，无论是虚证、实证均可出现上逆之证。为此，在运用升法和降法时，必须辨清是脾病还是胃病，是脾虚证还是胃虚证，是脾实证还是胃实证，或脾胃同病等，这样才能合理地运用升或降的治法。

如何掌握升降，前面已谈及。脾气下陷运用升举之法治疗时，若过用升药强迫升其脾气，如升药过量，或药味过多，或服用时间过长，或选择升药不当，均可造成升之太过，触犯于胃，使胃气上逆。这时脾气虽一度急速得升，而胃气不得顺降，浊气无从下行，清气亦难以升举，可谓脾病似去，胃病招来。同样，胃气上逆之证运用降法治疗时，若过用降药，强迫降其胃气，如降药过量，或药味过多，或服用时间过长，或选择药味不当，均可造成降之太过影响于脾，使脾气不能主升，发生脾病。

同时，升之过度，不但使胃气不能和降，而且还会累及肺气之肃降，心气之下行与肾相交等；降之过度，不但影响脾气的升腾，而且能累及肾气上升与心相济和肝气疏泄条达功能。所以，必须适当运用升法和降法，或升中寓降、降中寓升，或平调脾胃之气。

四、脾胃不宜过用寒热

寒与热，是指药的性质而言。胃为水谷之海，脾为运化之本。脾为阴土，宜温宜燥；胃为阳土，宜凉宜润。所以，脾病治疗宜用燥化湿邪或温散寒邪，胃病治疗宜用清热或润燥。脾与胃虽有脾得温则健、胃得凉则安的特性，但治脾亦不宜大温大热（除脾经寒邪外），若热之太过，势必影响脾阴；治胃亦不宜大凉大寒（除胃经火热之邪外），如寒之太过，势必损及胃阳。

运用温药治脾病与凉药治胃疾的同时，亦不必拘泥五味归五脏之论。甘温能补益脾气、脾阳，苦温能燥化脾中湿邪，辛温能温化脾中寒邪，酸温既能温脾阳又能敛脾阴。甘凉能滋养胃阴，苦凉能清胃泻火，酸凉能敛胃阴。

五、脾胃以通运为宜

脾胃的功能正常与否，主要取决于脾的运化和胃的通降是否正常。胃以通为安，脾以运为健。通运正常，水谷精微得以转输，五脏六腑、四肢百骸皆得所养，气血充盈，肌肉丰满。治疗脾胃病，首先应着眼于胃之通降、脾之运化，通运自如，无论脾病或胃病均能治愈。若不注意脾胃通运方面的特点，虽然治疗得法，却难以取得满意效果。譬如脾营不足，只一味地滋补营血，而不照顾脾运，虽补但难获效，甚至妨碍脾气。又如胃阴亏耗，若蛮补胃阴，则致脾气受阻，通降失常，虽补但亦难取效。

此外，脾胃位于中焦，为一身气机升降之枢纽，通降运化正常，则各脏腑健旺无病。若脾不主运，胃不主通，不但脾胃自身病变转重，而且会影响其他脏腑。例如胃不主通降，可累及于肺，气逆于上作咳；累及于心，则少寐梦扰；累及于肝，则胁肋不舒。脾不主运，累及于肾，则肾不能上行济心，可出现心悸、少寐、阳痿、早泄；累及于肝，则肝气不能条达，可出现胸胁痞满，或胁肋疼痛。

六、脾胃必须补泻得当

脾病与胃病，有虚证、实证和虚实夹杂之证之分。虚中又有脾阳虚、脾气虚、脾气下陷、脾阴虚和脾营虚、胃阳虚、胃气虚、胃阴虚。实证更为复杂，有因寒、湿、火、热、痰、瘀等所致之分。所以采用补法和泻法，必须恰当，实则泻之，虚则补之，虚实夹杂兼顾治之。但更须注意补而不致壅阻，泻而不伐正气；补阳不损阴，滋阴不碍阳；升举不致气逆，通降不致气陷；治脾照顾胃，疗胃不伤脾；两实一虚治其实，两虚一实治其虚；实急治实毋顾虚，虚急治虚莫顾实。以上属于基本治疗原则，下面略谈一些具体注意事项。

1.非虚不补

我们不能简单地认为，脾胃为后天之本，补法至上，不察是实是虚，一味地蛮补，结果实证愈实，病势转重；至于虚证投补，亦视其性质，不能动辄参芪归芍，必须分别阴阳气血而补之。同时还留意脾胃特性，滋养脾阴须照顾脾的运化，不致滋阴碍阳；温补胃阳不能热之太过，防止暗耗胃阴。

2.非实不泻

我们不要简单地认为，脾胃是以泻为补的。或认为脾属脏，藏精气不可泻；胃为腑，泻而不藏，非泻不可。这些看法在某种意义上说是对的，但在疾病治疗上绝不可采用无实之攻，使不虚者虚，轻病加重。并且亦须了解这个"泻"字的范围，"泻"不仅指攻下，而且包括破气化滞、活血散瘀、祛湿化饮。所以，宜泻的病证亦要辨别清楚由何种因素所致，从而采用适当的泻法。

3. 补脾先开胃

胃主纳食，脾主运化，不论饮食或药物必先赖胃之受纳、熟腐，脾才能吸收水谷精微或药物有效成分，达到营养或治疗的目的。假若胃不主纳，脾就无物运化，故胃的纳腐为脾的运化之先导。开胃方法虽然众多，但于补脾中配用开胃，则宜选用芳香开胃和养阴开胃之品。芳香开胃法，一般适用于胃气不足，寒湿停留胃中之证，药用砂仁、白蔻仁、藿香、陈皮等；养阴开胃法，则用于胃阴不足，无以濡养胃气之候，药用石斛、麦冬、玉竹、北沙参等。

4. 补胃兼健脾

脾与胃是一运一纳，补胃以增纳，必须健脾以强运，所以脾的运化为胃受纳的必要条件。如脾运不健，胃即壅阻满胀，不但不能受补，反而加重病情，故补胃时应照顾健脾。健脾方法虽然较多，但于补胃中配用健脾，一般有甘温健脾和甘平健脾两种。甘温健脾法，用于脾阳虚弱，运化无权之证，药用附子、干姜、党参、白术之类；甘平健脾法，用于脾中气阴两伤，运化无力之候，药用山药、扁豆、莲子肉、茯苓之类。

5. 补脾胃宜用甘味

甘为脾胃所喜之味。凡脾胃虚弱，大都以甘味补之。但补法有甘温、甘凉之分，脾为阴土，脾阳易虚，多用甘温；胃为阳土，胃阴易亏，多用甘凉。虽然脾病多见阳虚，胃病多见阴虚，但亦有脾阴虚和胃阳虚。如脾阴不足，则不宜甘温，而宜甘平，或甘淡，或甘凉；胃阳虚弱，则不宜甘凉，而宜甘温。因此，不可一味地拘泥于"脾喜甘温""胃喜甘凉"的用药法则。

6. 泻脾胃多用苦辛

苦有沉降之功，辛有发散之力。脾胃壅滞，气机阻塞，属于寒邪者，常用辛温散之；属于冷积者，多用苦温降之；属于湿邪者，则用苦辛温燥之；属于热邪（包括火邪）者，宜用苦辛寒泄之。凡实邪留滞，常以或苦或辛，或苦辛合用。同时又必须密切配合四气，如因寒因湿而化热或化燥，则选用辛寒或苦辛寒。若只重视味之苦辛，而忽视性之寒温，也难以达到治愈目的。比如湿邪侵袭脾胃，初起宜用苦辛温之剂，病至中期，由湿化燥，燥热内盛，则用苦辛寒（或苦寒）之剂。虽同一病因，均用苦辛治疗，但因病程阶段不同而又有宜温宜寒之异。因此，泻脾胃多用苦辛，还须配合寒与温之性。

7. 中气下陷慎利小便

寒湿入侵，邪在上焦宜发汗，邪在下焦则利尿。利尿一般适用于实证，对某些虚证尤其是中气下陷，应慎利小便。因脾气虚陷，升举无权，若再分利小便，中气更易坠陷。因此，中气虚陷者，以升提为大法，脾气得升，运化自健，水湿亦随之下行。

第六章 | 脏病从脾胃论治

心病治心、肝病治肝、肺病治肺、肾病治肾是临床常用的治疗方法，但有时治之而不应，尤其在内伤杂病的治疗中常见。因脏与脏之间有着密切联系，如《素问·玉机真脏论》说："五脏相通，移皆有次，五脏有病，则各传其所胜。"就五行学说来讲，脾土化生精微以充肺金，肺金清肃下降以助肾水，肾中水精以滋肝木，肝木之性以助心火，心火之热以温脾土。这是五脏配五行的相互资生关系。肺金清肃下降，可以抑制肝阳之上亢；肝木条达，可以疏泄脾土之壅滞；脾土运化，可以制止肾水之泛滥；肾水上滋，可以防止心火亢盛；心火阳热，可以制约肺金清肃之太过。这是五脏配五行的相互制约关系。

五行学说，不仅可以说明在生理情况下，脏与脏之间的互相联系，而且可用于说明在病变情况下，脏与脏之间的互相影响。例如肝病可以传脾，属木乘土；脾病亦可影响于肝，是土侮木；肝脾同病，称木郁土虚或土壅木郁。肝病还可以累及心，称为母病及子；累及肺，称为木侮金；累及肾，称为子病及母。其余他脏亦是如此，均可用五行生克乘侮之关系说明它们之间的相互影响。

鉴于上述情况，辨证用药时必须照顾整体，治其有病之脏，护养未病之脏，如《金匮要略·脏腑经络先后病脉证》说："夫治未病者，见肝之病，知肝传脾，当先实脾。"脾胃为后天之本，气血生化之源，人既生以来，赖其所养，才能生长、发育，体壮结实。若心或肝或肺或肾既病，直接治其所病之脏而不能获效者，应改变所治之法。知心病从肾治，或肝病从脾治，或肺病从肝治，肾病从心治等。若治之再不效者，应考虑从脾胃论治。脾居中央能灌溉四脏，因脾土能生肺金、益肾水、养肝木、补心火，大凡四脏气血不足，从脾胃论治均可取效，故孙思邈说："五脏不足，调于胃。"此胃即脾胃而言。

脾胃居中焦为气机升降之枢纽，各脏腑皆随脾胃之气或升或降，《读医随笔·升降出入论》说："心脏阳也，随胃气而右降，降则化为阴；肝肾阴也，随脾气而左升，升则化为阳。"此虽言其生理，实可指导临床。如心火亢盛、肺气上逆，可用和胃降气法，引火下行，降气平逆；肝气寒凝、肾水不能上承，可用益脾升阳法，推动肝寒得散，肾水上承。故张元素说："治肝心肺肾，有余不足或补或泻，健益脾胃之药为切。"

第一节　心病从脾胃论治

一、心病从脾治

心主血脉，脾主生血统血，脾气旺盛则营血充足；血行于脉中，赖脾气之统摄，才能正常运行。《灵枢·决气》说："中焦受气取汁，变化而赤，是谓血。"《血证论·脏腑病机论》又说："血之运行上下，全赖于脾。"

心主神志，神慧志明，全赖血之所养。《灵枢·本神》说："心藏脉，脉舍神。"如心中气血不足，不能濡养于神，可出现不寐、怔忡、多梦、健忘等一系列神志失宁的症状。若单纯以心病治心之法，往往难获良效。以脾论治，则气血速生，神志自宁，不治其心，心病自愈。

心之所病，有血虚、气虚、阴虚、阳虚、心火亢盛、痰火扰心、痰浊乘心、心血瘀阻等。其中除心血虚和心气虚常从脾论治外，心血瘀阻、痰浊乘心亦常从脾论治。因脾气不足，气不运血，而成心血瘀阻；脾阳不足，寒湿内生，酿成痰浊，而成痰浊乘心。又如心阳虚衰，除直接温补心阳外，常以温脾阳为后盾，脾阳振奋既能促进心阳恢复，又能巩固疗效。

1. 心血不足

临床表现：心悸怔忡，不寐，多梦，健忘，兼见头目眩晕，面色无华，口唇淡白。舌淡红，脉细弱。投柏子养心汤、天王补心丹无效者。

治疗法则：补脾以生心血，兼以安神定志。

主要方药：归脾汤。以黄芪、人参（证势轻者用党参）、白术、甘草补益脾气，气旺则血亦足，即"阳生则阴长"之意；配龙眼肉、当归补血以助脾营，酸枣仁、远志、茯神益血而兼安神宁志；木香和中醒脾，使补而不滞。

2. 心气虚弱

临床表现：心悸怔忡，动辄加剧，神疲倦怠，自汗，面色㿠白。舌淡嫩，脉结代或细弱。投炙甘草汤、生脉散无效者。

治疗法则：补脾益气以充心气，佐以定志安神。

主要方药：四君子汤合养心汤。取人参、白术、甘草、黄芪、茯苓健脾补气；当归、酸枣仁、五味子益血敛阴、血中求气，即"阴生则阳长"之意。远志、柏子仁、茯神宁心安神为治标而用。

3.心血瘀阻

临床表现：心悸胸痛如针刺，或引左肩臂，气短，神疲乏力。舌质紫黯或瘀点，脉象细涩或结代。投血府逐瘀汤无效者。

治疗法则：补脾益气以振奋心阳，兼以活血化瘀。

主要方药：人参三七汤。用人参、白术、甘草补益脾气，脾气旺盛则心气充足，脉道流畅，血无所滞；三七、蒲黄、红花活血化瘀，以治其标。若暴痛欲脱，肢冷脉微，宜用参附汤急救回阳。

4.痰浊乘心

临床表现：心胸疼痛，以左胸为剧，甚至痛引左臂，咯吐痰涎，形体肥胖。舌苔厚腻或厚浊，脉象弦滑或结代。投瓜蒌薤白半夏汤等无效者。

治疗法则：健脾益气，祛痰宁心。

主要方药：六君子汤合神术煮散。取六君子汤补益脾气，兼化痰湿；配神术煮散健脾燥湿，兼以开窍宁神。

二、心病从胃治

心者，君主之官而主血，胃为水谷之海而生血。心主宰胃，胃濡养心。胃气旺盛，营血来源充足以濡养其他脏腑。《素问·平人气象论》说："人以水谷为本。"《素问·玉机真脏论》说："五脏者，皆禀气于胃，胃者五脏之本也。"

心的病证，在"心病从脾治"中已阐述过。心病从胃治主要为心阴虚和心火亢盛、痰火扰心等证候。心阴虽由肾阴供养，但肾阴来源于水谷精微，只有胃阴充足，才能使心阴充足。同时，胃气主降，心火亦主降，降则心火与肾相交，水火既济。此外，痰火扰心，心火妄动，直折火邪则痰不去，若泻胃腑则可达到清心涤痰的目的。

1.心阴不足

临床表现：心悸少寐，健忘，眩晕，五心烦热，面色潮红，盗汗，口干咽燥。舌红少津，脉象细数。投天王补心丹、朱砂安神丸疗效不显著者。

治疗法则：滋养胃液以充心阴，兼以宁心安神。

主要方药：益胃汤加柏子仁、酸枣仁、丹参、玄参。取北沙参（证势重者改用西洋参）、生麦冬、玉竹、生地黄滋养胃阴；配合柏子仁、酸枣仁安神益血；丹参和血安神；玄参咸寒润下，制止心中虚火上亢。

2.心火亢盛

临床表现：心中烦热，面赤口渴，不寐或寐后乱梦惊扰，口舌生疮，小便短赤。舌红苔黄，脉数。投导赤散、黄连解毒汤疗效不显著者。

治疗法则：泻胃热以清心火。

主要方药：泻心汤。以黄连、黄芩、大黄清泻胃热，胃热得清，心火亦随之下降。

其中黄连亦属清心火之良品，大黄为导心火之专药。

3. 痰火扰心

临床表现：心烦不安，不寐或稍寐则噩梦惊醒，甚则狂躁谵语，哭笑无常，口渴欲饮水，面赤气粗，便秘溲赤。舌质红，苔黄腻，脉滑数。投生铁落饮等疗效不显著者。

治疗法则：泻胃泄热以清心中痰火。

主要方药：泻心汤合礞石滚痰丸。取泻心汤泻胃热以导心火，配滚痰丸之礞石攻逐陈积伏匿之痰，沉香降逆调气，使心神得安。

第二节　肝病从脾胃论治

一、肝病从脾治

肝藏血，主疏泄；脾统血，主运化。肝所藏之血，赖水谷精微所化生；而脾之运化，又依附于肝之疏泄，故肝和脾有着密切协调的关系。若脾气不足，运化不健，血无以化生；或脾虚统血无权，血不循经，失血过多，均能影响肝之藏血，甚至形成肝血亏损；脾运失调，水湿内停，湿郁化热，湿热熏蒸于肝，引起黄疸。再如脾阳不足，阴寒内阻，反侮于肝，致寒滞肝经。此外，或因其他脏腑为病累及于肝，或肝脏本虚，都可考虑从脾论治。

肝的病证有多种多样，因虚因实，为寒为热无所不有，一般常见的有肝血不足、肝经湿热、肝气郁结、肝火上炎、肝阳上亢、肝风内动、寒滞肝经等。其中肝血不足或肝经湿热久不愈者，多从脾论治；肝气郁结、寒滞肝经治肝不愈者，亦常从脾胃调治。

1. 肝血不足

临床表现：眩晕，眼目干涩，视物模糊，肢体麻木或筋脉拘急，爪甲不荣。舌淡红，脉弦细。投归芍地黄丸、明目地黄丸、补肝汤疗效不显著者。

治疗法则：补益脾中气营以充养肝血。

主要方药：八珍散。取四君子之参、术、苓、草健脾益气，气足则血自生，旨在治本；四物汤之归、芍、地、芎补益营血，既能补脾营，又能益肝血，两全其美。

2. 肝经湿热

临床表现：胁肋胀痛，脘腹痞满，恶心呕吐，不思饮食，身目俱黄，小便不利。舌苔黄腻，脉象弦滑。投茵陈蒿汤、栀子柏皮汤疗效不显著者。

治疗法则：健脾化湿以利肝经湿热。

主要方药：茵陈五苓散。以五苓散健脾化湿，通阳化水，使湿邪从下而行，不致湿阻化热上蒸于肝；配茵陈清热退黄，以治其标。

3. 肝气郁结

临床表现：情志抑郁，胸胁胀痛，脘腹痞满，不思饮食。苔薄白，脉弦。投柴胡疏肝散疗效不显著者。

治疗法则：健脾和胃、调和升降气机以舒肝经气郁。

主要方药：枳术丸。以白术、烧饭健脾，配与荷叶升发清阳；枳实下气除痞，得烧饭能和胃气。四药相合，气机升降调和，肝郁亦随之得解。

4. 寒滞肝经

临床表现：少腹疼痛，睾丸坠胀亦痛，甚则虚怯蜷缩，畏寒肢冷。舌苔白滑，脉象沉弦。投天台乌药散无效者。

治疗法则：温脾暖胃以散肝经寒邪。

主要方药：附子理中丸合吴茱萸汤。取附子理中丸温脾以升阳气，吴茱萸汤温胃以降阴浊，中焦阳气振奋，气机畅通，肝经寒邪随之而散。若睾丸胀痛剧者，可加小茴香、荔核、橘核等。

二、肝病从胃治

肝脉夹胃，木赖土培，肝中阴血多由胃阴所化生，肝病可累及于胃，而胃病又能影响于肝。如胃火上冲，不但可出现牙龈肿痛、口中糜烂，而且还会影响肝经，致肝火上炎。又如胃阴不足，无以散精于肝，而致肝阴不足、肝阳上亢；肝阴亏损，不能濡养筋脉，可引起肝风内动。叶天士说："胃汁竭，肝风动。"

肝的病证，已在"肝病从脾治"中述及。肝病从胃治，主要为肝火上炎、肝阳上亢和肝风内动等三种证型。

1. 肝火上炎

临床表现：头痛，眩晕，耳鸣如潮，面红目赤，口苦咽干，或胁肋灼痛，烦躁易怒，不寐，或噩梦纷纭，或吐血、衄血，便秘溲赤。舌边红，苔黄糙，脉弦数。投龙胆泻肝汤、泻青丸疗效不显著者。

治疗法则：泻胃火以引肝火下行，兼以调肝气和肝血。

主要方药：泻心汤合金铃子散。以泻心汤清泻胃经火邪，引肝火随胃火下行。配合金铃子（川楝子）清肝火，行气滞；延胡索行气活血，且能止痛。两方同用，旨在本标兼顾。如无胁肋疼痛等气滞病变，可去金铃子散。

2. 肝阳上亢

临床表现：眩晕，头痛，面红目干，急躁易怒，口干，或兼少寐，多梦。舌质红，脉弦数。投天麻钩藤饮疗效不显著者。

治疗法则：滋养胃阴以助平肝息阳。

主要方药：益胃汤。取益胃汤滋养胃阴，以化生肝阴，肝阴充足则肝阳自平。或配白芍敛阴柔肝，牡蛎、赭石重镇肝阳，既可治肝之阴亏阳亢，又为引经药。

3. 肝风内动

临床表现：眩晕，头痛如掣，颈项牵强，手足蠕动，语言不利，步履不稳。舌质红，脉弦细。投大定风珠疗效不显著者。

治疗法则：以滋养胃阴为主，兼佐平肝息风。

主要方药：益胃汤。取益胃汤滋阴之源；可配代赭石、生牡蛎、生石决明镇肝潜阳，使肝阳不从风化；钩藤、僵蚕除已动之风。若由外感火邪引动肝风，常称为热极生风，可用益胃汤合羚羊钩藤汤。

第三节　肺病从脾胃论治

一、肺病从脾治

肺主气，脾为生气之源，肺气的盛衰在一定程度上取决于脾之强弱，脾气旺盛则肺气充足。在五行中，脾属母脏，肺为子脏，无论在功能和病变上都有密切关系，尤其在病变情况下显得更为重要，比如肺气虚弱直接补肺时，不能取得效果，如采用培母以养子的方法（即培土生金）治疗，则疗效显著。同时，脾气虚弱亦可导致肺气不足，出现神疲体倦、气短少言等；若脾运失健，水湿不行，聚而为痰，影响肺之肃降，可出现咳嗽气喘、痰白黏腻等症，故有"脾为生痰之源，肺为贮痰之器"之说。

肺的病证，常见有肺气虚弱、肺阴不足、痰湿阻肺、燥邪伤肺等。其中肺气虚弱、痰湿阻肺久不愈者，常从脾论治。

1. 肺气虚弱

临床表现：咳喘气短，动辄更甚，咳声低弱，神疲乏力，自汗，面色㿠白。舌质淡，脉象虚。投补肺汤疗效不显著者。

治疗法则：补脾以益肺。

主要方药：四君子汤。如气虚甚者，宜用六神散；气虚兼夹痰湿者，则用六君子汤。三方均以参、术、草为基础，专补脾气。

2. 湿痰阻肺

临床表现：咳嗽痰多，色白清稀，胸闷不舒，脘腹痞满。舌苔白腻，脉象缓滑。投导痰汤等单纯燥湿祛痰剂疗效不显著者。

治疗法则：燥湿健脾以祛肺中湿痰。

主要方药：二陈平胃汤。此方即平胃散与二陈汤之合方。取平胃散燥湿健脾；二陈汤和中调气，理肺化痰。若湿痰久阻，脾气受伤，亦可用橘半枳术丸健脾悦中、祛痰理肺。

二、肺病从胃治

肺与胃在功能和病变机理上都有联系，肺阴充足与否，直接与胃阴充盈与不足有着关联。肺阴不足，临床常以养胃以滋肺，故叶天士说："清养胃阴，使津液得以上供，则燥痒咳呛自缓，土旺金生，虚则补土。"又如，因痰或火等壅阻于肺，咳逆上气，治肺不效，则以降胃气而引肺气下行，不治肺而肺病自瘳。

肺的病证，临床虽有肺气虚弱、肺阴不足、湿痰阻肺、燥邪伤肺等多种证候类型，但肺阴不足和燥邪伤肺从胃治者疗效较佳。

1. 肺阴不足

临床表现：干咳无痰，或痰少而稠，或痰中带血，口干咽燥，声音嘶哑，形体消瘦，午后潮热，手足心热，颧红，盗汗。舌光红少津，脉象细数。投补肺阿胶汤无效者。

治疗法则：滋胃以养肺阴。

主要方药：益胃汤。取沙参、麦冬养胃以润肺；玉竹、冰糖益胃生津；生地黄滋阴清热；合而具有滋养胃阴以达补益肺阴之功。若阴伤干咳剧者，可加石斛、知母、蜂蜜增强养胃以润肺作用。

2. 燥邪伤肺

临床表现：咳呛少痰，痰黏难以咯出，鼻燥咽干，或胸痛，痰中带血，发热，微恶风寒，头痛。舌红苔黄，脉多滑数。服桑菊饮或单纯桑杏汤疗效不显著者。

治疗法则：清胃生津以润肺燥。

主要方药：桑杏汤加天花粉、知母、麦冬、石斛、芦根。取桑杏汤清宣胃肺燥热，配合天花粉、知母、麦冬、石斛、芦根养胃生津，使胃津上承于肺，肺津充足，则燥热之邪自去。

第四节　肾病从脾胃论治

一、肾病从脾治

肾为先天之本，脾为后天之本；肾主藏精，脾主化生水谷精微。先天之精禀受于父母，后天之精来源于饮食。人出生之前，先天之精为后天之精奠定了物质基础；出生之后，后天之精又不断供养先天之精。所以脾与肾是相互依存、相互促进的关系。如脾气不足，水谷精微乏源，无以充养先天，先天之精气亦随之亏少。又如脾阳虚弱，不能制水，肾水泛溢，则成水肿。

肾的病证，临床常见的有肾阳虚弱、肾气不固、肾虚水泛、肾阴不足、肾精不充等多种证候。若直接治肾少效时，常从脾论治，尤其以肾阳虚弱、肾气不固、肾虚水泛疗效为佳。

1. 肾阳虚弱

临床表现：畏寒肢冷，面色苍白，精神衰疲，腰膝酸软，饮食衰减，阳痿，妇女宫寒不孕。舌质淡，脉沉细无力而尺部更甚。投金匮肾气丸、右归丸疗效不显著者。

治疗法则：温阳建中以补肾阳。

主要方药：黄芪建中汤。本方即小建中汤加黄芪组成。取小建中汤温中补虚，配黄芪增强温补脾气作用。若虚羸甚者，可加红参扶助元气；亦可适加肾之引经药一两味，如杜仲、巴戟天、补骨脂、韭子等以达病所。

2. 肾气不固

临床表现：小便频数色清，尿后余沥不尽，遗尿或失禁；男子劳倦后滑精早泄，女子胎动易滑或白带清稀。舌淡嫩，脉象虚弱，尺部细微。投金锁固精丸、桑螵蛸散等疗效不显著者。

治疗法则：补脾益中以固肾气。

主要方药：举中汤。以黄芪、金雀根补益中气；党参、山药、芡实健脾养中，固精涩尿；升麻升提清阳，以助脾气主升；桑螵蛸、覆盆子既可引药至肾，又可收涩精气，固缩尿液；乌药温中又暖下，可标本俱顾。

3. 肾虚水泛

临床表现：尿少身肿，腰以下肿甚，按之没指；腰酸肢冷，胸腹胀满；或兼心悸气短，喘咳痰鸣。舌质淡，苔白腻，脉沉弦。投济生肾气丸等疗效不显著者。

治疗法则：温阳健脾以制肾水。

主要方药：实脾散。以附子、干姜、草果温振脾阳；白术、甘草、生姜、大枣实脾强中，以制肾水；厚朴、木香调中行气；茯苓、大腹子、木瓜导湿下行。若肾水上泛凌心肺，心悸气短，喘咳痰鸣者，可用苓桂术甘汤温中化水以治水气痰湿。

二、肾病从胃治

肾为藏精之脏，胃为阴液化源之腑，精血为饮食五味之秀实，胃阴充足，精无乏源之忧，故叶天士说："保胃阴，即所以益肾固本。"若胃阴不足，势必肾精亏虚，相火内扰，因而临床常从滋养胃阴着眼，胃阴充盈则肾精亦足，相火亦潜秘阴中，诚如叶天士所说："养胃阴治龙相，从中宫敷布津液于肾，使阳秘阴中，龙相潜安。"

肾的病证，阳气不足诸证候多以脾论治，阴精不足治肾少效者则常从胃论治。肾中阴精不足，临床常分为肾阴不足和肾精不充两种证候。

1. 肾阴不足

临床表现：耳鸣，眩晕时作，形体消瘦，腰膝酸软，咽喉干燥，入夜为甚，五心烦热，或午后潮热，盗汗，颧红。舌质红，苔光干，脉象细数。投六味地黄丸等疗效不显著者。

治疗法则：滋养胃阴以补肾阴。

主要方药：益胃汤。取沙参、麦冬、玉竹、冰糖滋养胃阴；生地黄既能滋胃阴，又能养肾阴，且又引诸药入肾。若肾虚火旺者，可用胃阴煎增强滋养胃阴之功以制止肾火。

2. 肾精不充

临床表现：小儿生长、发育迟缓，身材矮小，骨骼痿弱，囟门迟闭，智力较差，动作迟钝；成人形神不足，早衰明显，发脱齿摇，足痿无力，表情呆钝，动作迟缓。舌红苔光，脉细无力。投左归饮等疗效不显著者。

治疗法则：滋养胃阴以充肾精。

主要方药：益胃汤加紫河车、龟板。以益胃汤滋养胃阴，配紫河车、龟板血肉有情之品填补精血。如食欲衰减，可加炒谷芽、山药悦胃进食。

第七章 | 腑病从脾胃论治

腑病与脏病一样，胆病治胆、小肠病治小肠、大肠病治大肠、膀胱病治膀胱是临床常用的治疗方法，但病变往往错综复杂，单纯某腑病治某腑，疗效颇难满意。脾与胃相表里，而胃又与小肠、大肠以管道直接相通，与胆、膀胱间接联系。

脾胃与胆、小肠、大肠、膀胱等在功能上有着至密关系，在病变上同样相互影响，故在治疗上腑病治腑疗效不甚显著者，可以从脾胃论治。因脾胃为气机升降之枢纽，对上述诸腑的气机升降有调节作用，同时诸腑又赖于脾胃所养。临床所见胆、小肠、大肠、膀胱病属于实证、热证、阴虚证多数从胃论治，属于寒证、阳虚证、气虚证多数从脾论治。

第一节　胆病从脾胃论治

一、胆病从脾治

胆与肝虽为表里关系，但胆与脾同居中焦，其气均主上升，故两者在功能上有着密切联系，在病变上相互影响。如脾气阻滞，聚湿化热，湿热浸淫于胆，胆汁外溢肌肤，产生黄疸；脾气虚弱，中阳不振，可形成虚怯；胆失疏泄，可累及于脾，发生痞满、泄泻等症。

胆的病证，一般可分为胆经实火、胆经湿热、胆气不足、胆郁痰扰等。治胆不效，可从脾治，亦可从胃治。从胃论治见"胆病从胃治"。

1. 胆经实火

临床表现：头额两侧及目锐眦疼痛，眼睑红肿，或兼畏风无汗。舌苔薄黄，脉象弦数。投龙胆泻肝汤、泻心汤疗效不显著者。

治疗法则：升发脾气以散胆火。

主要方药：升阳散火汤。以人参、炙甘草补益脾气，配升麻、柴胡、葛根、生甘草升清阳，散火邪；防风、羌活、独活发火郁；白芍敛阴，以防散之太过。

2. 胆经湿热

临床表现：胁肋疼痛，身目发黄，口苦，脘腹痞满，大便或结或溏，小便色黄。舌苔黄腻，脉弦数或濡数。服茵陈蒿汤、龙胆泻肝汤疗效不显著者。

治疗法则：健脾升阳以利胆经湿热。

主要方药：调中益气汤加金钱草、马蹄金。取调中益气汤健脾升阳，化湿理气；配金钱草、马蹄金清泄胆热，兼引诸药入胆，使胆气上升，浊汁下行。

3. 胆气不足

临床表现：善惊恐，多疑虑，神疲乏力，少寐或寐后多梦。舌苔薄白，脉弦弱。服十味温胆汤疗效不显著者。

治疗法则：补脾以壮胆气。

主要方药：归脾汤合理中丸。取归脾汤补脾和营，配理中丸温中振阳，脾气健旺，胆气亦随之充足。若再无效者，可用人参养营汤合甘麦大枣汤大补脾中气营。

4. 胆郁痰扰

临床表现：头晕目眩，口苦而腻，胸胁满闷，惊悸不宁，寐后梦扰。舌苔白腻或微黄腻，脉象弦滑。服温胆汤疗效不显著者。

治疗法则：健脾燥湿、化痰理气以和胆腑。

主要方药：半夏白术天麻汤。取白术、茯苓健脾化湿，天麻息风止晕，半夏、橘红祛痰理气。如兼热邪内阻者，可加黄连清热泻火；气虚者，可加党参、黄芪益气扶正。

二、胆病从胃治

胆承肝之余气，内聚精汁，胃气主降，能导胆汁下达小肠，以助进一步消化饮食，泌别清浊，所以胆与胃在功能上有着密切联系。而在病变上同样如此，如胃中痰湿内阻，上乘于胆，则成胆郁痰湿，见头目眩晕、寐后多梦等症；胃中湿热熏蒸于胆，胆汁不能下行，外溢肌肤，而成黄疸。

胆的病证，与"胆病从脾治"相同，分为胆经实火、胆经湿热、胆气不足、胆郁痰扰等，治胆不效，或从脾论治疗效不显著，可从胃论治。

1. 胆经实火

临床表现：目锐眦疼痛，头痛以前额两侧为剧，眼睑红肿，口苦而干，胸胁不舒。舌红苔黄，脉弦数。投龙胆泻肝汤、泻青丸未见明显疗效者。

治疗法则：清胃以泄胆火。

主要方药：清胃散或合调胃承气汤。取黄连苦寒泻火，生地黄、牡丹皮凉血清热，升麻泄热解毒，当归养血和血。或配调胃承气汤导火下行，使邪热从大便而出。

2. 胆经湿热

临床表现：目黄身黄，小便色黄，口苦，胁肋疼痛，脘腹痞胀，或呕吐。舌苔黄腻，脉弦数。投茵陈蒿汤、栀子柏皮汤疗效不显著者。

治疗法则：清胃泻火以利胆腑。

主要方药：泻心汤或合大承气汤。取黄连、黄芩、大黄清胃泻火，引胆经湿热从胃而解。如大便秘结，可配合大承气汤导湿热之邪从谷道而出。

3. 胆气不足

临床表现：善惊恐，易疑虑，少寐或寐后多梦，神疲乏力，时时太息，胸胁中有空虚感。舌苔薄白，脉弦弱。投十味温胆汤未见明显疗效者。

治疗法则：补胃气以壮胆。

主要方药：旋覆代赭汤合四君子汤。取参、术、草、枣补胃壮胆，旋覆花和胃疏胆，赭石降逆镇惊。如服上方疗效仍不显著者，可用小建中汤补中以止惊。

4. 胆郁痰扰

临床表现：胸胁痞闷，口中苦腻，惊悸，少寐或寐后多梦，头目眩晕。舌苔白腻，脉弦滑。投温胆汤疗效不显著者。

治疗法则：和胃化痰以舒胆腑。

主要方药：半夏秫米汤合二陈汤。取半夏和胃降逆，祛痰化湿；秫米益胃和脾；陈皮理气悦胃。如兼呕泛酸水或苦水，可加黄连、砂仁和胃止呕；惊悸剧者，可加赭石降逆定惊。

第二节　小肠病从脾胃论治

一、小肠病从脾治

小肠主泌别清浊。饮食经胃腐熟，下传小肠，分别清浊，其清者由脾运化转输，营养全身。如脾运失常，不能为小肠输送水谷精微，小肠即会壅塞不通，发生病变，或脾阳亏弱，运化无权，水湿内阻，也能影响小肠，产生病变。反之，小肠因病，泌别清浊失职，就会影响脾之运化转输，发生脾病。

小肠的病证，常与心病相关，与脾联系的病证主要是小肠湿热和小肠虚寒。此两证治小肠无明显疗效，可从脾论治。

1. 小肠湿热

临床表现：脐腹疼痛，口干而燥，小便混浊色黄，或兼大便泄泻。舌苔黄腻，脉濡或滑。投导赤散、程氏萆薢分清饮疗效不显著者。

治疗法则：健脾化湿以利小肠。

主要方药：升阳除湿防风汤。取白术、苍术健脾化湿，茯苓导水下行，防风升举清阳，白芍和阴止痛。如热邪甚于湿邪者，可加黄连、黄芩清热燥湿。

2. 小肠虚寒

临床表现：脐腹疼痛，反复不愈，小便混浊色白，或大便溏泄，遇寒加甚。舌淡苔白，脉象缓弱。投萆薢分清饮疗效不显著者。

治疗法则：温补脾阳以暖小肠。

主要方药：附子理中丸。以附子、干姜温阳祛寒，人参、白术、甘草补脾益气。若服上方疗效仍不佳者，可用黄芪建中汤温中补虚。

二、小肠病从胃治

饮食入胃，经胃初步消磨，下行至小肠，再经小肠分别清浊。其清者，为水谷精微由脾转输于全身；其浊者，为糟粕下传于大肠。这些功能无不借助于胃气之顺降而完成。如胃不能腐熟水谷，气机顺降失司，就会引起小肠发生病变。

小肠的病证，与"小肠病从脾治"相同，可分为小肠湿热和小肠虚寒等。治小肠无显著疗效，或从脾论治无满意效果，可从胃论治。

1. 小肠湿热

临床表现：脐腹疼痛，口苦，小便赤涩，或大便血痢，但无里急后重，心烦，口疮。舌红苔黄，脉滑数。投导赤散等疗效不显著者。

治疗法则：清胃火以泄小肠实热。

主要方药：泻心汤或合黄芩汤。取黄连、黄芩、大黄清胃以泻小肠实火，芍药、甘草缓急止痛。若热甚于湿而下血多者，可加贯众、地榆清热止血。

2. 小肠虚寒

临床表现：脐腹疼痛，日久不止，小便混浊色白；或兼食欲减退，大便溏泄。舌淡苔白，脉象小弱。投萆薢分清饮疗效不显著者。

治疗法则：温胃以暖小肠。

主要方药：温胃汤。取人参、黄芪、甘草补益胃气，砂仁、白蔻仁、益智仁、干姜温中散寒，泽泻分利浊邪。如寒邪甚者，可加公丁香温胃下气。

第三节　大肠病从脾胃论治

一、大肠病从脾治

饮食物经胃消化后，其精微由脾转输于全身，其糟粕由大肠传化于体外。如脾运失常，就会影响大肠的传导，出现泄泻或便秘；若脾阳虚弱，将导致大肠虚寒；脾经寒凝，可产生大肠寒结；脾虚不运，气不化津，可致大肠津亏，《伤寒论》称为"脾约"证。

大肠的病证，主要表现在寒与热、虚与实四个方面。具体可分为大肠实热、大肠湿热、大肠津亏、大肠寒结、大肠虚滑等证，治大肠未见明显疗效者，可从脾或胃论治。其中大肠津亏、大肠寒结、大肠虚滑，常从脾论治。

1. 大肠津亏

临床表现：大便秘结或艰难，小便频数，口干。舌红少苔，脉象细数。投承气汤通而又结者。

治疗法则：益脾以润大肠。

主要方药：麻子仁丸。取芍药敛阴和脾；配火麻仁、杏仁、白蜜润燥通便；大黄、厚朴、枳实泄热导滞。如兼脾气下陷者，可合补脾润肠汤补脾益气，润肠通便。

2. 大肠寒结

临床表现：大便秘结，腹中隐痛且有冷感，口淡。手足不温，舌苔白滑，脉象沉弦。投大黄附子汤疗效不显著者。

治疗法则：温脾阳以祛肠中寒邪。

主要方药：温脾汤。取人参、甘草补益脾气，附子、干姜温脾散寒，佐以大黄攻下荡涤。大黄虽属苦寒，但走而不守，再以姜、附之温，无留寒之弊。

3. 大肠虚滑

临床表现：大便泄泻，经久不愈，甚则大便失禁，脱肛、舌质淡，脉沉弱。投四神丸、桃花汤、真人养脏汤疗效不显著者。

治疗法则：补脾升阳以止大肠虚滑。

主要方药：加味补中益气汤。取人参、白术、黄芪、甘草补益脾气，柴胡、升麻升提清阳，白芍、五味子收敛滑脱。如兼腹中隐痛，可加煨木香理气止痛。

二、大肠病从胃治

大肠主传导化物，胃主受纳腐熟水谷。饮食物经过胃、小肠消化吸收后，剩余部分再由大肠吸收，糟粕则成粪便排出体外。如胃因热因湿气机阻滞，通降失司，就会引起大肠发生病变，出现便秘或下利。反之，大肠传化失职，可影响胃气的顺降，产生胃脘痞满，甚至恶心呕吐等症。

大肠的病证，与"大肠病从脾治"基本相同，其中大肠热结、大肠湿热治大肠疗效不显著者，可从胃论治。

1. 大肠热结

临床表现：大便秘结，腹痛拒按，并触及燥屎。舌苔黄腻，脉象沉实。用蜜煎导法等灌肠不能全通者。

治疗法则：清胃养液以通利大肠。

主要方药：增液承气汤。取玄参、麦冬、生地黄滋养胃阴，配大黄、芒硝以泄热通便。如胃津未伤者，可用调胃承气汤清胃通便。

2. 大肠湿热

临床表现：腹痛，下利，或大便时泻时结，口中苦腻。舌苔黄腻，脉象沉滑。投芍药汤、白头翁汤等疗效不显著者。

治疗法则：清胃以理肠。

主要方药：泻心汤或合黄芩汤。取泻心汤清胃泻火以祛大肠湿热，配黄芩汤辅以清胃理肠，缓急止痛。

第四节　膀胱病从脾胃论治

一、膀胱病从脾治

膀胱，主蒸化水津、贮藏尿液，脾主运化水谷精微和水湿。脾性升，中气充足，则膀胱能蒸化水津、贮藏尿液。如脾气不足，就会影响膀胱蒸化津液和贮尿排尿。故《灵枢·口问》说："中气不足，溲便为之变。"

膀胱的病证，临床常分为脬气失固、膀胱气闭、膀胱虚寒、膀胱湿热等证，治膀胱未见显著疗效者，可从脾胃论治。其中脬气不固、膀胱虚寒，常从脾治。

1. 脬气不固

临床表现：小便频数，甚则小便失禁，面色㿠白，或小腹坠胀。舌质淡，脉小弱。投缩泉丸等无效者。

治疗法则：补益脾气以固膀胱。

主要方药：举中汤。取黄芪、金雀根补益脾气，为方中主药；配党参、山药、芡实健脾益气，固涩尿液；升麻升清阳，举中气，桑螵蛸、覆盆子收涩精气，固缩尿液；乌药温中暖脬。诸药相合，补脾以固脬。

2. 膀胱虚寒

临床表现：时有遗尿，或小便不能自制，淋漓不尽，腰部酸冷，神疲乏力，四肢不温。舌质淡，脉沉小。投巩堤丸等疗效不显著者。

治疗法则：温补脾阳以暖膀胱。

主要方药：四逆加人参汤或合黄芪建中汤。取人参、甘草补益脾气，附子、干姜温里散寒。配黄芪建中汤治里虚诸不足。

二、膀胱病从胃治

膀胱主蒸化水津，贮藏尿液，胃主受纳和腐熟水谷。膀胱所需要的水液，必须赖于胃之摄入，如胃之受纳腐熟、顺降气机失司，就会影响膀胱，发生病变。

膀胱的病证，与"膀胱病从脾治"相同，治膀胱疗效不显著者，可从脾胃论治。其中膀胱气闭、膀胱湿热常从胃治。

1. **膀胱气闭**

临床表现：小便困难，或闭塞不通，小腹胀满。舌苔薄白，脉象缓滑或弦滑。投滋肾通关丸等疗效不显著者。

治疗法则：通降胃气以利膀胱。

主要方药：沉香汤加葱（全株）。取沉香、吴茱萸、白蔻仁通降胃气；厚朴、槟榔理气除满；肉桂既可温中和胃，又可暖脬温肾；加配青葱通达阳气以利窍道。

2. **膀胱湿热**

临床表现：小便频数，尿量不多，排尿时尿道有灼热感，小腹疼痛，或兼尿血。舌红苔黄，脉象滑数。投八正散、小蓟饮子疗效不显著者。

治疗法则：清胃以利膀胱湿热。

主要方药：泻心汤合调胃承气汤。取黄连、黄芩清热燥湿；大黄、芒硝清胃理肠，荡涤实热；甘草（生用）调和诸药，兼能通淋。

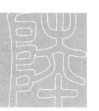

第八章 | 脾胃病从其他脏腑论治

脾胃为后天之本，一身气血之源泉，脾胃强弱直接关系到健康与否，故脾胃发生病变必须及时治疗。脾胃为病，常以脾病治脾、胃病治胃的方法，若治脾胃而病不愈者，可考虑从其他脏腑论治。

脾胃与其他脏腑的关系，在前几章中已有述及，但多以脾胃为中心联系其他脏腑而论，因而此章主要阐述其他脏腑在功能和病变上对脾胃的协调及影响。

第一节　脾病从四脏及四腑论治

一、脾病从心治

脾主运化，心主神明，《素问·灵兰秘典论》说："心者，君主之官，神明出焉。""君主"有最高领导的含义，"神明"指精神意识思维活动。心在脏腑中居于首要地位，五脏六腑只有在心的统一主宰下进行活动，才能相互协调，维持机体的正常功能活动。脾吸收和转输水谷精微，只有受心的支配，才能完成运化和发挥后天之本的作用。因此，当脾发生病变，或已影响于心，治脾而未见明显效果时，则应考虑从心论治，发挥心在脏腑中的协调作用。

脾病从心论治，临床常见的有脾阳遏阻和脾运失健两种证候。

1.脾阳遏阻

临床表现：不思饮食，大便濡软，神疲乏力，嗜睡，不欲言语。舌苔薄白，脉象沉缓。投升阳益胃汤、平胃散等疗效不显著者。

治疗法则：醒神开窍以运脾阳。

主要方药：菖蒲醒神汤。取石菖蒲、远志醒心神，木香、檀香开心气，与党参、甘草、白术配合补心以悦脾。

2.脾运失健

临床表现：饮食不思，大便不实，神疲体倦，不寐，或心悸不宁。舌苔白腻，脉象缓滑。投四君子汤、六君子汤、保和丸疗效不显著者。

治疗法则：宁心安神以助脾运。

主要方药：安神定志丸。取人参补益心气，茯苓、茯神宁心和脾；远志、石菖蒲通心气，安心神；龙齿宁神定志。也可加合欢皮、夜交藤和血调气，宁心安神。

二、脾病从肺治

脾主运化，为气血生化之源；肺主气，职司宣发肃降。肺中气津全赖脾之所养，脾主运化精微和水湿又赖肺气宣发肃降之协调，完成精微输布与水湿排泄，故《素问·经脉别论》说："脾气散精，上归于肺，通调水道，下输膀胱。"只有肺的宣发肃降功能正常，才能使脾的运化健旺，不致发生水湿内阻等病变。

脾病从肺论治，临床常见脾气虚弱和湿邪阻脾两种证候。

1. 脾气虚弱

临床表现：全身浮肿，面色㿠白，神疲乏力，小便短少，动辄气短，自汗。舌质淡，脉沉小。投实脾饮等疗效不显著者。

治疗法则：补肺以扶助脾气。

主要方药：补肺汤合玉屏风散。取人参、黄芪补益肺气；防风、紫菀、桑白皮宣发肃降气机；五味子收敛肺气；白术健脾益气。诸药相合，肺气得补，脾气受益。

2. 湿邪阻脾

临床表现：遍身浮肿，面色黄滞，肢体沉重，无汗，小便短少，或兼畏寒气促。舌苔白腻，脉沉弦。投五苓散、五皮散等疗效不显著者。

治疗法则：宣肺利水以运脾经湿邪。

主要方药：越婢加术汤。取麻黄、生姜温肺行水为主药，配白术、甘草、大枣以和中益脾。亦可适加杏仁、桑白皮肃降肺气，导水下行。

三、脾病从肝治

脾主运化，又主统血；肝主疏泄，又主藏血。在功能活动中，肝对脾有促进作用。肝主疏泄，肝气舒畅，可协助脾气升发清阳，促进对饮食的消化和吸收。如肝气郁滞，横逆犯脾，可产生脘腹胀满、大便泄泻等症状；反之，脾气虚弱，肝木乘虚伐脾，亦可出现腹胀便泻等症。

脾病从肝论治，临床常见的有脾气不舒和脾虚肝乘两种证候。

1. 脾气不舒

临床表现：脘腹痞胀，食后更甚，胸胁不舒，食欲不振，纳谷无味。舌苔白，脉缓滑。投平胃散、枳术丸、枳术消痞丸疗效不显著者。

治疗法则：疏肝理气以助脾运。

主要方药：柴胡疏肝汤。取柴胡疏肝解郁，枳壳、陈皮调气化滞，香附、川芎理气和血。亦可加玫瑰花、青皮以增强疏肝理气作用。

2.脾虚肝乘

临床表现：大便泄泻，腹中鸣响，饮食减退，神疲乏力，或腹痛，便后痛止，胁肋不舒。舌苔薄白，脉缓带弦。投六君子汤、参苓白术散等疗效不显著者。

治疗法则：调肝理气以和脾止泻。

主要方药：加味痛泻要方。取痛泻要方（白术、白芍、陈皮、防风）调肝和脾，配柴胡疏肝利气，乌梅柔肝止泻，升麻、党参升清阳、补脾气。

四、脾病从肾治

脾为后天之本，肾为先天之本。脾主运化，须借肾阳之温煦，而肾中精气又赖水谷精微之滋生。若脾病治脾而疗效不佳者，可从肾论治。

脾病从肾论治，临床常见脾气虚弱和脾阳不足两种证候。

1.脾气虚弱

临床表现：大便时溏时泻，水谷不化，不思饮食，神疲乏力。舌淡苔白，脉象缓弱。投六君子汤、参苓白术散等疗效不显著者。

治疗法则：温补肾阳以健脾止泻。

主要方药：四神丸。取补骨脂温肾阳、补命火，配吴茱萸、肉豆蔻温里散寒，五味子固涩止泻。

2.脾阳不足

临床表现：身肿，按之凹陷不易恢复，脘腹满胀，小便短少，大便不实，神疲肢冷。舌质淡，苔白滑，脉沉缓。投实脾饮等疗效不显著者。

治疗法则：温肾化气以振脾阳，分利水湿。

主要方药：真武汤。以附子温肾阳，祛寒邪；白术、茯苓化湿行水；生姜温散水气；芍药和里与附子同用，能入阴破结，敛阴和阳。亦可加入胡芦巴、肉桂，增强温肾作用。

五、脾病从四腑治

四腑，即胆、小肠、大肠、膀胱。脾与四腑虽不如脾与四脏之间关系密切，但仍有一定联系，在第七章"腑病从脾论治"中已谈及，此处不再赘述。脾病治脾，或从其他脏论治均不能取得明显疗效，可从四腑中某一腑论治。

脾气阻滞，用调理脾气法治疗后，其气滞仍不解，脘腹痞满，食不消化，舌苔腻，脉弦缓，可从胆论治，借胆气主疏泄，胆汁下行，以促使脾气舒展，运化健旺。方药可用越鞠丸加柴胡、枳壳、木香、生鸡内金、金钱草疏胆和脾。

若湿热阻脾，用清理脾经湿热法治疗后，其邪仍不去，口腻而苦，纳减，痞满，小便色赤，舌苔黄燥，脉象濡数，可从小肠论治，借小肠主泌别清浊，以促使脾经湿热下行。方药可用导赤散加黄芩、黄连、泽泻。

湿邪壅脾，用燥化湿邪法治疗后，其邪仍壅滞不化者，脘腹满胀或疼痛，不思饮食，大便不通，舌苔厚腻，脉象沉弦，可从大肠论治，借大肠传导化物，使湿浊从大便而出。方用小承气汤加干姜、木香等攻下。

寒湿阻脾，用散寒燥湿健脾法治疗后，其邪仍不散者，脘腹痞满，小便短少，大便不实，舌苔白腻，脉象濡缓，可从膀胱论治，借膀胱分利水湿，导寒湿从小便而去。方用五苓散。

第二节　胃病从四脏四腑论治

一、胃病从心治

《灵枢·邪客》说："心者，五脏六腑之大主也，精神之所舍也。"说明心在脏腑中起着主导作用，胃虽主受纳、腐熟水谷，化生精微，但只有在心统一协调之下才能完成。因此，如胃发生病变，经直接治胃而未见明显疗效者，可从心论治。

胃病从心论治，临床常见胃络受伤和胃火上炎两种证候。

1. 胃络受伤

临床表现：呕血色紫，反复不止，胃脘痞痛，或呃逆恶心，或兼不寐，寐后多梦，烦躁不安。舌微紫，脉弦或涩。投四生丸、半夏泻心汤、旋覆代赭汤疗效不显著者。

治疗法则：通血脉、祛瘀血以止血和胃。

主要方药：血府逐瘀汤。取桃仁、红花、赤芍、川芎活血化瘀，当归、生地黄和血益血；枳壳、柴胡升清降浊，使气血畅和；桔梗、牛膝引诸药上达，导瘀血下行。如烦躁不安甚者，可加磁朱丸镇心安神；若气随血虚，脉芤者，可加人参补气摄血。

2. 胃火上炎

临床表现：牙龈肿痛，出血，口内糜烂，或兼小便色黄。舌质红，苔黄燥，脉滑数。投清胃散等疗效不显著者。

治疗法则：清心导热以泻胃火。

主要方药：导赤散。取生地黄凉心血；竹叶清心热；木通降心火，利小便；甘草泻火解毒。亦可适加黄连增强清心泻火，或酌加大黄以釜底抽薪。

二、胃病从肺治

胃主受纳，腐熟水谷，肺主气，又司呼吸。水谷精气与肺所吸入之清气相结合而成宗气。宗气者，积于胸中，上出喉咙以司呼吸，贯注血脉以运气血。同时，肺还有宣降和通调水道之功能，宣可使邪热外散，降能通调水道，渗利水湿，故胃中有邪热、有水饮，经直接清胃、温胃而未见明显疗效者，可从肺论治。

胃病从肺论治，临床常见胃热上逆和胃中水饮两种证候。

1. 胃热上逆

临床表现：口渴欲饮，或干呕，胸闷。舌苔黄干少津，脉象滑数。投白虎汤、竹叶石膏汤等疗效不显著者。

治疗法则：清肺以泄胃热。

主要方药：竹茹芦根汤。取芦根、天花粉清肺热，生胃津；竹茹、栀子清肺热，保胃津；枇杷叶清热润肺，和胃降逆。气逆甚者，可适加桑白皮清肺下气。

2. 胃中水饮

临床表现：呕吐清涎，胃脘水声辘辘，头晕，气短，或兼咳痰稀薄。舌苔薄白，脉象沉滑。投平胃散、五苓散等疗效不著者。

治疗法则：肃肺行水，化饮和中。

主要方药：二陈汤加厚朴、杏仁、紫苏子。以杏仁、紫苏子肃降肺气，厚朴、半夏、陈皮燥湿祛痰，理肺和中；茯苓导水下行；甘草调和诸药。

三、胃病从肝治

肝主疏泄，能调和气机，协助胃腑消磨水谷，故《血证论·脏腑病机》说："食气入胃，全赖肝木之气以疏泄之，而水谷乃化。"如胃腑发生病变，治胃疗效不显著者，可从肝论治。

胃病从肝论治，临床常见胃中气火和胃气阻滞两种证候。前者胃气郁阻，久而化火，而以气火为主要病变；后者则以胃气阻滞，而以气滞不通为主要病变。

1. 胃中气火

临床表现：胃脘痞满，口臭，嘈杂似饥，嗳气时作，或兼呕恶。舌苔薄黄，脉多弦数。投泻心汤、清中汤无明显疗效者。

治疗法则：泻肝以泻胃火。

主要方药：左金丸。本方主要为清泻肝火而设，故重用苦寒之黄连以泻火，少佐吴茱萸辛温以开郁，两药配合辛开苦降，泻肝火以泄胃中邪热。如兼胃阴不足，口干，舌上少津，脉弦细数，可用一贯煎柔肝滋阴以安胃。

2. 胃气阻滞

临床表现：胃脘疼痛，时发时止，或兼胁肋作胀。舌苔薄黄，脉多弦缓。投高良姜汤等无明显效果者。

治疗法则：疏肝散滞以行胃气。

主要方药：良附丸加青皮、延胡索、玫瑰花。取高良姜温里散寒，配香附、青皮、延胡索疏肝理气，气机通畅，则疼痛自止。若兼气郁化火，火尚未炽，可用金铃子散泻肝火，行气滞，止疼痛。

四、胃病从肾治

胃为水谷之海，肾为贮藏水谷精气之处。《素问·水热穴论》说："肾者，胃之关也，关门不利，故聚水而从其类也。"肾不化气，气不化水，可出现二便不利；二便不利，又致胃脘痞满、肌肤水肿等。

胃病从肾论治，临床常见胃中水饮和胃阴干涸两种证候。

1. 胃中水饮

临床表现：胃脘痞满，呕泛清水，肌肤水肿，小便短少。舌苔白，脉沉小。投平胃散、枳术丸、小半夏汤等无明显疗效者。

治疗法则：温肾振阳以化胃中水饮。

主要方药：真武汤合五苓散。取附子、桂枝（临床常改用肉桂）温肾阳，散寒水；茯苓、泽泻、猪苓导水下行；白术燥湿和中；芍药与附、桂同用，有入阴破结、敛阴和阳之功。

2. 胃阴干涸

临床表现：口干喜饮，唇红咽燥，不思饮食，大便干结，小便短少。舌光中心绛干无津，脉细数。投益胃汤、麦门冬汤等无明显疗效者。

治疗法则：滋肾阴以生胃津。

主要方药：知柏地黄丸。取六味地黄丸滋补肾阴，配知母、黄柏滋阴降火，火降阴生，胃津自然恢复。

五、胃病从四腑治

四腑，与"脾病从四腑治"相同，即胆、小肠、大肠、膀胱四腑。胃与四腑的关系在本章"腑病从脾胃论治"中已谈及，不再赘述。这里主要叙述胃病治胃未见明显疗效，而从四腑中某一腑论治。如胃气阻滞，用调气和胃法治疗后，其气滞不散，胃脘痞闷，不思饮食，舌苔白腻，脉象弦缓，可从胆论治，发挥胆主疏泄作用，使胃气运行，气滞得散。方药可用越鞠丸加枳实、金钱草、青皮等。

胃中伏火，用清胃泻火法治疗后，其火热之邪仍未去，口臭，牙龈肿痛，甚或出血，小便短赤，舌质红，脉象数，可从小肠论治，发挥小肠泌别清浊作用，方药可用导赤散加黄连、人中白、黄柏、泽泻。

胃热壅盛，用清胃泻火法治疗后，其邪热仍未衰减，烦渴饮冷，口臭唇疮，脘腹灼热，大便秘结，舌苔黄厚，脉象滑数，可从大肠论治，发挥大肠传化作用，方药可用三一承气汤。

胃中水湿（饮），用温胃燥湿法治疗后，其水湿仍未去，呕吐清水，或饮水即吐，胃脘痞满，且有水声振荡，不思饮食，小便不利，舌苔白，脉沉缓，可从膀胱论治，发挥膀胱气化作用，方药可用五苓散。

第九章 | 脾胃学说在内科临床上的应用

脾胃为后天之本，气血生化之源，所以内科临床常运用脾胃学说指导实践，并已取得了成效。内科病证可分为外感热病和内伤杂病两大类，外感热病以四季热病为主，内伤杂病则以脏腑气血虚损为主。现将其主要病证（脾胃自身病证参见第四章、第五章、第八章）运用脾胃理论指导辨证治疗，分别叙述如下。

第一节　外感热病

一、风温

风温是发生于冬春两季的温热性疾病，由风热外邪所引起。初起以发热、微恶风寒、咳嗽、口微渴等为特征。

本病初期以肺卫病变为主，因肺合皮毛，开窍于鼻，温热病邪多从口鼻或皮毛侵袭于肺，故叶天士说："温邪上受，首先犯肺。"肺为娇脏，最易伤津，津伤则邪热炽盛，易于传里。因此，邪在肺卫，除辛凉解表、祛邪外出外，必须增强生化胃津，以滋养、补充肺津，使肺津充足，则邪热难以传变，往往病在卫表即解。若邪热入胃，则直须生津养胃，以制邪热；如邪传肝肾，则增强生化胃阴，以滋养、补充肝肾阴液，而达到制邪治病的目的。本病临床辨证虽然有多种证候，但归纳起来总不外乎温邪犯肺、逆传心包、顺传阳明、再传营血等。现以保护、滋养胃阴为主治疗本病讨论于下。

1. 邪袭肺卫

临床表现：发热，微恶风寒，无汗或少汗，头痛，咳嗽，咽喉焮红，口微渴。舌苔薄黄，脉浮数。

病机分析：风热之邪，侵袭于表，卫气被郁，开合失司，故发热、微恶风寒、无汗或少汗、头痛；肺合皮毛，邪从卫表入肺，肺气失宣，因而咳嗽；咽喉为肺之通道，肺热炎上，故咽喉焮红；风为阳邪，善行数变，由表入肺，波及于胃，津液略伤，而为口微渴；其苔薄黄，脉滑数均为风热之邪侵犯肺卫的征象。

治疗法则：一般多以辛凉解表、祛邪外出为主要方法，但感邪较重，热势至甚，或患者胃阴素虚，或嗜食辛辣燥物，胃火内伏，若单纯表散外邪，则更易耗伤肺胃津液；又如以解表而病不去者，是胃阴无以化津上蒸，不能鼓舞卫气祛邪外出，所以温热之邪虽在卫表，亦不宜过于表散，务必注意保护胃津，甚至滋养胃阴，使胃阴化津上蒸，透达外邪。治疗宜护胃津，辛凉透表。

主要方药：银翘散加天花粉、沙参、玄参。取芦根、天花粉、沙参、玄参护养胃津，配以连翘、金银花、竹叶清热宣透；豆豉、薄荷、荆芥解表达邪；牛蒡子、桔梗、甘草宣肺止咳。若邪热壅肺，身热烦渴，汗出，咳喘，舌苔黄干，脉象滑数，可用麻杏甘石汤加知母、芦根、天花粉清热生津，宣肺平喘；热阻上中二焦，身热烦躁，胸中灼热，唇焦咽燥，口渴，便秘，舌红苔糙，脉浮数或滑数，可用凉膈散加生地黄、知母、天花粉，清上泄下，以保胃阴。

2. 热入阳明

临床表现：身热面赤，烦渴引饮，汗大出。舌苔黄燥，脉洪大。

病机分析：无形邪热入侵阳明胃经，内外俱炽，故壮热；阳明经脉上循面颊，热盛阳明，因而面部红赤；里热内蒸，逼津液外泄，而为汗大出；胃热炽盛，阴液已伤，故烦渴引饮、舌苔黄燥；邪热壅盛，扰动于脉，故脉来洪大有力。

治疗法则：清泄阳明邪热，滋养胃中津液。

主要方药：白虎汤。取石膏辛寒以清阳明里热，知母苦润以清热生津，甘草、粳米养胃和中。若邪热内炽，津液消烁，宜用胃阴煎清热滋阴；如邪热与糟粕互结，有形之热鸱张，时有谵语，大便秘结，宜用调胃承气汤急下存阴，保护胃津。

3. 热入营血

临床表现：身热夜甚，心烦躁扰，或有谵语，斑疹透露。舌质红绛，苔光而干，脉象细数。

病机分析：阳明气分邪热不除，内陷营分，营阴耗伤，故身热夜甚；心主血，与营气相通，邪热侵入营血，心神被扰，因而心烦躁扰、时有谵语；热邪蒸腾，内逼血分，而为斑疹透露；其舌红绛、苔光干、脉细数均系胃津先伤，邪热内入营血之征象。

治疗法则：营和血均由水谷精微所化生，所以营分或血分有邪热，务须增强生化胃中阴液，滋养营血，以清泄其邪热。治疗宜滋养胃阴，清营凉血。

主要方药：加味清营汤。取玄参、麦冬、石斛、生地黄滋养胃阴；犀角、丹参、牡丹皮清营凉血；竹叶、黄连、金银花、连翘、大青叶透营转气，清热解毒。如血分证明显，出血现象严重，干生地黄易鲜生地黄，加赤芍、白茅根增强凉血护阴作用。

此外，本病还有热灼胸膈、肺热发疹及逆传心包等证候，似与胃无多大联系，但胃阴充足与否，直接关系到这些证候的转归。因此，必须注意胃阴，未伤者宜保护，已伤者宜滋养，切不可认为病变未在胃经，护养胃阴无关紧要。

附一：冬温

冬温，是指冬季气候反常，应寒而反温所发生的热病。初起头痛，无汗，发热，微恶寒，口微渴，或鼻塞流涕，咽痛，咳嗽气逆；继则汗出身热不解，烦渴，恶热等。其病变传递大致与风温相同，邪先入肺卫，继而传阳明气分，再者传入营血，治疗同"风温"。

附二：病案举例

1. 邪袭肺卫

吴某，男，35岁，1976年3月25日初诊。发热、微恶风寒1天，口渴，咽红，略有咳嗽，汗少，头痛。舌尖红，苔薄黄中干，脉浮滑数。体温40.5℃。血检：白细胞16400/mm³，中性粒细胞88%，淋巴细胞12%。病属风温，邪在肺卫。治当辛凉透邪，护养胃津。胃阴充足，既能化津上蒸为汗使邪外出，又能制止邪热传入于里。

处方：连翘、金银花、淡豆豉、天花粉各20g，鲜芦根40g，薄荷10g，淡竹叶15g，牛蒡子、玄参各12g，白桔梗、生甘草各5g，鱼腥草30g。

2剂后，身热减退，体温37.8℃，恶风寒、头痛已罢，口渴、咽红好转，但咳嗽稍增，舌尖淡红，苔薄黄，脉滑稍数。乃为风热之邪已得外泄，唯肺经邪热未净，原方略作加减。

处方：连翘、金银花、前胡、象贝各12g，鲜芦根、鱼腥草各30g，天花粉、玄参、牛蒡子各10g，白桔梗、生甘草各5g。

又2剂后，身热尽退，余症近除，舌苔薄淡黄，脉小滑，唯胃纳欠佳，治以悦胃润肺。

处方：炒麦冬、天花粉、北沙参各10g，生甘草、生鸡内金各5g，淡竹茹8g，省头草6g，2剂。

2. 热入阳明

周某，男，26岁，1976年3月12日初诊。恶寒1天，随即身热，曾服复方阿司匹林片（APC）、四环素及荆防败毒散均未见明显疗效。诊时高热面赤，口渴引饮，烦躁不安，汗出，气粗。舌苔黄燥，脉洪大而数，无头痛、项强等症。体温39.8℃。血检：白细胞17600/mm³，中性粒细胞86%，淋巴细胞14%。病属风温，邪已离表，传入阳明气分，胃津耗伤。治宜清气养阴。

处方：生石膏（打碎先煎）40g，肥知母、生麦冬、鲜石斛各20g，玄参、生地黄各15g，生甘草5g，淡竹叶、炒黄芩、大青叶各12g。

2剂后，身热减轻，体温37.6℃，他症亦解。仅稍有口干，舌苔薄黄，脉滑略数。此为阳明邪热渐解，胃津得复，病去减其制，原方用量略轻一等。

处方：生石膏（打碎先煎）20g，炒知母、炒麦冬、鲜石斛各12g，北沙参、玄参、炒玉竹各10g，生甘草5g。

再服2剂，食欲尚可，唯神疲少力，舌苔薄净，脉象小滑。乃为热除阴复，但元气略伤，治当气阴双顾。

处方：太子参、北沙参、炒麦冬、白茯苓各12g，生扁豆、炒竹茹各10g，炙甘草5g，3剂。

二、春温

春温是春季常见的急性热病，由于阴精先亏，正气不足，伏寒于内，复感春令温热病邪所引起。发病初起即见高热、烦渴，甚则神昏痉厥，即使有恶寒、头痛等表证，亦为时甚短。本病不同于一般温热病先卫表而后入里，所以前人认为本病属于伏寒化温的伏气温病，即所谓"冬伤于寒，春必病温"。因此，病初大多在气分胆经和营分。邪在气分者，虽病邪壅盛，但正气能抗邪于外，病情较营分为轻；若病情发展，可向营血分深入。邪在营分为邪热深伏，营阴亏损，病情较气分为重；如病情好转，可从气分透出；若进一步发展可深入血分，而后还可耗伤真精。因此，本病辨证以气、营、血、精四证为主，该病自始至终是一个消耗阴液的过程，往往先伤肺津，继而损耗胃液，然后消烁阴精。但胃中津液是一身阴液之本，故不论肺津或肾精不足，均宜从养胃阴着手，胃阴充足，肺津肾精等亦随之而足。

本病以论治胃阴为重点，胃阴充足既能制止阳热，又能化津蒸透邪热。治疗以清泄里热、护养胃阴为原则。清热即所以生津，生津即所以抑邪，两者相辅相成，但护养津液属本，清热为标。

1. 邪在气分胆经

临床表现：身热，口苦而渴，心烦，小便短赤。舌红苔黄，脉象弦数。

病机分析：邪伏于里，遇春暖之气所诱，发于胆经，故身热、口苦；伏邪内盛，津液受伤，因而口渴；邪热累及心与小肠，而为心烦、小便短赤；其舌红苔黄，脉象弦数，均为气分胆经邪热的明证。

治疗法则：清胆热，护胃津。

主要方药：黄芩汤。取黄芩苦寒清热坚阴；白芍、甘草酸甘化阴以生津液。如邪热甚者，可加栀子、淡竹叶增强清热护津作用；津液损伤明显者，可加玄参、天花粉生津养液；兼夹表邪者，可酌加豆豉、薄荷辛凉透邪。

2. 邪在气分胃肠

临床表现：身热，腹满便秘，口干唇裂。舌苔焦燥，脉沉数而细。

病机分析：邪热入侵阳明，腑实内结，故见身热、腹满便秘；温热之邪最易伤阴，阴伤不能上承口舌，因而口干唇裂、舌苔焦燥；其脉象沉数而细，亦为腑实伤阴之征象。

治疗法则：滋阴增液，通便泄热。

主要方药：增液承气汤。取玄参、生地黄、麦冬滋养胃阴，润肠通便；大黄、芒硝泄热软坚，攻下腑实。诸药相合，以奏滋阴攻下之效。若腑实兼气液两虚，身热，腹满便秘，口干咽燥，倦怠少气，苔黄或焦黑，脉沉弱或沉涩，宜用新加黄龙汤补气增液、泻下腑实。

3. 邪在营分

临床表现：身热夜甚，心烦躁扰，甚则谵语，口干而不甚喜饮，咽喉干燥。舌质红绛无苔，脉细数。

病机分析：邪热羁留营分，营阴耗伤，故身热夜甚、口干而不甚喜饮、咽喉干燥、舌红绛无苔、脉细数。营气通于心，邪热入营，心神被扰，而为心烦躁扰，甚则谵语。

治疗法则：滋养胃阴以清营泄热。

主要方药：加味清营汤。取鲜石斛、生地黄、麦冬、玄参养胃滋营；犀角、黄连、丹参、牡丹皮清心凉营；金银花、连翘、大青叶、淡竹叶清泄热邪，使营分之热转出气分而解。此即叶天士所说："入营犹可透热转气。"

4. 邪入血分

临床表现：身体灼热，躁扰不安，甚或昏狂谵妄，斑疹紫黑，或吐衄便血。舌质深绛，脉沉数。

病机分析：邪热壅盛，内逼血分，故身体灼热、斑疹紫黑、吐衄便血；心主血，又主神明，邪热入血，扰乱神明，因而躁扰不安，甚或昏狂谵妄；舌质深绛、脉沉数亦为邪热入侵血分的现象。

治疗法则：养阴清热，凉血解毒。

主要方药：犀角地黄汤加鲜石斛、天花粉、带心麦冬。取石斛、天花粉、麦冬、生地黄滋养胃阴，其中生地黄又能凉血，天花粉又能散血；犀角清热解毒；牡丹皮、芍药凉血活血。

5. 气营（血）两燔

临床表现：壮热，口渴，头痛，烦躁不宁，肌肤发斑，甚或吐血，衄血。舌质绛，苔黄燥，脉疾数。

病机分析：气分邪热不解，而传入营（血）分，气营（血）两燔，故壮热、口渴、头痛、烦躁、舌苔黄燥（以上为气分热盛之症状）、肌肤发斑，甚或吐血、衄血、舌质红绛（以上为营血分热盛之症状）；脉疾数，为气营两燔的明证。

治疗法则：清气凉营，滋养胃阴。

主要方药：清瘟败毒饮。取石膏、知母、生地黄、玄参清泄气分邪热，滋养胃津；

犀角、牡丹皮、赤芍清营凉血；黄连、连翘、黄芩、栀子、鲜竹叶等为清热泻火而设。若胃阴明显耗伤者，宜加鲜石斛、麦冬滋养胃阴。

6. 热烁真精

临床表现：身热不甚，久留不退，手足心热甚于手足背，口干，或手足蠕动，甚或瘛疭，心中憺憺大动。舌绛无苔，脉虚大或细促。

病机分析：营分或血分邪热未除，耗伤阴精，虚热内扰，故身热不甚、久留不退、手足心热甚于手足背；胃阴肾精俱伤，不能上承于口，因而口干；胃阴亏耗，无以滋养肾精，肾水不足，不能滋肝涵木，虚风内动，故手足蠕动，甚或瘛疭、心中憺憺大动；其舌绛无苔、脉虚大或细促，均为真阴大亏、风阳旋扰的征象。

治疗法则：滋胃阴填肾精，佐入息风止痉。

主要方药：大定风珠加石斛、天冬。取麦冬、天冬、石斛、生地黄滋养胃阴；芍药、甘草、五味子酸甘化阴，滋阴敛阳；阿胶、鸡子黄为血肉有情之品，补真阴而息风；三甲益阴潜阳。合而具有滋胃益肾、平肝息风之功。

附：病案举例

1. 邪在气分胆经

徐某，男，31岁，1977年2月28日初诊。发热不恶寒1天，体温38.9℃，心烦，口苦咽干，口渴，小便短赤。舌红苔黄，脉象弦数。病属春温，邪热内伏，传于胆经。治宜清泄胆热，护养胃津。

处方：炒黄芩15g，生白芍10g，生甘草5g，炒栀子、淡竹叶、玄参、天花粉、陈青蒿各12g，老滑石20g，淡豆豉18g。

2剂后，身热渐退，体温37.4℃，心烦已除，余症均减，舌仍红，苔仍黄，脉小弦带数。乃为伏热渐去，阴液受伤未复，原方略作加减。

处方：炒黄芩、陈青蒿、炒栀子各10g，生白芍、天花粉、炒麦冬各12g，生甘草5g，老滑石15g。

再服3剂而愈。

2. 邪在气分胃肠

周某，女，18岁，1976年3月1日初诊。病已5天，无寒但热，体温38～39.5℃，曾服银翘散及西药四环素等药，身热稍退，但不久身热回复。诊时体温39.5℃，口干唇裂，大便四日不解，腹满，且时有谵语。舌苔灰黑干燥，脉沉小数。病属春温，邪在胃肠，津液亏耗，燥屎已成。治当滋阴增液，通便泄热。

处方：生地黄、生麦冬各20g，玄参15g，生、制大黄（生大黄后下）各8g，芒硝（分冲）10g，鲜石斛18g，肥知母12g，鲜菖蒲10g，姜竹茹6g，生姜汁半匙。2剂，一日服完。

第 2 日复诊，药后大便已通，谵语已除，身热减退，体温 38℃，余症皆有好转。乃为燥屎已行，邪热有外泄之机，治宜增液汤加味。

处方：生地黄、生麦冬、鲜石斛、生石膏（打碎先煎）各 20g，玄参、北沙参、肥知母各 12g，淡竹叶 10g，蜂蜜（分冲）30g，生甘草 5g。

3 剂后，身热退净，体温 36.7℃，口干唇裂已除，舌苔薄黄中微光，脉小滑少力。证属邪热尽去，而津液尚未全复，再以沙参麦冬汤 5 剂善后。

三、暑温

暑温是夏季常见的急性热病。临床特点为发病急骤，初起即见壮热、烦渴、汗多等气分证，病情传变迅速，易于伤津耗气，且有闭窍动风之变。

本病由感受暑热病邪所引起。因夏季暑气当令，气候炎热，素体亏弱或劳倦伤气，暑邪乘虚而入为病。暑为阳邪，极易耗伤津液，损伤元气，且暑邪易于化火内传心营和引动肝风。

本病初起，暑伤气分，阳明热盛者，常用辛寒之剂以清泄邪热；继而暑热伤津，则用甘寒之剂以清热生津；若暑热虽去，而津气大伤者，又当以甘酸之品益气敛津。《伤暑全书》说："暑病首用辛凉，继用甘寒，终用甘酸敛津，不必用下。"概括了本病邪在气分的不同治法。若暑热化火内入心营，引起窍闭或动风之变时，常以清心凉营、平肝息风等法治疗。

本病以胃阴论治为重点，胃阴充足，既能制止暑热阳邪，又能滋养脏腑，故以清暑泄热、护养胃津为主。同时，暑热又易耗气，故亦须照顾脾胃元气。

1. 暑入阳明

临床表现：高热心烦，头痛且晕，面赤气粗，口渴汗多，或背微恶寒。舌苔黄燥，脉洪数或大而芤。

病机分析：暑热入侵阳明，热蒸于外，则高热；邪扰于内则心烦；热邪壅盛，上干于头，故头痛且晕、面部红赤；暑热内炽，逼津液外泄，因而汗出；热灼津液，胃阴受伤，而为口渴；邪热炽盛，壅阻气机，而为呼吸气粗；其舌苔黄燥、脉象洪数，均属阳明热盛之征。若兼见背微恶寒，脉洪大而芤，乃为暑热蒸腾汗出过多，元气受伤所致，与表证之恶寒无汗者截然不同。

治疗法则：清暑护津。

主要方药：白虎汤。取石膏清泄暑热，知母滋阴养胃，甘草、粳米生津益气。若津气俱伤，脉洪大而芤，背微恶寒，宜用白虎加人参汤清热解暑、益气生津。

2. 暑伤津气

临床表现：身热息高，心烦，口渴，自汗，溲黄，神疲乏力。脉虚无力。

病机分析：暑热炽盛，正邪相争，故身热；暑热累及于肺则息高，影响于心则心烦，下迫膀胱则溲黄；胃阴受伤，津液无以上承，因而口渴；阴伤及气，元气亏损，而为神疲乏力、自汗、脉虚无力。

治疗法则：生津益气。

主要方药：王氏清暑益气汤。取石斛、麦冬、知母滋养胃阴；西洋参、粳米、甘草既能益元气，又能生胃津。如邪热炽盛而元气受伤者，亦可用白虎加人参汤清热解暑，益气生津；若津气欲脱，汗出不止，喘渴，脉散大，宜用生脉散生津养液、益气固脱。

3.暑热动风

临床表现：肌肤灼热，四肢抽搐，甚或角弓反张，牙关紧闭，神昏不清。脉象弦数。

病机分析：暑热壅盛，胃津耗伤，无以滋肝，肝风内动，故肌肤灼热、四肢抽搐，甚或角弓反张、牙关紧闭；邪热内盛，累及于心，神机被蒙，因而神昏不清；其脉弦数，亦为热盛动风的征象。

治疗法则：滋阴养胃，清肝息风。

主要方药：增液汤合羚羊钩藤汤。取麦冬、生地黄、玄参滋阴养液，胃阴充足，肝木得以濡养；配合羚羊角、钩藤、桑叶、菊花凉肝息风；生白芍、生甘草酸甘化阴以缓急。如胃阴耗伤较重者，可加鲜石斛、玉竹之类滋养胃阴。

4.暑入心营

临床表现：肌肤灼热，烦躁不安，夜寐不宁，时有谵语，甚或昏迷不语。舌质红绛，脉象细数。

病机分析：暑为阳热之邪，暑热内盛，故肌肤灼热；邪热扰乱心神，因而烦躁不安、夜寐不宁、时有谵语；热邪内陷心包，蒙蔽清窍，而为昏迷不语；舌质红绛、脉象细数为暑热侵袭心营，阴液被灼的征象。

治疗法则：滋养胃阴，清泄心营。

主要方药：加味清营汤。取石斛、麦冬、生地黄、玄参滋养阴液，胃阴充盈，心营得以濡养；犀角、牡丹皮、丹参清营分之热，又能解毒；连翘、金银花、竹叶、大青叶、黄连清热解毒，且能引营分之热从气分外透。如邪陷心包者，宜加安宫牛黄丸清心开窍。

5.暑入血分

临床表现：肌肤灼热，烦躁不安，甚或神昏谵妄，斑疹透露色紫黑，吐血，衄血。舌绛苔焦，脉象沉数。

病机分析：暑热壅盛，外越肌表则肌肤灼热，内扰于心则神昏谵妄；燔灼血分则斑疹透露色紫黑、吐血、衄血；舌绛苔焦、脉沉数均为暑热炽盛，深入血分的征象。

治疗法则：滋阴养胃，清心凉血。

主要方药：增液汤合神犀丹。取麦冬、生地黄、玄参、天花粉滋养阴液，胃阴充足，既能制止邪热，又能濡养心血；犀角、金银花、板蓝根、紫草凉血解毒；石菖蒲开窍醒神。若胃阴耗伤甚者，可加鲜石斛、知母增强滋阴养胃；热盛内陷心包，可加安宫牛黄丸清心开窍。

附：病案举例

1. 暑入阳明

赵某，男，28岁，1965年8月16日初诊。头痛、高热2天，西医检查为流行性乙型脑炎。诊时高热心烦，体温40.4℃，口渴引饮，面赤气粗，自汗频出，小便短赤。舌苔黄燥，脉象洪数。证属暑热入侵阳明，胃津耗伤。治当涤暑清热，护养胃津。

处方：生石膏（打碎先煎）120g，肥知母15g，生甘草5g，粳米1撮，天花粉、老滑石各30g，淡竹叶12g，鲜芦根60g，西瓜翠衣10g。

2剂后，身热减退，体温37.9℃，心烦不安，面赤气粗，汗出，口渴均有好转，小便转清，但舌苔中光微干，脉象小滑。此为暑热渐去，胃中阴液未复。治以清泄暑热余邪，滋养胃中阴液。

处方：生麦冬、北沙参、生地黄、肥玉竹各12g，冰糖炙石膏30g，鲜石斛15g，淡竹叶、陈青蒿各10g，生甘草5g。

4剂，病愈。

2. 暑入心营

季某，女，16岁，1965年8月2日初诊。两日前下乡劳动后即发热，微恶寒，头痛项强，口微渴；继而出现烦躁不安，时有谵语。西医检查为流行性乙型脑炎。诊时身热，体温39.6℃，躁扰不宁，时有谵语，口渴而不多饮。舌质红绛而干，脉象小滑数。此属暑热炽盛，内传心营。治当滋养胃阴，清泄心营。

处方：鲜石斛30g，生麦冬、生地黄、玄参各15g，大青叶、带心连翘、金银花、淡竹叶各20g，牡丹皮、紫丹参各10g，黄连6g，安宫牛黄丸（研冲）1粒。

2剂后，身热减退，体温38℃，烦躁、谵语已除，口干仍作，小便短赤。舌红苔微光而干，脉细数。此为暑热渐平，阴液受伤未复，原方加减。

处方：鲜石斛30g，生麦冬、生地黄、玄参、肥玉竹、北沙参各15g，淡竹叶、牡丹皮各10g，金银花、带心连翘各12g，生甘草5g。

3剂后，身热退净，体温37℃，口干近除，小便淡黄，神疲少力，胃纳不启。舌淡红苔薄净，脉小稍数。乃为暑邪尽去，阴液渐复，唯脾胃元气有所损伤。治当生津益气，醒胃悦脾。

处方：炒麦冬、北沙参、炒玉竹、鲜石斛各12g，生扁豆、太子参、炒谷芽各10g，省头草6g，生甘草5g。

4 剂，告愈。

四、湿温

湿温是由湿热病邪所引起的外感热病，多见于夏季湿盛之时。临床以发病较缓，传变较慢，病势缠绵，病程较长为特点。初起以身热不扬，身重肢倦，胸脘痞闷，苔腻脉滑为主要表现；病程中易见白㾦的特殊症状，并可见大便下血等严重阴络受伤的证候，后期阶段除湿热化燥伤阴外，又可见"湿胜阳微"的证候。

本病初起，邪常困卫遏阳，故亦有卫分见证，但为时甚短，且多伴有湿邪蕴脾的气分证而呈现卫气分同病；继之表证告罢，气分湿热转盛。于此阶段，湿遏热伏，纠缠难解，故留恋时间较长，证候变化亦较复杂，但一般不外乎湿重于热、热重于湿及湿热并重等类型。湿重于热者，病变重点多偏于脾；而热重于湿，则偏重于胃。湿热之偏轻偏重，常与患者之禀赋有一定联系。如中阳偏旺，湿邪易于化燥而为热重于湿，中阳不足，则邪多从湿化而为湿重于热。同时，湿热蕴蒸日久，不能外解，常可化燥化火。其病情传变则与一般温热病基本相同。热在气分者，多见热盛伤津或成阳明腑实证候；热在营血者，多见昏厥、斑疹、下血等。若下血不止，还可导致气随血脱的危候。

本病初起多见湿重于热，治以化湿为主，俾湿去而热孤，常用芳化宣透之剂；表证罢后，则着重宣化气分湿浊之邪，或稍佐清热之品；湿热并重，则宜清热化湿并进；若湿邪化热而成热重于湿者，当以清热为主，兼以化湿；湿从燥化火化，阳明气分热盛，津液受伤者，则以清热生津；湿热交阻而成阳明腑实，又当通腑清热以存阴液；热入营血，阴络受伤，大便下血，治宜清营凉血、安络止血；若下血过多，气随血脱，急当益气固脱。

本病从脾胃论治，重点发挥脾气运化湿邪和保护胃津，以制邪热。所以本病初、中期阶段以化湿运脾为主，中、后期阶段以清热保护胃津为主，但亦应注意不能过早滋养胃阴，以碍脾气，影响湿邪外出。

1. 湿重于热

（1）邪遏卫气

临床表现：恶寒少汗，身热不扬，午后热势稍著，头痛且重，身重肢倦，胸脘痞闷。舌苔白腻，脉象濡缓。

病机分析：湿邪外客，卫阳被遏，故恶寒少汗；湿中伏热，热处湿内，因而身热不扬；午后属阴，湿为阴邪，湿借其旺之时，与热相争，湿欲遏热，热反欲内动，而为午后势稍著；内外合邪，清阳不升，故头痛且重；湿性重着，湿邪客于肌肉筋脉，故身重肢倦；湿邪中阻，气机不畅，因而胸脘痞闷；湿邪中阻，胃气被遏，则舌苔白腻，浸淫脉道则脉象濡缓。

治疗法则：宣化湿邪，调和脾气。

主要方药：藿朴夏苓汤。取藿香、厚朴、白豆蔻、半夏理气燥湿，悦脾和胃；藿香与淡豆豉配合，芳香宣透，能祛肌表之湿邪；厚朴、半夏与杏仁相合，既能肃肺利气，又能通降胃中湿浊；猪苓、赤苓、泽泻、薏苡仁渗湿和脾。若湿热互结，可用三仁汤宣化气机，清热利湿。

（2）邪阻中焦

临床表现：身热不扬，无恶风寒，脘痞腹胀，恶心欲吐，口不渴或渴不欲饮，大便溏薄，小便混浊，舌苔白腻，脉象濡缓。

病机分析：湿热之邪内蕴脾胃而湿甚于热，故身热不扬；湿蕴于内，外无表邪，故无恶风寒；湿困中焦，气机被阻而为脘痞腹胀；湿淫脾胃，升降失调，胃气不降则恶心欲吐；脾气失升则大便溏泄；湿胜于热，胃津未伤，因而口不渴或渴不欲饮；苔白腻、脉濡缓均属湿热内阻，湿重于热的征象。

治疗法则：振奋脾胃，燥湿化浊。

主要方药：雷氏芳香化浊法。取藿香、佩兰芳香化湿，悦脾醒胃；陈皮、半夏、大腹皮、厚朴燥湿化浊，理气和中；少佐鲜荷叶升清透热。

2. 湿热并重

（1）湿热蕴毒

临床表现：发热口渴，胸痞腹胀，肢酸倦怠，咽肿溲赤。舌苔黄腻，脉濡数。

病机分析：湿热郁阻气分，久蕴酿毒，邪毒内蒸，故发热口渴，热毒上壅则咽肿，下迫膀胱则溲赤；湿邪内阻，气机受困，因而胸痞腹胀；湿邪内蕴，浸淫肌肉筋脉，而为肢酸倦怠；湿热交阻于胃，熏蒸于上，则为舌苔黄腻；邪袭脉道，脉气失常，则脉濡数。

治疗法则：和中化湿，清热解毒。

主要方药：甘露消毒丹。取藿香、蔻仁、石菖蒲和中化湿，蠲浊振阳；黄连、连翘清热解毒；茵陈、滑石、木通利湿清热；川贝、射干宣肺利气，化滞散结；薄荷透热升清。

（2）湿热中阻

临床表现：发热汗出不退，口渴不欲多饮，胸痞呕恶，心中烦闷，便溏溲赤。苔黄滑腻，脉象滑数。

病机分析：湿邪化热，里热转盛，故发热；湿为黏腻之邪，湿热交蒸，因而汗出而热不退；邪热灼津则口渴，湿蕴于胃则渴不多饮；湿热交阻，气行不畅而为胸痞呕恶、心中烦闷；湿热下迫大肠则大便溏泄，累及膀胱则溲赤；舌苔黄滑腻、脉滑数，均为湿热俱盛的征象。

治疗法则：健脾和胃，化湿清热。

主要方药：王氏连朴饮。取黄连苦寒坚阴，清热化湿；厚朴、半夏燥湿健脾，降逆和胃；石菖蒲芳香化浊，宣窍通阳；栀子、淡豆豉透达郁热；芦根清热利湿，且能生津止渴。若湿热盛者，亦可加黄芩、滑石增强清热利湿作用。如湿热郁蒸肌肤，身发白痦者，可加薏苡仁、竹叶以渗湿透热；湿热酿痰，蒙蔽心包，身热不退，神识昏蒙，时或谵语，可配用菖蒲郁金汤清热利湿，豁痰开窍。

（3）热重于湿

临床表现：高热不退，面赤气粗，口渴欲饮水，身重脘痞。苔黄微腻，脉象滑数。

病机分析：本证为阳明热盛，太阴兼湿之候。由于湿邪化热，阳明热盛，故高热不退、面赤气粗、口渴欲饮水；湿蕴太阴，脾运不振，因而身重脘痞；苔黄微腻，脉象滑数亦为热重于湿的征象。

治疗法则：清热护胃，化湿和脾。

主要方药：白虎加苍术汤。取白虎汤清阳明之热以护胃津，苍术燥太阴之湿以运脾气。若热郁化火，心烦不安，可加黄连、黄芩等苦寒泻火、清热坚阴之品。

（4）湿热变证

①湿邪化燥，大便下血

临床表现：肌肤灼热，烦躁不安，便下鲜血。舌质红绛。

病机分析：湿热化燥化火，燥火深入营血，故肌肤灼热、烦躁不安；邪热灼伤阴络，血渗肠中，因而大便下血；舌质红绛，亦为营血热盛的现象。

治疗法则：清胃泻火，凉血止血。

主要方药：加味犀角地黄汤。取黄连、黄芩清胃泻火，既能坚阴，又能泄营血之热；犀角清热凉血，并能解毒；赤芍、牡丹皮泄热散瘀；白芍、生地黄滋阴养胃，清热凉血；地榆、侧柏叶、紫珠草、茜草、白及止血祛瘀。

②便血过多，阳气欲脱

临床表现：便血不止，面色苍白，汗出肢冷。舌淡无华，脉象微细。

病机分析：此证多由上述证候发展而来。由于大便出血过多，气随血脱，故出血不止、面色苍白、汗出肢冷；气血将脱，无以荣舌充脉，因而舌质淡、脉微细。

治疗法则：益气摄血，固脱救急。

主要方药：独参汤。人参除大补脾胃元气外，还能补益其他脏腑之气。所用一味人参者，取其力专效宏。若气脱挽回，但脾胃仍属虚寒，营血亏损未复，可用黄土汤温补脾阳、安络止血。

③湿胜阳微，水气外溢

临床表现：形寒神疲，心悸头晕，面浮肢肿，小便短少。舌淡苔白，脉象沉细。

病机分析：湿邪留恋日久，阳气受伤，见于湿温的后期阶段。由于湿伤阳气，阳虚不能温煦肌腠，故形寒怕冷；心脾阳虚，气血乏源，神失安宁，因而心悸怔忡、神疲乏力；脾肾阳衰，不能温化水气，而为小便短少、面浮肢肿；水湿内停，清阳不升，故头目眩晕；舌淡苔白、脉象沉细均为湿胜阳微的征象。

治疗法则：温阳利水。

主要方药：真武汤加红参。取红参（证势轻者可用党参）、白术补气健脾；茯苓和脾利水；生姜温散水气；附子温阳散寒，白芍敛阴和营，两药配合，能入阴破结、敛阴和阳。

附：病案举例

1. 湿重于热

仉某，31岁，1976年7月11日初诊。病起1周，身热不退，热势不高，体温37.8～38℃，曾于某医院诊断为副伤寒，予合霉素等药未见明显效果。诊时身热不扬，体温38.1℃，微恶寒，少汗，头痛胀重，身重肢倦，胸脘痞闷。舌苔白腻，脉象濡缓。血检：白细胞4400/mm³，中性粒细胞70%，淋巴细胞30%。此属湿温，湿重于热，内外合邪，卫阳被遏，中焦气机不畅。治以宣化湿邪，调和脾气。

处方：广藿香、川朴花各8g，白蔻仁5g，淡豆豉20g，制半夏、赤苓、猪苓、白杏仁各10g，生薏苡仁12g，老滑石30g，生甘草3g。

3剂后，恶寒、头痛已除，身热稍退，体温37.7℃，胸脘痞闷、身重肢倦均有减轻。舌苔薄黄腻、脉濡带数，乃为肌表之湿热渐化，但里邪去之不多。治以清化湿热，调和中气。

处方：黄连8g，酒炒黄芩、淡竹叶各12g，川朴花6g，白杏仁、制半夏各10g，生薏苡仁、淡豆豉各15g，白通草、白蔻仁各5g，老滑石、鲜芦根各30g。

又5剂后，身热退净，体温37℃，诸症近除，舌苔薄净，脉小滑。此为湿热之邪虽去，但脾胃之气必然有所受伤，以参苓白术散健脾益胃。

2. 湿热并重

叶某，男，40岁，1975年8月2日初诊。形寒发热4天，继而但热不寒5天，经某医院检查为伤寒，予氯霉素等治疗，身热时低时高。诊时发热有汗，体温38.6℃，口渴欲饮水，心中烦闷，胃脘痞满，小便短赤。舌苔黄腻，脉象滑数。血检：白细胞4600/mm³，中性粒细胞68%，淋巴细胞32%。证属湿热俱盛，且有热从火化，湿从燥化之虞。治以化湿和脾，清热护胃。

处方：炒黄连8g，制川朴、姜半夏、干菖蒲各6g，清水豆卷15g，炒栀子、酒炒黄芩各12g，大腹皮、淡竹茹各10g，鲜芦根、老滑石各30g。

2剂后，身热略减，体温33℃。口渴、心中烦闷、胃脘痞满均轻减，唯小便仍赤，大便三日不解。舌苔黄腻，脉象沉数。乃为湿热有得化之机，但腑实未通。治宜清化湿热，兼通腑气。

处方：炒黄连、制大黄、炒枳实各 10g，酒炒黄芩、大腹皮各 12g，老滑石、鲜芦根各 30g，天花粉 15g，陈青蒿、佩兰各 8g。

服 3 剂后身热减退，大便已通，余症均缓。舌苔薄黄，脉象小滑带数。此为湿热渐化，但湿为黏腻之邪，易入难出，仍以清热化湿治之。

处方：炒黄连 8g，酒炒黄芩、炒栀子各 12g，川石斛、陈青蒿、佩兰各 10g，生薏苡仁 15g，白通草 5g，鲜芦根 30g，老滑石 20g。5 剂。

身热退净，食欲已启，二便自调。舌苔薄净，脉象小滑少力，神疲体倦，邪去则正亦衰。原方去黄连、黄芩、栀子、滑石；加太子参、炒山药各 10g，陈皮 6g，白茯苓 12g，5 剂。

五、秋燥

秋燥为秋季外感热病，系感受秋令燥热病邪所引起，初期常见咽干鼻燥、咳嗽少痰、皮肤干燥等症状。秋燥有温燥与凉燥之分：如秋天气候偏热，久晴无雨，感之者多为温燥；秋深初凉，西风肃杀，感之者多为凉燥，亦称为风燥。本病因燥邪所致，故津液不足为其特征。肺卫之邪不解，则化热传里，其津伤更为明显。如燥邪在肺者，易成肺燥阴伤，传入阳明胃肠，则成肠燥便秘或阴虚腑实之证。

本病的治疗，以《素问·至真要大论》"燥者润之"为原则。然而，秋燥属外感燥邪为病，初起常见表证，故宜润燥之中兼顾解表。同时，前人认为治燥不同于治火，"治火可用苦寒，治燥必用甘寒；火郁可以发，燥胜必用润；火可以直折，燥必用濡养"，这对秋燥的治疗颇有实用意义。

本病从脾胃论治，以护养胃阴为重点，胃阴充足，津液上承于肺，既可滋养肺阴，又可蒸津于外，使邪从表而解。此外，胃阴充盈，可润濡大肠，以导燥热之邪下行。但病之初期，亦不能过用滋养胃阴之品，必须配用辛凉解表药以解散肌表之邪。

1. 邪在肺卫

临床表现：发热微恶风寒，头痛少汗，咳嗽少痰，喉干鼻燥，口渴。舌红苔白，脉象浮数。

病机分析：温燥初期阶段，由于燥热之邪侵袭卫表，故发热微恶寒、头痛少汗；燥邪犯肺，肺津受伤，因而咳嗽少痰、喉干鼻燥；燥热伤肺，累及于胃而为口渴；其舌红、脉象数为燥热犯肺之征，脉浮、苔白为燥邪袭表之象。

治疗法则：辛凉甘润，养胃清肺。

主要方药：加味桑杏汤。桑叶、豆豉宣透卫表燥热；沙参、玄参、芦根、带皮梨子养胃润肺；杏仁、象贝通降肺气，止咳化痰；栀子清泄肺热。

2. 燥热伤肺

临床表现：身热，干咳无痰，气逆而喘，喉干鼻燥，胸闷胁痛，心烦口渴。舌尖边红赤，苔薄白而干，脉象滑数。

病机分析：本证型多见于燥热化火，伤及肺阴的阶段。由于燥热灼肺，气失清肃，故身热、干咳无痰、气逆而喘；肺气壅滞，胸络不舒，因而胸闷胁痛；心肺同居膈上，肺热累及于心，而为心烦；肺热传胃，胃津灼伤，因而口渴欲饮水；喉鼻为肺之通道，肺燥津伤，故喉干鼻燥；舌尖边红赤、苔白而干、脉象滑数均为肺热津伤的表现。

治疗法则：滋养胃阴，润肺清热。

主要方药：清燥救肺汤加鲜石斛、鲜芦根。取麦冬、石斛、芦根滋养胃阴以润肺金；石膏清泄肺胃燥热；人参、甘草益气生津；阿胶、麻仁滋阴润燥；桑叶、杏仁、枇杷叶宣肺止咳。如肺燥伤络，痰中带血，可加白茅根、生地黄滋阴凉血。

3. 肺胃阴伤

临床表现：身热不甚，干咳不已，口干唇燥。舌光红，脉细数。

病机分析：燥热之邪渐去，肺胃阴液受伤未复。外邪渐衰，阴液亏耗不复，故身热不甚、口干唇燥；肺阴损伤，清肃之令失司，因而干咳不已；阴液不足，虚火内生，而为舌光红、脉细数。

治疗法则：甘寒滋润，养胃益肺。

主要方药：沙参麦冬汤加鲜石斛、蜂蜜。取沙参、麦冬、玉竹、天花粉、石斛滋胃养肺，蜂蜜益胃润肺；生扁豆、生甘草甘缓和中；桑叶清宣燥热。若津伤口渴甚者，可配用五汁饮，增强生津养液，润燥止渴之功。

4. 肺热肠燥

临床表现：咳嗽不爽，胸膈痞闷，腹胀便秘。舌苔灰干，脉沉滑带数。

病机分析：表邪已解，肺热下迫大肠。肺热灼津为痰，肺气失于清肃，故咳嗽不爽、胸膈痞闷；肺热下迫大肠，热灼肠中津液，因而腹胀便秘；舌苔灰干、脉沉滑带数，均为肺热肠燥的现象。

治疗法则：滋养胃阴，上以濡肺，下以润肠。

主要方药：增液承气汤加橘皮、杏仁、瓜蒌仁。取增液承气汤滋阴通便；橘皮、杏仁、瓜蒌通降肺气，化痰止咳。

附：病案举例

1. 邪在肺卫

冯某，女，21岁，1977年8月26日初诊。发热微恶风寒1天；兼有头痛少汗，咽喉干燥疼痛，鼻干且有少量衄血，咳嗽少痰，口渴。舌尖红，苔薄白，脉浮数，右脉较大。体温38.8℃。血检：白细胞13200/mm³，中性粒细胞88%，淋巴细胞12%。病属秋燥，邪袭肺卫，卫表失疏，肺气不宣，燥热郁阻。治以辛凉甘润，养胃清肺。

处方：冬桑叶、淡豆豉各12g，北沙参、杏仁、象贝母、炒栀子各10g，鲜芦根40g，白茅根30g，天花粉15g，带皮梨子（切碎）1个。

2剂后，微微汗出，恶风寒随汗而罢，身热减退，体温37.5℃，喉痛、衄血已除，口渴、干咳减轻。舌红转淡，脉滑带数。病去减其制，原方略作加减。

处方：蜜炙桑叶、北沙参、玄参、天花粉、杏仁、象贝母、炒栀子各10g，鲜芦根30g，带皮梨子（切碎）1个，生甘草5g。

又3剂后，身热退净，余症近除，苔净脉静，前方去栀子、玄参，再服3剂，痊愈。

2. 燥热伤肺

黄某，男，38岁，1976午9月4日初诊。初起头痛身热，咳嗽少痰5天，昨日起加重，身热增高，体温39.8℃，干咳无痰，气逆而喘，心烦口渴，喉干鼻燥，胸胁引痛。舌尖边红，苔薄白干燥，脉右手浮数、左手弦数。血检：白细胞17400/mm³，中性粒细胞90％，淋巴细胞10％；胸部X线为两肺纹理增粗。病属秋燥，燥邪化火，耗伤肺阴。治宜滋养胃阴，润肺清热。

处方：生麦冬、鲜石斛、北沙参各20g，鲜芦根50g，生石膏（打碎先煎）40g，冬桑叶、杏仁、阿胶珠各10g，炙枇杷叶、地骨皮各12g，炙桑皮15g，生甘草5g。

2剂后，身热减轻，余症好转，舌红，苔薄黄少津，脉数无力。仍从原法。

处方：生麦冬、鲜石斛各20g，生石膏（打碎先煎）、鲜芦根各30g，生晒参（另炖分冲）5g，蜜炙桑叶、杏仁、阿胶珠各10g，生甘草6g，炙桑皮、地骨皮、炙枇杷叶各12g。

3剂后，体温37.4℃，胸胁引痛已除。舌淡，苔微中光，脉来去平和。

处方：生麦冬、鲜石斛各15g，生晒参（另炖分冲）、生甘草各5g，冰糖炒石膏、蜂蜜（分冲）各20g，肥玉竹、炙枇杷叶、阿胶珠、杏仁各10g。

4剂后，诸症悉平。原方生晒参易北沙参，余药用量酌减，服5剂善后。

第二节　内伤杂病

一、咳嗽

咳嗽为肺系疾患主要病证之一，有感受外邪为病者，亦有内伤脏腑而病者。所以有风寒咳嗽、风热咳嗽、暑湿咳嗽、燥热咳嗽、湿痰着肺咳嗽、肝火犯肺咳嗽、肺阴不足咳嗽、肺气虚咳嗽等多种证候类型。前四种属于外感咳嗽，后四种则属内伤咳嗽。

外感咳嗽，或因风寒，或因风热，或因暑湿，或因燥邪侵袭肺卫。肺合皮毛，口鼻为肺之窍，邪从皮毛入肺或从口鼻而入，肺气失于宣通，故临床常见恶寒发热之表证与咳嗽同时并见。内伤咳嗽较为复杂，如湿痰着肺咳嗽，因脾虚生湿聚痰上犯于肺，肝火犯肺咳嗽，由肝气久郁化火，气火上乘于肺。此外，肺自身或阴虚或气虚均可引起咳嗽。

在治疗上，外感咳嗽常用疏散风寒，宣肺止咳；或疏风清热，宣肺止咳；或祛暑渗湿，宣肺化痰；或清热润燥，化痰止咳。内伤咳嗽常用化湿健脾，理肺祛痰；或清肝泻火，润肺止咳；或滋养肺阴，止咳化痰；或补益肺气，化痰止咳。

如果运用一般辨证治疗后，效果不显著者，可以采用脾胃论治。脾胃为气血、津液生化之源，又为气机升降之枢纽。因此，从脾胃论治包括生化气血、津液和调节气机等诸多方面。外感咳嗽，直接治肺即能收效，或适当借助脾胃之气机升降，促使肺气宣通肃降，以止咳嗽。内伤咳嗽从脾胃论治，临床较为常用，掌握得法，往往有桴鼓之效。现就内伤咳嗽论治如下。

1. 湿痰着肺

临床表现：咳嗽多痰，痰白而黏，胸脘痞闷，不思饮食，大便溏薄。舌质淡，苔白腻，脉象缓滑。

病机分析：因脾虚生湿，湿聚为痰，痰湿上贮于肺。脾虚生湿痰，湿痰上犯于肺，肃降之职失常，故咳嗽多痰、痰白而黏；湿痰内阻，气机不畅，肺气失利则胸闷，胃气不和则脘痞；脾胃虚弱，纳运失健，胃虚则不思饮食，脾弱则大便溏薄；舌苔白腻、脉象缓滑，均为痰湿内阻的外候。

治疗法则：健脾化湿，佐以理肺祛痰。

主要方药：二陈平胃散。取苍术、茯苓、甘草健脾化湿；配用半夏、陈皮、厚朴化痰理肺，调气和中。诸药相合以健脾化湿治其本，理肺祛痰疗其标，标本同施，重在治本。

2. 肝火犯肺

临床表现：咳嗽气逆，或气逆作咳，痰稠难以咯出，咳时面红，咽喉干燥，烦躁易怒。舌尖边红，苔薄黄而干，脉弦数。

病机分析：此证候又称木火刑金，由肝郁化火、肝火犯肺、火灼肺津为痰所致。肝火犯肺，肺失肃降，故咳嗽气逆，或气逆作咳、痰稠难以咯出；肝经气火旺盛，咳时火随气升，因而出现面红；火灼肺津，气道失于润养，因而咽喉干燥；心肺同居膈上，肝火犯肺，累及心神，因而烦躁易怒；舌尖边红、苔薄黄干、脉象弦数，俱属肝火亢盛，肺津受伤的征象。

治疗法则：滋养胃阴以资肝肺之阴。

主要方药：益胃汤加鲜石斛、天花粉、生赭石、川贝母。取沙参、麦冬、玉竹、石斛、天花粉、冰糖滋养胃阴以治其本。赭石平降逆气，既能降胃气，又能镇肝阳；川贝母止咳化痰，又有降气之功，斯为治标而设。若肝气仍未畅者，可加木蝴蝶疏肝理气，肃肺止咳。

3. 肺阴不足

临床表现：咳呛无痰或少痰，痰中带血或咯血，咽喉干燥或失音。舌干而光，脉细数。

病机分析：阴虚阳旺，肺阴不足或热病之后，肺阴亏损。肺阴亏耗，清肃之职失司，故咳呛无痰，或咳嗽少痰；阴虚火旺，火灼肺络，因而痰中带血或咯血；咽喉为肺之通道，音门为肺所主，肺阴不足，不能润养气道、音门，而为咽喉干燥、音嘶不扬；肺阴亏损，阴液无以上承于舌，则舌干而光；虚火内扰于脉，则脉细数。

治疗法则：滋养胃阴以资肺阴。

主要方药：益胃汤合琼玉膏。取益胃汤滋养胃阴。胃阴不足，常易伤及脾胃之气，脾胃气虚，阴液难以化生，故以琼玉膏中之人参、茯苓益气补脾；生地黄、白蜜既能养胃阴，又能润肺金。合而以滋养胃阴兼顾脾胃之气为本，润肺安络为标。

4. 肺气虚弱

临床表现：咳嗽日久，咯痰稀薄，面色㿠白，神疲乏力，少气懒言，自汗，易患感冒。舌质淡嫩，脉虚软。

病机分析：本证候多因素体不足，肺气虚弱；或痰湿内阻，损伤肺气所致。肺气亏弱，气无所主，肃降之职失司，故咳嗽日久不愈、咯痰稀薄；气虚则血亦虚，内不能滋养脏腑，外不能荣色充脉，因而神疲乏力、少气懒言、面色㿠白、舌质淡嫩、脉象虚软；肺气不足，卫外不固，腠理失密，而为自汗、易患感冒。

治疗法则：补益脾气以资肺气。

主要方药：六君子汤。取党参、白术、茯苓、甘草补益脾气，治其本；陈皮、半夏化湿祛痰，治其标；生姜、红枣调和脾胃。若气虚甚者，可加黄芪以增加补气之功。

附：病案举例

1. 湿痰着肺

沈某，男，46岁，1977年6月27日初诊。咳嗽两个月，曾服中成药半夏露、复方枇杷叶膏和桑菊饮、止嗽散等，无明显疗效。诊时咳嗽痰多，色白而黏，胸脘痞闷，食后腹胀或恶心，食欲减退，大便不实，舌苔白腻，脉缓滑。此为脾胃运化不健，湿邪内蕴，湿聚酿痰，痰阻于肺。治当健脾化湿，佐以理肺。

处方：制苍术、炒白术、制厚朴、旋覆花（包煎）、陈皮各10g，生半夏、白茯苓各15g，炙甘草、白桔梗各5g，生姜3片，红枣6枚。

5剂后胸脘痞闷、食后腹胀已减，咳嗽见稀，咯痰已爽，食欲好转，原方略作增损。

处方：炒白术、炒党参、制厚朴、旋覆花（包煎）、陈皮各 10g，生半夏、白茯苓各 15g，炙甘草、白桔梗各 5g，生姜 2 片，红枣 6 枚。

5 剂。咳嗽止，大便已实，舌苔薄净，脉象小缓。此乃湿痰虽化，唯脾胃之气欠健，改用香砂六君子丸，每日 3 次，每次 6g，连服半个月，以巩固疗效。

2.肝火犯肺

邵某，男，58 岁，1977 年 9 月 20 日初诊。昔有慢性支气管炎，近半年来咳嗽增剧，烦躁易怒。诊时咳嗽气逆，咯痰不爽，咳作面颊绯红，咽喉干燥。舌尖边红，苔薄黄中干少津，脉弦数。证属肝郁化火犯肺，火灼津液为痰，清肃之令失司。治以滋养胃阴，清肝润肺。

处方：北沙参、生麦冬、肥玉竹、鲜石斛、天花粉各 15g，生赭石（先煎）、炼蜂蜜（分冲）各 30g，川贝母（研分吞）6g，生甘草 4.5g，炙枇杷叶 12g。

5 剂后，咳嗽大减，余症轻减，舌淡红中微光，脉弦滑带数，仍以原方加减。

处方：北沙参、生麦冬、肥玉竹、鲜石斛、天花粉各 12g，生赭石（先煎）30g，川贝母（研分吞）、生甘草各 4.5g，木蝴蝶 6g，炙枇杷叶 10g，炒谷芽 15g。

又 7 剂后，诸症近除，食欲如常，二便自调，舌淡红，苔薄净，脉小滑。此为肝火已清，肺阴得复，痰热消除。拟简易方代茶服调理：川石斛、北沙参各 15g，冰糖 20g。10 剂。

二、哮喘

哮与喘虽属两种病证，但病位均以肺系为主，故合并一起讨论。

哮证是一种发作性痰鸣气喘疾患，以呼吸急促、喉间哮鸣为特征；而喘证以呼吸急促，甚至张口抬肩，鼻翼扇动为特征。诚如《医学正传·哮喘》所说："哮以声响名，喘以气息言。"两者在病因病机上亦有所不同，哮证多数病有宿根，为经常发作性的疾病；喘证则多并发于各种急慢性疾病中。哮必兼喘，而喘未必兼哮，所以在具体辨证论治中又有区别。

哮证发作期：冷哮宜用温肺散寒，豁痰平哮；热哮宜用清肺化痰，降逆止哮。缓解期：肺虚宜用补肺固卫；脾虚宜用健脾化痰；肾虚宜用补肾纳气。

喘证实喘：风寒袭肺，宜用疏风散寒、宣肺平喘；风热犯肺，宜用疏风清热、宣肺平喘；痰浊阻肺，宜用祛痰利肺平喘。虚喘：肺虚宜用补肺定喘；肾虚宜用补肾纳气。

哮与喘在应用上述的一般辨证治疗后效果不佳者，可从脾胃论治。

哮与喘的发生，不论实证或虚证均与气机升降失常有关。脾胃为气机升降之枢纽，如脾胃健旺，可协调其他脏腑恢复气机正常升降；再者，脾胃运化如常，则湿邪无所聚，痰浊无所成。此外，脾胃为后天之本，无论肺虚、肾虚，咸宜调补脾胃以治其虚。

哮证发作期多从胃治，胃气顺降，肺气亦随之肃降；缓解期，多从脾治，脾气健旺，既能化生气血以培本，又能杜绝聚湿酿痰以除病根。

喘证除实喘痰浊阻肺外，多从胃治，胃气下行，肺气亦随之肃降；虚喘多从脾胃论治，借脾胃升清降浊，化生气液，既可调和气机，又可补虚。

1. 寒痰伏肺（哮证）

临床表现：呼吸急促，喉中有哮鸣音，咳痰色白而黏或稀薄多沫，胸膈满闷，面晦带青。舌苔白滑，脉浮紧。或兼头痛无汗，恶寒发热等表证。

病机分析：哮证冷哮发作期，为寒痰伏肺，由外感等因素诱发为患。宿痰留伏于肺，随感辄发，痰壅气逆，气道被阻，因而呼吸急促、喉中有哮鸣音；寒痰伏肺与新感之邪相搏，肺气失于通降，故咳嗽痰白而黏或稀薄多沫；肺居胸中，寒痰内阻，气机不畅，而为胸膈满闷；肺气阻滞，血行不畅，故面晦带青；外有表寒，内伏痰浊，因而舌苔白滑、脉象浮紧。

治疗法则：平降胃气以导肺气下行。

主要方药：旋覆代赭汤。取旋覆花、赭石平降胃气，以导肺气肃降；半夏、生姜降逆化痰，以散结气；党参、甘草、红枣补益中气，以顾其本；同时红枣与生姜配伍，既可调和脾胃，又可和调营卫。若痰涎尚多者，可适加苏子、白芥子降气化痰。

2. 热痰阻肺（哮证）

临床表现：呼吸急促，喉中有哮鸣声，胸高气粗，咳呛频作，痰黄胶黏，咯吐不利，烦闷不安，面赤自汗，口渴喜饮。舌红苔黄，脉滑数。或兼头痛，发热，微恶风寒等表证。

病机分析：哮证热哮发作期由脾胃积热生痰，或平素阳盛，病后阴虚，热灼津液为痰，留伏于肺，再感外邪诱发为患。痰热阻肺，与气相搏，壅塞气道，故呼吸急促、喉中有哮鸣声、胸高气粗；痰热着肺，清肃之令失司，因而咳呛频作、痰黄胶黏、咯吐不利；心肺同居膈上，肺热累及于心，而为烦闷不安、面赤舌红；肺热炽盛，损及胃津，故口渴喜饮；舌苔黄、脉滑数亦为痰热内盛的现象。

治疗法则：清胃降气以引肺气下行。

主要方药：益胃汤加赭石、竹茹、竹沥、半夏、橘皮、制僵蚕、滚痰丸（分吞）。取沙参、麦冬、玉竹、生地黄、冰糖养胃清热；赭石、竹茹降逆和胃；半夏、橘皮祛痰理气，宽中降逆；僵蚕祛痰息风，以畅通气道；滚痰丸降火逐痰，使肺经痰热从胃肠下行。

3. 肺气虚弱（哮证）

临床表现：哮喘平后，神疲气短，动辄自汗，畏寒，易患感冒。舌淡苔白，脉象虚弱。

病机分析：哮证缓解期，肺气不足，气无所主，故神疲气短；肺虚卫表不固，腠理不密，因而动辄自汗、畏寒、易患感冒；舌淡苔白、脉象虚弱亦为肺气不足的征象。

治疗法则：补益脾气，以资肺气。

主要方药：六神散。取四君子汤补益脾气；配黄芪、扁豆、生姜、红枣增强补益脾气作用。兼有痰湿者，宜六君子汤健脾益气，化湿祛痰。

4. 肾气（阴）不足（哮证）

临床表现：哮喘平后，动辄短气息促，怯寒神疲，腰膝酸软无力，舌淡，脉弱；或手足心热，盗汗，口干，咽喉干燥，舌光红，脉细数。

病机分析：哮证缓解期，肾气不足，纳气无力，故动辄短气息促；肾中阳气虚衰，无以温煦于外，因而怯寒神疲；腰为肾之府，肾主骨，肾虚不能强府坚骨，而为腰膝酸软无力；舌淡脉弱亦属肾中阳气不足之征。若肾阴不足，虚火内动，则为手足心热、盗汗、口干咽燥、舌光红、脉细数。

治疗法则：肾阳虚温脾以暖肾，肾阴虚滋养胃阴以补肾阴。

主要方药：肾阳虚用附子理中丸。取人参、白术、甘草补益脾气；干姜、附子温阳散寒。五味相合，以奏温脾以暖肾之功。肾阴虚用益胃汤加石斛、天冬、赭石。取沙参、二冬、玉竹、冰糖滋养胃阴；生地黄滋阴退热；赭石降气和胃，兼能潜阳。

此外，哮证平后，若脾气虚者，当直接补脾，方用六君子汤（有关脾病辨证，详见第四章脾胃病的辨证）。

5. 风寒袭肺（喘证）

临床表现：喘急胸闷，兼有咳嗽，痰白而稀，或恶寒头痛。舌苔薄白，脉浮紧。

病机分析：因风寒客于肺卫，肺气壅阻。风寒之邪由表入肺，肺气壅阻，故喘急；胸为肺之外廓，肺气不利，而为胸闷；寒痰阻肺，肺气失宣，因而咳嗽痰白而稀；寒邪束表，卫阳被遏，故恶寒头痛；舌苔薄白，脉象浮紧，亦属风寒客于肺卫的征象。

治疗法则：和胃降气以助解肌表、降肺气。

主要方药：桂枝汤加赭石、旋覆花、半夏。取桂枝汤解肌发表，调和中焦，蒸腾胃津；赭石、旋覆花、半夏和胃降逆，引肺气下行。亦可适加苏子、陈皮宽中降气。

6. 风热犯肺（喘证）

临床表现：喘促气急，甚则鼻翼扇动，兼有咳嗽，痰稠色黄，或有胸痛，烦闷口渴，身热，恶风，汗出。舌苔黄，脉浮数。

病机分析：风热外邪犯肺，或肺有伏火，复感新邪，肺气壅阻。风热袭肺，热盛气壅，故喘促气急；鼻为肺之外窍，痰热壅阻于肺，窍道不利，而为鼻翼扇动；痰热阻肺，清肃之令失常，因而咳嗽、痰稠色黄；胸为肺之外廓，肺热痰阻，胸络不舒，气机不畅，故胸痛烦闷；痰热炽盛，肺热传胃，胃津损伤，因而口渴；里热虽盛，但表邪未罢，因而身热、恶风、汗出；舌苔黄、脉浮数均为风热壅阻肺卫的现象。

治疗法则：清胃降气以引肺气下行。

主要方药：白虎汤加赭石、旋覆花、竹茹、芦根。取白虎汤清胃生津，胃津上升，以制肺热；竹茹、芦根既能增强白虎汤清胃生津之功，又能清肺泄热；赭石、旋覆花和胃降气，以导肺气下行，则喘促气急自平。

7. 痰浊阻肺（喘证）

临床表现：喘咳痰多黏腻，不易咯出，胸闷脘痞，恶心，纳呆。苔白腻，脉滑。

病机分析：饮食不节，脾运失健；或素体痰湿偏盛，痰浊上贮于肺，肺气壅阻。痰浊阻肺，通降失职，故喘咳痰多黏腻、不易咯出；痰浊内阻，上犯于肺则胸闷，留伏中焦则脘痞、恶心、纳呆；苔白腻、脉滑亦为痰浊内停的征象。

治疗法则：健脾化湿、和胃降气以引肺气下行肃降。

主要方药：二陈平胃汤加旋覆花、赭石、莱菔子。取苍术、茯苓、甘草健脾化湿，湿去则痰无所生，浊无所成；半夏、厚朴、莱菔子化痰蠲浊，消食和中；旋覆花、赭石和胃降气，兼能祛痰。

8. 肺气阴两虚（喘证）

临床表现：喘促气短，咳声低弱，语言无力，自汗畏风，咽喉干燥。舌淡红，脉小弱。

病机分析：久咳伤肺，肺中气阴受伤。肺主气，肺虚则气无所主，故喘促气短、咳声低弱、语言无力；肺合皮毛，肺气虚弱，卫外不固，因而自汗畏风；肺阴不足，无以润养气道，而为咽喉干燥。其舌淡红、脉小弱亦属气阴两虚之外候。

治疗法则：养胃益脾，资生肺金。

主要方药：益胃汤合六神散加赭石。取麦冬、北沙参、玉竹滋养胃阴；配人参、黄芪、白术、扁豆补益脾气，气阴得补，肺虚得复，其喘自除。赭石和胃降气，导肺气以归肃降。

9. 肾气不足（喘证）

临床表现：呼吸喘促，呼多吸少，动辄更剧，形瘦神惫，肢冷汗出，面色黧黑。舌多紫黑，脉沉细。

病机分析：久病损及于肾；或素体虚弱，肾气不足，纳气无力。肾气虚弱，下元摄纳无权，故呼吸喘促、呼多吸少、动辄更剧；肾中精气不足，诸脏失养，因而形瘦神惫；元阳亏虚，不能温煦于外，故肢冷；阳虚卫外不固，而为汗出；面色黧黑、舌质紫黑、脉沉细均为肾中元阴元阳亏衰，不能荣色充脉的现象。

治疗法则：和胃降逆、温脾振阳以助肾主纳气。

主要方药：旋覆代赭汤合附子理中丸。取旋覆代赭汤和胃降逆，引逆气下行；附子理中丸温脾散寒，振奋中阳，中阳充足可助肾主纳气。

附：病案举例

1. 哮证（寒痰伏肺）

邱某，男，54 岁，1976 年 10 月 17 日初诊。素有哮喘，近 2 个月来，发作甚频，曾先后服射干麻黄汤、小青龙汤等无明显效果。发作时呼吸急促，喉中哮鸣，咯痰色白清稀多沫，胸膈满闷，面色带青，发作后神疲乏力，食欲减退。诊时口不渴，恶心或呕吐清涎，舌苔白滑，脉象弦滑。病属哮证，寒痰伏肺，肺气失去通降。治以和胃降逆，导肺气下行。

处方：旋覆花（包煎）12g，煅赭石 45g，制半夏 30g，炒党参 15g，炙甘草 9g，苏子、陈皮、制川朴各 12g，红枣 6 枚，生姜 4 片。

5 剂后，恶心或呕吐清涎即除，食欲见启，精神好转，哮证未作，原方加炒白术 12g。

7 剂后，诸症悉除，近如常人，能参加轻便劳动，舌淡脉缓。此为肺中寒痰得化，气机已畅，原方减量续服 15 剂以巩固疗效，随访 1 年未见复发。

2. 喘证（肺气阴虚）

徐某，男，48 岁，1975 年 3 月 17 日初诊。呼吸喘促，咳嗽少痰已半载，曾服补肺汤、生脉散等方，疗效不佳。诊时喘促气短，咳声低弱，语言无力，自汗，咽喉干燥，神疲乏力，舌淡红中微光，脉象小弱无神。病属喘证，肺中气阴两伤，肃降之职失常。治拟养胃益脾，以资助肺中气阴。

处方：北沙参、生麦冬、炒玉竹、炒生地黄各 12g，红参须（另炖）6g，炙黄芪 24g，土炒白术、炒扁豆各 12g，炙甘草 6g，煅赭石 30g，生姜 2 片，红枣 6 枚。

5 剂后，喘促明显好转，咯痰已爽，咽喉干燥近除，余症均减，原方红参须改用炒党参 15g。

7 剂。喘促咳嗽已衰其八，自汗得止，精神振作，脉近正常，原方用量酌减，续服 7 剂善后。

三、肺痨

肺痨，又称痨瘵，是一种具有传染性的慢性虚弱疾患，以形体消瘦、咳嗽咯血、潮热盗汗为特征。病变部位虽在肺脏，但亦可累及其他脏腑。临床以阴虚为多见，但在病变过程中常表现阴虚火旺、气阴亏耗、阴阳两虚等证候类型。

本病的一般治疗，首当补虚，参以杀虫。临床常以百部、黄连、大蒜之类以杀痨虫。补虚又根据阴虚火旺、气阴亏耗、阴阳两虚之不同，与之应用滋阴降火、益气养阴和调补阴阳之法。

本病应用一般的辨证治疗后效果不显著者，可从脾胃论治。补益脾胃气阴和调和气机升降，对肺痨有促进好转或痊愈作用，即培土以生金。肺阴不足多从胃论治，肺气虚弱则从脾论治。肺气上逆者，以降胃气为主，胃气下降则肺气亦随之下行。

1. 阴虚火旺

临床表现：咳呛少痰，或痰中带血，甚则咯血鲜红，胸胁掣痛，两颧绯红，午后潮热，盗汗，咽喉干燥。舌质红，脉细数。

病机分析：素体不足，痨虫蚀肺，肺阴受伤。肺阴亏耗，虚火灼津为痰，清肃之令失常，故咳呛少痰；痰火阻肺，阳络损伤，血行脉外，因而痰中带血、甚则咯血鲜红；胸为肺之外廓，痰火着肺，胸络不舒，而为胸胁掣痛；阴不恋阳，虚热内扰，故颧红、潮热；虚火内动，阴液不能敛藏，而为盗汗；肺阴不足，无以上承，因而咽喉干燥；舌质红、脉细数均为肺阴不足，虚火内扰的征象。

治疗法则：滋养胃阴以资肺阴。

主要方药：益胃汤加石斛、黄连、赭石。取沙参、麦冬、玉竹、生地黄、石斛、冰糖滋养胃阴，胃阴充足，肺阴亦随之而足；黄连既能清胃，又能杀痨虫；赭石降逆和胃。若潮热、盗汗、喉燥甚者，宜用胃阴煎滋养胃阴、清热退蒸。

2. 气阴俱亏

临床表现：咳嗽少痰，痰黏色白，咯血时作，或痰中夹血，潮热，面色㿠白，气短声怯，神疲乏力，饮食减少。舌光红，脉细数无力。

病机分析：肺阴亏损，阴虚及气；或素体阳气不足，痨虫袭肺伤阴。肺为娇脏，职司清肃，肺中气阴亏损，清肃之令失司，故咳嗽少痰、痰黏色白；久咳伤络，肺络损伤，因而咯血或痰中夹血；肺阴不足，虚热内扰而为潮热；肺虚夺母气以自养，病及于脾，脾气不足，故面色㿠白、气短气怯、神疲乏力、饮食减少；舌光红、脉细数无力，亦为气阴两虚的征象。

治疗法则：健脾益胃以资肺中气阴。

主要方药：六神散。取人参、黄芪、甘草补益中气；白术、扁豆、茯苓健脾化湿；生姜、红枣调和脾胃。亦可适加百部、白及等杀痨虫之品。

3. 阴阳两虚

临床表现：咳嗽痰白，喘息气短，咯血常作，或痰中带血，劳热骨蒸，盗汗自汗，梦遗滑精，形体羸弱，憎寒畏风，面浮跗肿，饮食衰少，大便不实。舌淡而光，脉象细微。

病机分析：肺痨日久，阴损及阳，致阴阳两虚为患。肺中气阴不足，清肃失司，故咳嗽痰白；肺络受伤，血不循经，而为咯血常作或痰中带血；肺阴不足，损及肾阴，肺肾阴虚，虚火内扰，因而骨蒸劳热、盗汗、遗精；肺气耗散，气无所主，卫阳不固，而见喘息短气、自汗、憎寒畏风；肺虚损及脾肾，肾虚精关不固则滑精；脾阳虚弱，则面浮跗肿、饮食衰少、大便不实；脾阳亏损，气血生化乏源，因而形体羸弱、大肉尽脱；

舌淡而光、脉象细微为阴阳俱衰的外候。

治疗法则：建中益气以资肺肾。

主要方药：黄芪建中汤。取黄芪、甘草、大枣补中益气；桂枝、生姜温中散寒；芍药、饴糖和中缓急。诸药相合，具有温中补虚、和里缓急之功，使脾胃之气旺盛，阴阳调和，气血得生。亦可配加赭石、旋覆花平降胃气，以助肺肃降。

附：病案举例

1. 阴虚火旺

张某，女，23岁，1970年8月29日初诊。肺结核1年，长期应用异烟肼、对氨基水杨酸（PAS）及链霉素和中药百合固金汤、补肺阿胶汤等中西药治疗，病情未见明显好转，多次X线胸片示肺结核浸润期。诊时咳呛频作，痰中带血，两颧绯红，午后潮热，夜间盗汗，胸胁掣痛，咽喉干燥，形体消瘦，舌质红，苔微光，脉细数。病属痨瘵，肺阴亏耗，虚火内扰。治宜滋养胃阴，以资肺阴。

处方：生天冬、生麦冬各18g，粉沙参、北沙参各12g，鲜石斛、肥玉竹、炒知母、玄参、生地黄各15g，冰糖炒石膏、生赭石各30g，川黄连、胡黄连各6g。

5剂后，颧红、潮热、盗汗、咽喉干燥均见好转，咳呛见稀，痰中带血已止，余症如前，原方续进。

7剂后，盗汗停止，颧红潮热近除，舌红苔净，脉小滑带数，原方知母、玄参改用9g，川黄连、胡黄连改用4.5g。

7剂后，咳呛大减，胸痛减轻，偶尔隐疼，食欲增加，病去减其制，原方去天冬、粉沙参、石膏、玄参，续服7剂。

后又续诊5次，均以原方略作加减，症状基本消失。X线胸片显示病灶已吸收，体重由原84斤增至96斤。

2. 气阴俱亏

丁某，男，56岁，1974年11月7日初诊。肺结核4年，形体消瘦，咳嗽少痰，痰黏色白，近半年常有咯血或痰中带血，午后微有潮热，面色㿠白，气短声怯，神疲体倦，饮食不思，大便溏软，舌光红，脉细数无力。X线胸片示两肺上部结核（浸润期）。病属痨瘵，肺中气阴亏损，伤及于脾。治宜健脾益肺。

处方：炒党参15g，生黄芪24g，炒白术9g，炒扁豆、茯苓、炙百部各12g，羊乳30g，生藕节、炒谷芽各18g，生白及、生鸡内金、炙甘草各6g。

7剂后，精神好转，食欲已启，午后潮热未作，余症如前，原方续进。

15剂后，面色露华，精神振作，咯血已止，咳嗽减轻，大便如常，舌上微有薄苔，脉小滑少力。

处方：生黄芪24g，炒党参、生山药各15g，生扁豆、白茯苓、炙百部各12g，羊乳 30g，生白及、炙甘草、生鸡内金各 6g，炒谷芽 18g。

15 剂。以后又复诊 4 次，均以本方略作增删，症状基本消失，体重由 94 斤增至 101 斤，能参加轻便劳动。

3.阴阳两虚

康某，男，54 岁，1976 年 3 月 16 日初诊。肺结核 9 年，近 1 年来，咳嗽气促增剧，时有咯血或痰中夹血，自汗或盗汗，形神不足，时或劳热骨蒸，时或憎寒畏风，面浮跗肿，饮食衰少，舌淡苔光，脉象沉细。病属痨瘵，肺虚损及脾肾，上中下三焦俱病。三焦咸病者，治之于中，拟建中法。

处方：炙黄芪、金雀根各 30g，炙桂枝、炙甘草各 4.5g，炒白芍 12g，炼蜂蜜（分冲）45g，煅赭石 24g，旋覆花（包煎）9g，生姜 2 片，红枣 10 枚，生鸡内金 6g，炒谷芽 15g。

7 剂后，自汗已止，咳嗽见稀，痰中带血减少，食欲稍启，余症均不同程度轻减，仍以原方续服。

又 10 剂后，劳热骨蒸、憎寒畏风、面浮跗肿近退，面色及精神好转，舌淡少苔，脉象小缓。原方去旋覆花、鸡内金、谷芽，加生白及 6g，15 剂。

以后又复诊 3 次，均以本方略作更改，咳嗽大减，诸症近除，食欲如常，已能上班工作。

四、胸痹

胸痹是以胸部疼痛为主症的疾患。胸属上焦，内藏心肺，故本病的发生与此二脏有密切关系，所以《素问·脏气法时论》说："心病者，胸中痛。"《金匮要略·胸痹心痛短气病脉证治》说："胸痹之病，喘息咳唾，胸背痛，气短。"

胸为清阳所聚，诸阳皆受气于胸中，故称为清旷之区。素体阳气不足，阴邪乘虚而袭阳位，阴寒内盛，痹阻脉络而成胸痹。《金匮要略》说："阳微阴弦，即胸痹而痛，所以然者，责其极虚也。"《类证治裁·胸痹》又说："胸痹胸中阳微不运，久则阴乘阳位而为痹结也。"因此，本篇只限于讨论阴寒、痰浊痹阻胸阳的病证。

本病的一般治疗，多先从标入手，宣痹通阳、散寒化浊以振奋胸中阳气。治本则常以补心阳，益心气为主。

本病经用上述一般的辨证治疗方法后效果不佳者，可从脾胃论治。脾胃之气旺盛，中阳振奋，既能升发清阳至胸，又能降胸中寒邪痰浊。

1.寒邪壅阻

临床表现：胸痛彻背，遇寒痛甚，咳唾喘息。舌苔白腻，脉象沉迟。

病机分析：阳气不足，寒邪侵袭。诸阳受气于胸中而转行于背，阳气不运，复受寒邪，阴寒乘于阳位，气机痹阻，故胸痛彻背、遇寒痛甚；阴寒闭阻，胸阳不布，肺气升降受阻，因而咯唾喘息；舌苔白腻、脉象沉迟均属阳气不振，阴寒内盛的外候。

治疗法则：温中振阳以散胸中寒邪。

主要方药：大建中汤加薤白。方中以蜀椒温中下气，降逆止痛；干姜暖中祛寒，和胃化饮；人参补益脾胃，扶助正气；饴糖建中缓急，并能调和椒、姜燥烈之性；薤白辛温通阳，豁痰下气，且能引诸药至胸中。若喘咳甚者，亦可适加紫苏子、杏仁通降肺气，祛痰止咳。

2. 痰浊壅塞

临床表现：胸痛彻背，气短喘促，咳吐痰沫，不得平卧，上脘痞闷。舌苔滑腻，脉象缓滑。

病机分析：素体痰湿内盛，或饮食不节，损伤脾胃，聚湿生痰，上犯于胸。痰浊上犯，胸阳被遏，故胸痛彻背；痰浊阻肺，通降之职失司，因而气短喘促、咳吐痰沫、不得平卧；阴浊内阻，气机升降失常，而有上脘痞闷；舌苔滑腻、脉象缓滑亦为痰浊壅盛的征象。

治疗法则：健脾化湿、和胃调气以化胸中痰浊。

主要方药：香砂六君子汤加赭石、旋覆花。取人参、白术、茯苓、甘草补脾益气；半夏、陈皮化湿祛痰；砂仁、木香理气和中；赭石、旋覆花降胃气，化痰浊。

附：病案举例

1. 寒邪壅阻

徐某，男，51岁，1975年10月14日初诊。胸痛彻背时缓时剧3个月，遇阴雨痛势加剧，兼有咳唾稀沫，X线胸片示两肺纹理增深，曾服瓜蒌薤白白酒汤、瓜蒌薤白半夏汤、枳实薤白桂枝汤等疗效不佳。诊时胸痛彻背，痛剧时有畏寒、气逆痞满感，舌苔白腻，脉沉缓近迟。病属胸痹，为寒邪壅阻于胸，胸中阳气不能运转。治以温中振阳，中阳旺盛，升腾于胸，使胸之寒邪得散。

处方：蜀椒4.5g，淡干姜、红参（另炖冲）各6g，炼蜂蜜（分冲）30g，老薤白、熟附块各12g，白茯苓18g，炙甘草6g。

3剂后，胸背疼痛已衰其六，咳唾稀沫亦有所减少。原方红参易党参24g；加煅赭石30g，红枣6枚。

又5剂后，胸背疼痛已止，咳唾稀沫近除，畏寒气逆未作，饮食增加，精神振作，舌苔薄净，脉缓有力。再以六君子汤7剂，以巩固疗效。

2. 痰浊壅塞

任某，女，49岁，1976年3月12日初诊。昔有慢性支气管炎，近半年来常有胸背闷痛，咳咯痰沫，胸痛剧时常感恶心、脘痞、不得平卧，曾服瓜蒌薤白半夏汤、苏子降气汤等疗效不明显。诊时胸背闷痛，动辄气短喘促，咯吐痰沫，饮食减少，舌苔滑腻，脉象缓滑。病属胸痹，为肺气素虚，胸阳不振，痰浊壅塞。治从健脾和胃，振奋中阳，中阳充足，胸中痰浊自然得化。

处方：炒潞党参、白茯苓各18g，炒白术12g，姜半夏15g，陈皮、旋覆花（包煎）、广木香各9g，砂仁、炙甘草各6g，煅赭石30g，生姜4片，红枣6枚。

5剂后，胸背闷痛衰半，饮食见启，咯吐痰沫减少，原方续服7剂。

又再诊，胸背闷痛近止，气短喘促渐平，咯吐痰沫明显减少，原方用量酌减，又服7剂。

以后又复诊3次，均以原方稍作加减服用。

五、心悸

心悸是指患者心跳异常，心慌不安而言。临床所见多因情志波动或劳累过度而呈阵发性发作。心悸包括惊悸、怔忡。惊悸多由外因所引起，常以突然惊恐、恼怒而作；怔忡多由内伤而成，外无所惊，自觉心中跳动不宁，稍劳即作。惊悸日久，可发展为怔忡，怔忡又易受外惊所扰而使动悸加重。《医学入门·惊悸怔忡健忘》说："怔忡而惊悸久而成。"惊悸与怔忡关系至密，故合称为心悸。

本病的一般治疗：如阴虚火旺常以滋阴清火，养心安神；气血不足则补气养血，益心安神；心阳虚弱多温补心阳，安神定悸；水饮上犯则振奋心阳，化气行水。

本病经上述一般的辨证治疗后效果不显著者，可从脾胃论治。其中阴虚火旺多从胃治，心阳虚弱多从脾治，气血不足多从脾胃同治，水饮上犯则多从脾治。

1. 阴虚火旺

临床表现：心悸不宁，兼有心烦少寐，头晕目眩，手足心热，口干咽燥。舌质红，脉细数。

病机分析：素体虚弱，肾阴不足；或久病虚损，肾阴耗伤，肾水不能上济心火。心阴不足，心阳偏亢，神失安宁，故心悸不宁、心烦少寐；肾精亏损，肝失濡养，阴虚于下，阳亢于上，因而头晕目眩、口干咽燥；阴液不足，虚热内扰，而为手足心热；舌质红、脉细数均属阴虚火旺的征象。

治疗法则：滋养胃阴以资心肾阴液。

主要方药：胃阴煎。取麦冬、天冬、粉沙参、北沙参、石斛、玉竹滋养胃中阴液；知母、生地黄、玄参、石膏（冰糖炙）既能养胃阴，又能清虚火。若心悸剧者，可加生赭石降胃气，以安心神。

2. 气血不足

临床表现：心悸不宁，动辄加甚，兼有面色少华，倦怠乏力，少寐，健忘，头晕。舌淡红，脉细弱。

病机分析：素质亏弱，心中气血不足；或失血过多，气血虚少，心失濡养；或思虑过度，劳伤心脾，神失安宁。气血不足，心中空虚，故心悸不宁、少寐、健忘；营血亏少，不能上荣头面，因而面色无华、头目眩晕；气血亏损，脏腑失养，肌肉筋脉弛缓无力而为倦怠乏力；心主血脉，舌乃心之苗，心中气血虚少，无以充脉荣舌，故舌淡红、脉细弱。

治疗法则：补益脾胃以化生气血。

主要方药：归脾汤。取人参、白术、黄芪、甘草补脾益气，气足则血亦足，木香和中悦脾；龙眼肉、酸枣仁、远志既能益血，又能引诸药之性至心。

3. 心阳虚弱

临床表现：心中空虚，惕惕而动，兼有面色苍白，气短乏力，怯寒肢冷。舌质淡白，脉沉细无力。

病机分析：大病之后，阳气虚弱，不能温养心神。心阳不足，神不守舍，故心中空虚，惕惕而动；心气虚衰，肺气亦随之不足而为气短乏力；阳气虚弱，不能敷布于外，因而面色苍白、怯寒肢冷；心阳亏损，鼓动无力，不能充盈脉道，荣华于舌，故舌质淡白、脉沉细无力。

治疗法则：建中补脾以助心阳之不足。

主要方药：黄芪建中汤合理中丸。取黄芪、人参、白术、甘草补益脾气；干姜温中散寒，振奋阳气；饴糖与桂枝、芍药配伍，甘温相得，能温中益虚，甘苦相须，能和里缓急；又以生姜、大枣辛甘相合，调脾胃，和营卫。

4. 水饮上犯

临床表现：心悸时作，兼有眩晕，胸脘痞满，形寒肢冷，小便短少。舌苔白滑，脉象弦滑。

病机分析：脾肾阳虚，不能蒸化水液，停聚成饮，水饮上犯，心阳被遏。饮邪内停，上凌于心，故心悸时作；水饮中阻清阳不升则眩晕，气机不利则胸脘痞满；阳气被抑，不能外达肌表及四肢，因而形寒肢冷；气化失利，水液停滞，而为小便短少；舌苔白滑、脉象弦滑，均为水饮内停的外候。

治疗法则：健脾燥湿、化气行水以除水饮凌心。

主要方药：平胃散合苓桂术甘汤。取苍术、白术健脾燥湿；陈皮、厚朴理气和中；茯苓和脾利水；桂枝通阳化气，甘草既能补中气，又能调和诸药。若水饮上逆，恶心呕吐，可加半夏降逆止呕。

附：病案举例

1. 阴虚火旺

周某，女，39 岁，1975 年 9 月 15 日初诊。心悸 2 年，近 4 个月来证势加重；兼有心烦不安，夜间少寐，手足心热，口干咽燥，形体瘦弱，或有盗汗，舌质红，脉细数。月经提前，两旬一潮，色红量多。此为心阴不足，心阳偏亢，神失安宁。治当滋养胃阴，以资心阴。

处方：生天冬、生麦冬各15g，北沙参、鲜石斛、炒生地黄、肥玉竹、炒知母、玄参各12g，生赭石、冰糖炒石膏各30g，生甘草6g，糯米1撮。

5剂后，心悸、心烦、少寐有明显好转，手足心热、口干咽燥、盗汗已除，原方去知母、石膏，加生山药15g。

又7剂后，诸症悉平，但形体仍为瘦弱，治当脾胃并顾。

处方：炒麦冬、川石斛、炒玉竹、炒党参、生山药各12g，生鸡内金6g，炒谷芽18g，粳米1撮，红枣8枚，10剂。

后又来诊2次，形神好转，体力渐健，月经周期正常。

2. 心阳虚弱

王某，男，59岁，1973年12月17日初诊。心悸多年，身体日益虚弱，顷诊心中空虚，惕惕而动；伴有面色苍白，怯寒肢冷，动辄气短，精神衰疲，舌质淡白，脉沉细无力。此为心阳亏损，神不守舍。治从建中温脾，以资心阳之不足。

处方：炙黄芪30g，炙桂枝、炒白术各12g，炒白芍15g，炒党参24g，淡干姜6g，炙甘草9g，粉葛根18g，红枣10枚。

7剂后，精神好转，心悸怔忡、怯寒肢冷减轻，饮食倍增，原方加茯苓15g。

又10剂后，心中悸动十衰其八，怯寒肢冷近除，面色淡红，舌质正常，脉小缓。再以十全大补丸500g调理，每次6g，每日3次。

3. 水饮上犯

沈某，男，51岁，1974年4月21日初诊。病起呕吐清水，胃脘痞满，嗣后心悸不宁，饮食减退。诊时心悸时时频作；兼有眩晕，胸膈痞闷，形寒肢冷，小便不利，下肢略有浮肿，舌苔白腻且滑，脉象弦滑。证属水饮内停，上凌于心，神失安宁。治当健脾燥湿，化气行水，以除水饮凌心。

处方：制苍术、制白术各12g，川桂枝、制厚朴、陈皮各9g，带皮茯苓30g，炙甘草6g，炒泽泻24g，姜半夏15g。

5剂后小便量增多，下肢浮肿已退，心悸、眩晕、胸脘痞满、形寒肢清均有不等程度轻减，呕吐清水已止，原方加生姜4片，红枣6枚。

又7剂后，心悸十去八九，饮食渐增，眩晕、形寒肢冷、胸脘痞满近除，舌苔薄白，脉小缓少力。此为邪去则正亦亏。拟香砂六君子丸250g，每次9g，每日3次，以健脾补气，脾胃健旺，饮邪无从复生。

以后又来诊1次，心悸消失，余症近除，仍以香砂六君子丸健脾益胃善后。

六、健忘

健忘是指脑力衰弱，记忆减退，遇事善忘而言。本症与生性迟钝、天资不足不同，而是由于思虑过度，劳伤心脾，阴血暗耗；或素体亏弱，心血虚少，肾阴不足，脑失濡养所引起。《三因极一病证方论》说："脾主意与思，意者记所往事，思则兼心之所为也……今脾受病则意舍不清，心神不宁，使人健忘，尽心力思量不来者是也。"《类证治裁》亦说："夫人之神宅于心，心之精依于肾，而脑为元神之府，精髓之海，实记性之凭也。"记忆的强弱，不但与心脾肾有关，而且与脑有至密联系，故历代医家常以肾脑相提并论。

本病的一般治疗：如心脾虚弱，遇事善忘者，常用补心益脾、安神强记；若心肾不足，遇事善忘者，常以滋肾益心、安神定志。

本病经上述一般的辨证治疗后效果不显著者，可从脾胃论治。脾胃为后天之本，气血生化之源，心肾等脏腑赖其滋养。此外，胃喜顺降，能引心火下行与肾相交；脾喜升举，能引清阳上至头脑，故本病从脾胃论治常有殊效。

1. 心脾虚弱

临床表现：遇事善忘，兼有面色少华，神疲乏力，心悸，少寐，食少。舌质淡，脉细弱。

病机分析：思虑过度，劳伤心脾。心脾两虚，意舍不清，神志失宁，故遇事善忘、心悸、少寐；心脾虚弱，气血不足，外不能荣润面舌，内不能濡养脏腑，充盈脉道，因而面色少华、神疲乏力、舌质淡、脉细弱；脾气虚损，运化不健而为食少。

治疗法则：补脾益气以资心中气血。

主要方药：归脾汤。取人参、黄芪、白术、甘草补益脾气，木香行滞悦脾；配用茯神、龙眼肉、远志既能补心安神，又能领诸药之性至心。若心中气阴并虚者，宜加麦冬、玉竹、生地黄滋养胃阴以资心阴。如上方无效可用黄芪建中汤益气建中。

2. 心肾不足

临床表现：遇事善忘；兼有头晕耳鸣，心烦不安，手足心热，口干咽燥，少寐，腰膝酸软。舌质红，脉细数。

病机分析：素体虚弱，心血亏少，肾阴不足。心肾亏损，水火失于交济，故遇事善忘；阴虚火旺，神不安宁，因而心烦少寐；阴亏于下，阳亢于上而为头晕耳鸣；阴液亏耗，虚火内动，因而手足心热、口干咽燥；肾主骨，腰为肾之府，肾精不足，故腰膝酸软；舌质红、脉细数，均属阴虚火旺的征象。

治疗法则：滋养胃阴以资心肾阴液。

主要方药：重料益胃汤。取麦冬、天冬、北沙参、玉竹、生地黄、石斛滋养胃阴，胃阴充足，上养于心，下补于肾，健忘自然而愈。若证势较甚者，适加生晒参滋阴益气。

附：病案举例

1. 心脾虚弱

方某，男，46岁，1974年3月20日诊。1年前先后吐血、便血后，出现严重健忘，曾服枕中丹、归芍地黄丸及五味子糖浆、艾罗补汁等无明显疗效。诊时遇事善忘，兼有面色淡白，心悸少寐，神疲乏力，饮食减退。舌质淡、苔薄净，脉细弱。证属心脾两虚，意舍不清，心神不宁。治当健脾益气，以资心中气血。

处方：炙黄芪45g，炒党参24g，炒白术、炒当归各12g，广木香、陈皮、炙甘草各6g，龙眼肉、茯神各15g，生姜3片，红枣8枚。7剂后，心悸少眠、神疲乏力好转，食欲略启，余症未见明显改善，仍宗原方。

15剂后，健忘轻减，面色见华，心悸少寐近除，舌淡红，脉小缓。原方去木香、茯神；加桂枝6g，炒白芍12g，炼蜂蜜（分冲）30g。

又服15剂后，记忆力好转，余症消失，舌脉如常人，原方略作加减，10剂。

服完后改用归脾丸500g，每次6g，每日3次温开水送下，以巩固疗效。

2. 心肾不足

柯某，男，27岁，1975年8月9日诊。健忘多年，经多方治疗无效，诊时遇事善忘，伴有头晕耳鸣，心烦不安，手足心热，口干咽燥，少寐，腰酸腿软，形体消瘦，大便干结，小便短少。舌质红，苔中光，脉细数。此为心血不足，肾阴亏耗。治当滋养胃阴，以资心血肾阴。

处方：生天冬、生麦冬、鲜石斛各18g，北沙参、肥玉竹、炒生地黄各15g，生白蜜（分冲）30g，玄参10g，生山药12g，糯米1撮。

7剂后，心烦不安、手足心热、口干咽燥、少寐有所减轻，原方加生赭石30g。

又7剂后，心烦少寐、手足心热、口干咽燥十衰其八，健忘好转，头晕耳鸣、腰酸腿软减轻，舌红，苔微光，脉小带数。原方去玄参、山药，加淮小麦30g，炙甘草6g。

又服7剂，记忆力好转，头晕耳鸣、腰酸腿软基本消失，仍以原方服7剂。

以后又来两诊，均以原方略作加减，健忘消除，诸症悉平。

七、眩晕

眩是眼花，晕是头晕，两者往往同时并见，故统称为眩晕。其症轻者，闭目即止；重者如坐车船，旋转不止，不能站立。《黄帝内经》认为，此病主要由于肝阴不足、肝阳偏亢和肾精亏耗、脑髓不足为患。后世刘河间认为多由风火所致，朱丹溪则偏主于痰，而张景岳又强调"无虚不作眩"。本病在临床上以虚证多见，如阴虚则肝风内动、血少脑失濡养、精亏则髓海不足均能导致眩晕。同时，痰浊内阻等亦能引起此病。

本病的一般治疗：如肝阳上亢者，治以平肝潜阳；气血虚弱，治以补益气血；肾精不足，治以补肾填精；痰浊中阻，治以燥湿祛痰。

经上述一般的辨证治疗后效果欠满意者，可从脾胃论治，以发挥脾主升清、胃主降浊和脾胃为气血精津液生化之源的独特作用。

1. 肝阳上亢

临床表现：头目眩晕，每因烦劳或恼怒而增剧，兼有面时潮红，急躁易怒，少寐多梦，口干味苦。舌红苔黄，脉象弦数。

病机分析：素体阴虚阳旺，或肝郁化火伤阴，风阳上亢。阴虚阳亢，风阳升动，故头目眩晕；肝主疏泄，若烦劳或恼怒，肝气郁结，气火上冲，因而眩晕每因烦劳或恼怒而增剧、面时潮红、急躁易怒；肝火扰心，神失安宁而为少寐多梦；郁火偏盛，津液灼伤，故口干味苦；其舌红苔黄、脉象弦数咸为肝阴耗伤，肝阳偏旺的现象。

治疗法则：滋养胃阴以资肝阴。

主要方药：益胃汤加生赭石、竹茹。取沙参、麦冬、生地黄、玉竹滋养胃阴，以资肝阴，肝得柔养，虚阳自潜；生赭石、竹茹清胃降气，胃气顺降，肝经气火亦随之下行。

2. 气血虚弱

临床表现：眩晕时作，动辄加剧，劳累即发，兼有面色无华，唇甲淡白，心悸少寐，神疲乏力，饮食减少。舌质淡，脉细弱。

病机分析：禀赋不足，气血虚少；或吐血、衄血、崩漏等各种出血病证，气血耗伤。气血不足，脑失所养，故眩晕时作、动辄加剧、劳累即发；营血亏损，内不能充养脏腑，外不能荣润色脉，因而心悸少寐、神疲乏力、面色少华、唇甲淡白、舌质淡、脉细弱；气血亏损，脾气受累，运化不健而为饮食减少。

治疗法则：补脾益胃，资生气血。

主要方药：归脾汤。取黄芪、人参、白术、甘草补益脾气，木香和中悦脾，配用当归、酸枣仁、龙眼肉养血和营。若食欲减退甚者，可适加炒山药、生鸡内金、炒谷芽运脾进食；兼见虚寒者，可加熟附子、干姜助阳散寒；如气虚甚于血虚，清阳不升，眩晕剧者，可用补中益气汤补脾气、升清阳。

3. 肾精不足

临床表现：眩晕反复不愈，兼有精神萎靡，记忆减退，两耳鸣响，腰膝酸软。舌形瘦小色红，脉细尺微。

病机分析：素体虚弱，肾阴不足；或房事不节，肾精亏耗。肾精亏少，不能上充于脑，故眩晕反复不愈、精神萎靡、记忆减退、两耳鸣响；肾主骨，腰为肾之府，肾虚不能主骨强腰，因而腰膝酸软；舌瘦小色红、脉细尺微均为肾精亏少，舌脉失于充养的明证。

治疗法则：滋养胃阴以资肾精。

主要方药：重料益胃汤加生晒人参。取天冬、麦冬、沙参、石斛、生地黄、玉竹滋养胃阴；生山药、生晒人参补益脾胃气津。胃阴充足，脾气健旺，气血精津液源源而来，肾精亦随之而足。

4. 痰浊中阻

临床表现：头目眩晕，头重如蒙；兼有胸闷恶心，饮食少思，身重体倦，懒言嗜眠。舌苔白腻，脉缓滑。

病机分析：恣食肥甘厚味，或久居湿地，脾气受伤，运化不健，聚湿生痰，痰湿酿浊。痰浊中阻，清阳不升，浊阴不降，故眩晕而重；湿浊内阻，气机不畅，而为胸闷恶心；脾胃受伤，运化失常，因而饮食少思；湿困脾阳，累及心窍，因而身重体倦、懒言嗜眠；其舌苔白腻、脉象缓滑皆属痰浊内阻、中阳被遏的外候。

治疗法则：健脾燥湿以化浊祛痰。

主要方药：平胃散合半夏白术天麻汤。两方合用，取苍术、白术健脾燥湿；半夏、陈皮、厚朴化湿祛痰，调气和中；天麻息风止晕。若头重而蒙甚者，可加葛根、白芷升发清阳；两耳失聪，可加青葱（带叶须）、石菖蒲通阳气，止耳鸣。

附：病案举例

1. 肝阳上亢

孙某，男，48岁，1975年4月2日诊。眩晕5年，时轻时剧，轻时略觉头晕，能照常工作，较剧时眩晕旋转、步履不稳，曾先后服杞菊地黄丸、镇肝息风汤、半夏白术天麻汤等方药，疗效欠佳。诊时眩晕甚剧，行动不便，血压110～120/76～84mmHg。兼有心烦不安，午后面红，少寐多梦，口干味苦，大便结，小便少，舌红苔黄中光，脉弦数。此为肝阴不足，肝阳上亢。治当滋养胃阴，平降胃气，胃阴充足，以资肝阴，胃气得降，肝阳亦随胃气下行。

处方：生麦冬30g，北沙参、肥玉竹、生地黄各15g，生赭石（先煎）45g，淡竹茹、炒山栀子各9g，鲜石斛12g，炒麦芽18g。

7剂后，心烦不安、少寐多梦、口干味苦减轻，面红已除，眩晕衰半，原方加生山药15g。

又7剂后，诸症悉平，二便自调，舌红转淡，脉小弦带数。仍以原方服用，唯麦冬减至15g，生赭石减至18g，20剂。随访1年半未复发。

2. 痰浊中阻

李某，女，51岁，1974年5月18日诊。眩晕多年，时发时止，近半个月来眩晕发作较剧，甚至不能起坐，畏光羞明。诊时眩晕甚剧，不能动作，稍动即有天翻地覆之感；且有头重如裹，胸闷脘痞，不思饮食，或呕恶，或呕涎沫，形体丰肥，平时喜食厚味，舌胖嫩，苔白腻，脉沉小滑稍带弦。此属痰浊中阻，清阳不升，浊阴不降。拟平胃散合半夏白术天麻汤治之。

处方：陈苍术、制厚朴各 9g，炒白术 15g，陈皮、明天麻（无天麻改用白蒺藜）各 12g，姜半夏 30g，白茯苓、炒泽泻各 18g，炙甘草 3g，生姜 3 片。

3 剂后，眩晕减半，恶心、吐涎沫已止，余症均好转。原方加生鸡内金 9g，炒谷芽 15g。

又 5 剂后，眩晕全止，胸闷脘痞消除，饮食已启。改用香砂六君子丸 500g，每次 6g，每日 3 次，以巩固疗效。

八、耳聋

耳聋，又称重听，是指不同程度听力减退，甚至听觉丧失而言。耳聋往往与耳鸣并见，但亦有先出现耳鸣，最后发展为耳聋。《医学入门》说："耳鸣乃是聋之渐也。"本病的产生主要与肝肾有关，尤其与肾关系更为密切。因耳为肾之外窍，为十二经宗脉所灌注，内通于脑。肾藏精而主骨髓，脑为髓海，肾精充沛，髓海得濡，则耳窍聪明、听觉如常。若肾精亏耗，髓海不足，即可发生耳聋。《灵枢·决气》说："精脱者耳聋。"总之，耳聋的发生，可由素体不足，精血虚少；或脾胃虚弱，清阳不升；或情志抑郁，肝失疏泄，气火上逆；或饮食不节，聚湿生痰，痰火郁结等所致。《中藏经》说："肝气逆则头痛、耳聋。"《古今医统》又说："痰火郁结，壅塞而成聋。"

本病的一般治疗：如气火上逆，突然耳聋，头痛面赤，常用龙胆泻肝汤之类清肝泻火；肾阴不足，耳聋头晕，常用耳聋左慈丸之类滋补肾阴。对于脾胃所伤引起的痰火郁结和中气虚弱的证候，常考虑从脾胃论治。

经上述一般的辨证治疗后效果不显著者，可从脾胃论治。耳聋之病机大都与气机升降失调有关，盖脾胃为气机升降之枢纽，气机升降如常，耳窍亦随之聪明。

1. 气火上逆

临床表现：突然耳聋，兼有头痛面赤，口苦咽干，心烦易怒，夜寐不安，噩梦惊扰。舌红苔黄，脉弦数。

病机分析：情志抑郁，肝气失疏，气郁化火，气火上逆。气火上壅于耳，清窍不利，故突然耳聋、头痛面赤；气火上冲，津液受灼，因而口苦咽干；肝火内盛，扰动心神，而为心烦易怒、夜寐不安、噩梦惊扰；舌红苔黄、脉弦数均为肝火旺盛的征象。

治疗法则：清胃泻火、升阳通窍以消肝经气火。

主要方药：泻心汤合清震汤。取泻心汤之黄连、黄芩、大黄清胃泻火，以引火邪下行；再以清震汤之升麻清热升阳，苍术祛湿和脾，荷叶通窍散火。合而以奏清胃泻火、消肝经火邪之功。

2. 痰火郁结

临床表现: 两耳闭塞如聋,兼或耳中鸣响,胸膈痞闷,口唾痰涎,小便短赤,大便秘结。舌苔黄腻,脉象弦滑。

病机分析: 平素过食肥甘厚味,脾胃运化失常,聚湿生痰,痰郁化火,痰火上壅耳窍。痰火上升,壅阻清窍,故两耳闭塞,或耳中鸣响;湿热与痰互阻,胃气不降,因而胸膈痞闷、口唾痰涎;脾胃运化不利,气机升降失常,湿热不得下行,故小便短赤、大便秘结;舌苔黄腻、脉象弦滑亦为痰火内阻的明证。

治疗法则: 理脾和胃、降火祛痰以除痰火。

主要方药: 二陈汤合滚痰丸。取二陈汤和中祛痰;配用滚痰丸降气清火,逐痰通便。亦可适加防风、白芷升清阳,通耳窍。

3. 中气虚弱

临床表现: 两耳重听,劳倦后加剧,甚至全聋,面色㿠白,神疲体倦,食少,大便时溏。舌淡苔净,脉虚软。

病机分析: 脾胃受伤,中气不足,清阳失升。脾气虚弱,清阳不升,故两耳重听、劳倦后加剧,甚至全聋;脾胃亏损,气血生化之源不足,内不能奉养脏腑,外不能荣润于色,因而神疲体倦、面色㿠白、舌淡脉虚;脾气虚衰,运化无权,而为食少、大便时溏。

治疗法则: 补中益气,升阳开闭以除耳窍不聪。

主要方药: 益气聪明汤。取人参、黄芪补益中气;配用升麻、葛根、蔓荆子升发清阳;佐以黄柏、白芍清热而敛相火;甘草既能助参芪以补气,又能调和诸药。

4. 肾阴不足

临床表现: 耳聋经久不愈,兼有耳鸣,脑鸣,头晕目眩,腰酸遗精,口干咽燥。舌光红,脉细数。

病机分析: 素体不足,肾阴亏少;或恣情纵欲,肾精耗伤所致。肾开窍于耳,肾中精血不足,不能上充于清窍,故耳聋经久不愈、耳鸣脑鸣、头晕目眩;腰为肾之府,肾虚腰弱,则为腰酸;肾阴虚亏,相火妄动,扰动精室,因而遗精;虚火上炎,津液被灼,而为口干咽燥;舌光红、脉细数为阴虚火旺的征象。

治疗法则: 滋养胃阴以资肾阴。

主要方药: 益胃汤加石斛、天花粉、赭石。取北沙参、麦冬、生地黄、石斛、玉竹、天花粉、冰糖滋养胃阴,清火润燥;赭石既能降胃气,又能潜肝阳。亦可适加胡桃肉、黑芝麻引诸药之性入肾经。

附：病案举例

1. 气火上逆

周某，男，36 岁，1979 年 4 月 3 日诊。两个月来，情志不畅，出现两耳鸣响，夜不入寐；近半月两耳闭塞如聋，头痛，口苦，心烦易怒。曾服龙胆泻肝汤 7 剂，无明显疗效。顷诊两耳重听如聋，面赤，烦躁不安，头重痛，舌质红，苔黄糙，脉弦数。证属肝经气火上逆，壅阻耳窍，经治肝不效。拟清胃泻火，升阳通窍。

处方：炒黄连 6g，酒炒黄芩、制大黄各 12g，陈苍术、绿升麻各 6g，荷叶半张，真芦荟 2g，香白芷、生甘草各 5g。

7 剂后，耳聋得聪，头痛、面赤、口苦、烦躁均除。唯少寐多梦，纳少，神疲，舌淡红，脉缓滑。此为气火已平，但胆胃不和，以 5 剂十味温胆汤。

2. 中气虚弱

杨某，男，41 岁，1978 年 4 月 29 日诊。两耳重听 3 个月，逐渐加重，曾服耳聋左慈丸 1000g，疗效不佳。诊时两耳俱聋，面色㿠白，头昏且重，神疲乏力，食少，大便不实，舌质淡，脉虚软。乃为中气不足，清阳不升，耳窍闭塞。治宜补益中气，升发清阳。

处方：炒党参 24g，炙黄芪 45g，粉葛根 15g，蔓荆子 9g，炙升麻 9g。香白芷、炒黄柏各 6g，炙甘草 4.5g，生姜 3 片，红枣 6 枚。

7 剂后，耳聋明显好转，仍神疲，食欲不启。原方去白芷、生姜、红枣；加砂仁 3g，生鸡内金 6g，炒谷芽 15g。

又服 7 剂后，耳聋近除，余症十去其八，纳谷已馨。改服补中益气丸 500g，每次 6g，每日 3 次，善后。

九、小便失禁

小便失禁，是指小便不能控制、自行排出而言。临床上有两种不同的类型：一是清醒时小便失禁，不能自行控制，或滴沥不断而下，常在白天发生，多见于病后体弱和老年人，称为小便失禁；一是睡中尿液流出，醒后方知，常发生于夜间，多见于儿童患者，称遗尿。两者均以膀胱与肾脏虚寒为主要病变，故《诸病源候论》说："膀胱肾气俱冷，不能温制于水。"

本病的一般治疗：如膀胱气虚，治以补益膀气；肾阳虚寒，常以温补肾阳。

经上述一般的辨证治疗后效果不显著者，可从脾胃论治。脾主升举清阳之气，胃主和降浊阴之邪。阳气得升，浊阴而下，小便失禁，睡中遗尿自然向愈。

1. 膀胱气虚

临床表现：醒时小便不能自制，或睡中尿液流出，劳累过度时加剧，神疲乏力，小腹时有坠胀，或尿意频数。舌质淡红，脉虚无力。

病机分析：肾阳不足，或年幼肾气失充，不能温煦脬气；或思虑过度，劳伤肺脾，损及脬气。膀胱气虚，不能约束尿液，故醒时小便不能自制、或睡中尿液流出、劳累过度时加剧；脾气虚弱，肌肉筋脉失养，因而神疲少力；中气不足，升举无权，而为小腹坠胀、尿意频数；舌淡红、脉象虚均属脾肾不足，脬气虚弱的现象。

治疗法则：补脾益气以资脬气。

主要方药：补中益气汤合缩泉丸。取黄芪、人参、白术、山药、甘草补益脾气；柴胡、升麻升发清阳；益智仁、台乌药温脾暖脬。诸药相合补脾益脬，固缩尿液。

2. 肾阳衰弱

临床表现：醒时小便不能自制，滴沥不断，或睡中遗尿，醒后始觉。精神衰疲，腰酸膝软，怯寒肢冷。舌质淡，脉沉弱。

病机分析：年老体弱，肾阳亏虚；或房劳伤肾，精血不足，肾气虚衰。肾阳虚弱，下元不固，故醒时小便不能自制、滴沥不断，或睡中遗尿、醒后始觉；肾中元阴元阳不足，内不能濡养脏腑，外不能温煦肌肤，因而精神衰疲、腰酸膝软、怯寒肢冷；舌淡、脉沉弱，亦为肾阳不足的征象。

治疗法则：温补脾阳以资肾中元阳。

主要方药：附子理中丸加黄芪。取附子、干姜温振脾阳；人参、黄芪、白术、甘草补益脾气。六药相合，旨在脾阳旺盛，肾阳亦随之充足。亦可适加益智仁、台乌药等益脾暖脬之品。

附：病案举例

1. 膀胱气虚

周某，女，36 岁，1976 年 11 月 29 日诊。小便频数 4 年，近半年来时有尿液不能控制，自动流出，甚至睡中遗尿，劳倦后更为明显。诊时面色㿠白，神疲乏力，小腹坠胀，食欲如常，大便濡软，舌淡红，脉虚无力。此属膀胱气虚，脾气不足。治当补益脾气，以资脬气。

处方：炙黄芪、炒山药各 30g，炒党参 18g，炒白术、生鸡内金、台乌药各 9g，炒柴胡、炙升麻、炙甘草各 6g，益智仁、炙桑螵蛸各 12g。

7 剂后，小便失禁好转，睡中遗尿仅有 1 次，余症均有所减轻，仍以原方续服。

又 7 剂后，小便失禁基本控制，神疲乏力，小腹坠胀明显好转，大便已实。原方去乌药，余药用量略减，续服 7 剂。

后又来诊，诸症悉平，舌脉近似常人。改服补中益气丸 500g，每次 6g，每日 3 次，告瘳。

2. 肾阳衰弱

沈某，男，61 岁，1974 年 12 月 17 日诊。小便滴沥不断已两年，近两个月来，症势加剧，小便失禁，下肢略有浮肿。曾服肾气丸等药，疗效不显著。诊时精神衰疲，怯寒肢冷，腰酸腿软，食少便溏，舌淡苔滑，脉沉细无力。证属肾阳虚衰，膀胱不约。治以温补脾阳，以助肾阳。

处方：熟附子（先煎）、炙黄芪各 30g，红参（另炖）、淡干姜、炙甘草各 6g，炒白术 15g，益智仁 12g，炙桑螵蛸、生鸡内金各 9g，煨葛根 18g。

5 剂后，小便失禁、下肢浮肿明显好转，精神衰疲、怯寒肢冷亦有所减轻，饮食稍启，大便已实，余症如前。原方附子改用 15g。

服 7 剂后，小便失禁基本控制，下肢浮肿消退，怯寒肢冷已除，腰酸腿软好转。原方附子改用 12g，干姜 5g，红参易党参 15g。

又 7 剂后，小便失禁半个月未作，余症均除。改用十全大补丸 500g，每次 6g，每日 3 次，随访半年未见复发。

十、尿浊

尿浊，是指小便混浊、白如泔浆而言。尿浊中混有血液，称为赤浊；不混血液而为泔浆，则称为白浊。本症的产生，多因肾与膀胱病变所致，但与脾胃亦有一定关系。若脾胃不健，运化失常，精微不能正常转输，亦能引起本证。

本病的一般治疗：如湿热下注，赤浊时下，常用清热泌浊；中气下陷，白浊时下，常用补气举陷，升清摄精；肾阴亏损，尿浊色黄，常用滋阴补肾，固精止浊；下元不固，尿浊如米泔，常用温补肾阳，涩精止浊。

经上述（除气虚下陷者外）的一般辨证治疗后效果不佳者，可从脾胃论治。脾主升清，胃主降浊，脾胃健旺，升清降浊如常，则尿浊自愈。

1. 下焦湿热

临床表现：小便混浊，或夹血液，兼有尿道中有灼热感，口苦口干，牙龈肿痛，或大便秘结。舌苔黄燥，脉滑数或沉实而数。

病机分析：过食肥甘厚味，聚湿生热，湿热下注膀胱。湿热蕴结下焦，浊腐尿液，故小便混浊，邪热灼伤阴液，血溢脉外，因而尿浊中夹有血液；湿热内阻膀胱，尿道为膀胱之通道，故尿道有灼热感；热重于湿，火热上犯则口苦口干、牙龈肿痛，下累大肠，则大便秘结；舌苔黄燥、脉滑数或沉实而数亦为湿热内阻，热甚于湿的征象。

治疗法则：清胃泻火以除下焦湿热。

主要方药：清胃散。取黄连苦寒泻火；牡丹皮、生地黄清热凉血；升麻清热解毒，与黄连同用，有升清气于上，达湿热于下之功。若大便秘结不通者，宜配用调胃承气汤通腑泄热；亦可适加粉萆薢、车前子等引诸药之性速达下焦。

2. 中气下陷

临床表现：小便混浊，白如米泔浆，澄清后有粉样沉淀，兼有神疲体倦，面色㿠白，小腹重坠。舌质淡嫩，脉虚无力。

病机分析：素体不足，脾气虚弱；或劳逸失调，损伤脾气；或饮食不节，脾胃受伤，升举无权。中气下陷，精微不能转输于周身，下流于膀胱，故小便混浊、白如泔浆，澄清后有粉样沉淀；胃气虚弱，气血来源不足，内不能充养脏腑，外无以荣润面舌，因而神疲体倦、面色㿠白、舌质淡嫩、脉虚无力；气虚于下，升举无力，而为小腹重坠。

治疗法则：补益脾气以资脬之气化。

主要方药：举中汤。重用黄芪、金雀根补益中气；党参、山药、芡实健脾固精；升麻升举清阳；桑螵蛸、覆盆子、乌药收涩精气，温脬化浊。亦可适加茯苓、粉萆薢和脾祛浊。

3. 肾阴亏损

临床表现：小便混浊，色黄或夹血液，兼有口干咽燥，头晕耳鸣，午后潮热。舌红而光，脉细数。

病机分析：久病体虚，肾中阴液亏损。肾阴不足，虚热内生，热灼尿液，故小便混浊、色黄或夹血液；肾中真阴亏少，脑海不足，因而头晕耳鸣；阴液不足，虚火上炎，而为口干咽燥；阴不恋阳，虚热内扰，故午后潮热；舌红苔光、脉象细数亦属肾阴不足，虚火扰动的征象。

治疗法则：滋养胃阴以资肾阴。

主要方药：益胃汤。取沙参、麦冬、玉竹、生地黄滋养胃津，以化生肾液；并可配用石斛、天花粉、知母以增强滋养胃津作用。亦可适加车前子、粉萆薢渗湿祛浊以治其标。

4. 下元不固

临床表现：小便混浊，白如米泔，澄清后有膏糊状沉淀，兼有面色苍白或黧黑，精神衰惫，怯寒肢冷。舌淡苔白，脉沉小、尺微弱。

病机分析：素体虚弱，肾阳不足；或年老肾阳虚弱，命门火衰。肾中元阳不足，不能固精泌浊，故小便混浊、白如米泔，澄清后有膏糊状沉淀；肾中真阳虚衰，外不暖煦肌肤，内不温养脏腑，因而面色苍白或黧黑、怯寒肢冷、精神衰惫、舌淡苔白、脉沉小尺微。此亦属肾阳不足，阴寒偏盛的征象。

治疗法则：温补脾胃以资肾中真阳。

主要方药：附子理中丸。取附子、干姜温脾暖中，配人参、白术、甘草补益中气。亦可加配黄芪、五味子补气涩精。

附：病案举例

1. 下焦湿热

丁某，男，32 岁，1973 年 6 月 3 日诊。小便混浊 1 个月，尿色黄，尿道中时有灼热不舒感，口苦口干，牙龈红肿且痛，大便 3～4 日 1 次。曾投八正散合萆薢分清饮加减 14 剂，无明显疗效。诊时小便混浊色赤，龈肿，便秘，舌红苔黄，脉沉数有力。此为湿热久蕴，欲从火化。治以清胃泻火，渗湿通便。

处方：炒黄连、芒硝（分冲）、炒当归各 9g，焙牡丹皮、制大黄各 12g，细生地、白茅根各 30g，绿升麻、生甘草各 6g，车前子（包煎）15g。

5 剂后，小便混浊、齿龈肿痛明显好转，大便已通，但仍不爽。原方加川牛膝 12g，生薏苡仁 20g。

又 5 剂后，小便混浊已清，余症近除。唯精神欠佳，食少，乃为湿热已去，脾胃之气受伤。以四君子汤加生鸡内金、炒麦芽、生山药、生薏苡仁、车前子，5 剂而愈。

2. 中气下陷

叶某，男，40 岁，1977 年 8 月 19 日诊。小便混浊，时止时作半年余。近 1 个月来劳累过度，小便混浊更甚、色白如米泔，澄清后有粉样沉淀，神疲乏力，气短自汗，面色㿠白，小腹稍有坠感。舌体胖嫩，色淡，脉虚无力。此属脾气不足，清阳下陷。治宜补中益气。

处方：炙黄芪 60g，金雀根、炒党参、生山药各 30g，炙升麻、炙甘草各 6g，粉葛根 15g，南芡实、覆盆子、乌药、粉萆薢各 12g。

7 剂后，小便混浊消失，自汗已止，食欲甚旺，体力渐健，余症均有好转。原方黄芪改用 30g，党参改用 18g，再服 15 剂。

十一、阳痿

阳痿，《内经》称为阴痿，是指阴茎萎缩，不能勃起；或虽能举，为时短暂不坚而言。此多由心肾诸脏虚弱所引起。心主神志，心虚则五脏不明，易于发生阳痿；肾主藏精，为水火之脏，肾虚则阳事不举。此外，湿热下注而致宗筋弛纵，亦可形成本证。临床常分为命门火衰、心脾两虚、恐惧伤肾和湿热下注四种证候类型，但以命门火衰为多见，心脾两虚和恐惧伤肾次之，湿热下注又次之。《景岳全书·阳痿》说："火衰者十居七八，火盛者仅有之耳。"

本病的一般治疗：如命门火衰者，常以温补下元；心脾两虚者，常以补心益脾；恐惧伤肾者，常以安肾益精；湿热下注者，常以清热利湿法治之。

经上述的一般辨证治疗后疗效不佳者，可从脾胃论治，化生气血以补肾，或升清降浊以起阳事。

1. 命门火衰

临床表现：阳事不举，经久不愈，兼有面色灰黑和苍白，头目眩晕，精神衰惫，腰膝酸软，怯寒畏冷，四肢不温。舌质淡，脉沉尺弱。

病机分析：素体虚弱，肾阳不足；或房事太过，耗伤肾中精气；或少年误犯手淫，肾阳受伤，精气虚寒。肾阳不足，命门火衰，精气虚寒，故阳事不举、经久不愈；肾中元阳亏损，内无温养脏腑，外无暖煦肌肤，因而精神衰疲、头目眩晕、腰膝酸软、怯寒肢冷、四肢不温；肾虚不能荣色充脉，而为面色灰黑或苍白、舌质淡、脉沉尺弱。

治疗法则：温补脾阳以资命火。

主要方药：附子理中丸加黄芪、金雀根、葛根。取附子、干姜温中暖脾；人参、白术、黄芪、金雀根、甘草补益脾气；葛根升发清阳。诸药相合，温补脾阳以资肾阳，肾阳振奋，命火乃足，阳痿自愈。

2. 心脾两虚

临床表现：阳事不举，劳累后更剧，兼有面色萎黄，神疲体倦，心悸少寐，食欲不振。舌淡红，脉小弱。

病机分析：思虑劳忧过度，损伤心脾。《景岳全书·阳痿》说："凡思虑焦劳忧郁太过者，多致阳痿。"心脾虚弱，肾失心之所主，又失脾之滋养，故阳事不举、劳累后更剧；脾虚运化不健，气血生化乏源，无以濡养筋脉肌肉，因而面色萎黄、神疲体倦、舌淡红、脉小弱；心血亏损，神失安宁，而为心悸少寐；脾虚累胃，纳腐失常，故食欲不振。

治疗法则：补益脾气以资心肾。

主要方药：归脾汤合补中益气汤。取人参、黄芪、白术、甘草补益脾气；升麻、柴胡升发清阳；龙眼肉、酸枣仁、当归养血润燥，兼能安神。此外，远志、茯神、木香、陈皮等品不必全用，可酌选一两味。

3. 恐惧伤肾

临床表现：阳事不举，惊恐胆怯，心悸不宁，或少寐多梦。舌淡苔腻，脉小弦尺沉无力。

病机分析：恐惧伤肾，阳道不振所致，《景岳全书·阳痿》说："凡惊恐不释者，亦致阳痿。"惊恐损肾，肾中阳气顿伤，故阳事不举；恐惧伤肾，累及心胆，因而惊恐胆怯、心悸不宁，或少寐多梦；舌淡苔腻，脉小弦尺沉无力亦为肾气受伤的现象。

治疗法则：益脾和中以助宁心振肾。

主要方药：甘麦大枣汤加党参、制胆南星、蜈蚣、葛根。取甘草、大枣、党参补益中气，坚志定神，小麦益脾和中，兼能宁心；制胆南星、蜈蚣息风定惊以起痿，葛根升举清阳。合而具有补脾和中，升发清阳，以资心肾之功。

4. 湿热下注

临床表现：阳事不举，兼有小便短赤，阴汗湿润，下肢酸软。舌苔黄腻，脉弦滑。

病机分析：饮食不节，脾胃受伤，聚湿化热；或湿热之邪从外而入，浸淫宗筋。《类证治裁·阳痿》说："亦有湿热下注，宗筋弛纵而致阳痿者。"湿热下迫，宗筋弛缓，故阳事不举；湿热下注膀胱，累及阴器，因而小便短赤、阴汗湿润；湿性重着向下，湿阻肌肉筋脉，而为下肢酸软；舌苔黄腻、脉弦滑均为湿热内盛的征象。

治疗法则：健脾利湿，升阳起痿。

主要方药：平胃散加黄连、黄芩、升麻、白芷、泽泻。取平胃散健脾祛湿，黄连、黄芩清热燥湿；升麻、白芷升阳起痿；泽泻渗湿利水，且能引诸药之性以下行。

附：病案举例

1. 恐惧伤肾

崔某，男，36岁，1971年10月16日诊。半年前外出被人所惊，恐惧不安，嗣后时时心惊不宁，阳事不举，常有不寐，筋惕肉瞤，饮食少思，舌质淡、苔薄净，脉小弦尺沉无力。曾服用宁心安神、补肾强阳诸药未见明显疗效。证属惊恐伤肾，肾阳不振。试拟益脾和中，以资肾阳。

处方：淮小麦、炼蜂蜜（分冲）各30g，大枣10枚，炙甘草、炙桂枝各6g，炒党参、粉葛根各18g，制胆南星9g，大蜈蚣2条，炒白芍17g。

7剂后，胆怯、心悸不寐、筋惕肉瞤明显好转，食欲已启，阴茎起而不坚，原方再服。

又15剂后，胆怯心悸消失，阳痿已振，原方用量酌减续服15剂调理。

2. 命门火衰

严某，男，46岁，1971年11月27日诊。阳事不举多年，曾服补肾药不知其数。此次来诊主要要求治疗精神衰疲、眩晕、怯寒怕冷、大便不实等症，对阳痿已无信心治疗。刻诊除上述症状外，舌淡嫩，脉沉尺弱。此为肾阳虚弱命门火衰已无疑义。试拟温补脾阳，以振命火。

处方：熟附块（先煎1小时）30g，淡干姜6g，红参（另炖）、炙甘草各9g，炒白术15g，炙黄芪、金雀根各45g，粉葛根18g，大枣10枚。

7剂后，精神衰疲、眩晕、大便不实明显减轻，且阳事有欲起之势。原方红参改用6g，加芡实、山药各15g。

再7剂后，诸症十衰七八，阳事已起，原方附块减至12g。

又7剂后，诸症近除，阳事起举近似正当。改服十全大补丸500g，每次6g，每日3次，以巩固疗效。

十二、痿证

痿证，是指肢体筋脉弛缓，手足软弱无力，肌肉萎缩而言。临床以下肢痿弱，不能随意运动者较为多见，故有"痿躄"之称。"痿"即肢体软弱不用，"躄"即下肢软弱无力，难以步履。

《素问·痿论》认为，本证多因五脏先病，而后产生皮、脉、筋、骨、肉五痿。又指出其证性质属热，以肺热叶焦为主要病变。后世医家又有不少阐发，如《景岳全书·痿证》说："则又非尽为火证……因此败伤元气者亦有之。元气败伤则精虚不能灌溉，血虚不能营养者，亦不少矣。"所以临床常分为肺热伤津、湿热浸淫、肝肾亏损等证候类型。

本证的一般治疗：肺热伤津者，常以养肺生津、清热润燥；湿热浸淫者，常以清热利湿；肝肾亏损者，常以补益肝肾、滋养阴液法治之。

本证经上述的一般辨证治疗后疗效欠佳者，可从脾胃论治，《素问·痿论》亦有"治痿独取阳明"之说。《素问·太阴阳明论》又说："四支皆禀气于胃，而不得至经，必因于脾，乃得禀也。"四肢的健壮，是由于胃气的营养，而胃的精气不能直接灌溉四肢经脉，必须赖以脾气的运化转输，才能滋养四肢。

1. 肺热伤津

临床表现：两足痿软，口渴心烦，咳呛喉干，小便短赤，大便干结，或有微热。舌红苔黄，脉细数。

病机分析：感受温热毒邪，肺津耗伤，筋脉失于润养。温邪犯肺，肺津受伤，不能敷布肢体，故两足痿软不用；肺热最易传胃，胃津被邪热所伤，因而口渴；心肺同居膈上，邪热内盛，心阴肺津俱伤，而为心烦不安、咳呛喉干；肺热壅盛，下传大肠则大便干结，累及膀胱则小便短赤；舌红苔黄、脉象细数亦为肺热津伤的征象。

治疗法则：滋养胃阴以资肺津。

主要方药：胃阴煎。取麦冬、天冬、北沙参、石斛、玉竹、生地黄滋养胃阴；冰糖炙石膏、知母、玄参清热泻火，兼以生津养液。若大便干结难通者，可加生蜂蜜、火麻仁润燥通便。

2. 湿热浸淫

临床表现：两下肢困重，痿软无力，或兼微肿、麻木，或有发热，胸闷脘痞，小便赤涩热痛。舌苔黄腻，脉象濡数。

病机分析：久居湿地或冒雨涉水，湿邪侵袭，久郁化热；或饮食不节，过食肥甘厚味，聚湿生热，浸淫肌肉筋脉。湿热内盛，浸渍肌肉筋脉，故两下肢困重、痿软无力、或微肿麻木；湿热内阻，营卫不和，气机不畅，因而身发热、胸闷脘痞；湿热下注膀胱，分利失常，故小便赤涩热痛；舌苔黄腻、脉濡数亦为湿热内盛的现象。

治疗法则：健脾和中、化湿清热以助强筋利脉。

主要方药：平胃散合泻心汤。取平胃散健脾祛湿，配泻心汤清热泻火。亦可适加薏苡仁、茯苓、泽泻等和脾利湿，且又引诸药之性下行以达病所。

3. 肝肾亏损

临床表现：下肢痿弱不用，经久不愈；兼有腰脊酸软，头晕耳鸣，或遗精。舌红苔光，脉象细数。

病机分析：禀赋虚弱，肝肾不足；或房事过度，伤及肝肾。肝肾亏虚，精血不足，无以滋养筋骨经脉，故下肢痿弱不用、经久不愈、腰脊酸软；精血亏损不能濡养髓脑，因而头晕耳鸣；阴虚火旺，扰动精室而为遗精；舌红苔光、脉细数均为肝肾阴亏，虚火偏旺的征象。

治疗法则：滋养胃阴以资肝肾。

主要方药：益胃汤加石斛、天冬、山药、莲肉、五味子。取北沙参、麦冬、天冬、石斛、玉竹、生地黄滋养胃阴。山药、莲肉、五味子既能益脾胃之气，意取阳生则阴长；又能敛阴气，不致阴液耗散。若阴损及阳者，可适加熟附子、黄芪、党参补益脾阳。

附：病案举例

1. 肺热伤津

郭某，男，31 岁，1977 年 9 月 26 日诊。3 周前因高热咳嗽，X 线胸片示肺炎，经住院治疗 1 周，肺部炎症基本吸收出院。8 日前开始两足软弱无力，咽喉干燥，咳嗽少痰。曾服清燥救肺汤 5 剂，疗效不显著，昨日起两足痿弱不用，不能任地，心烦口渴，干咳喉燥，舌质红，苔黄糙，脉数少力。证属肺阴受伤，无以濡养筋脉。治宜滋养胃阴以资肺津。

处方：生麦冬、生天冬、北沙参、粉沙参、肥玉竹、鲜石斛各 15g，生地黄、冰糖炒石膏各 30g，玄参、知母各 12g，炼蜂蜜（分冲）45g。

5 剂后，口渴心烦、干咳喉燥明显好转，两足能下地略微活动，舌尚红，脉仍数。原方加生山药 30g。

又 7 剂后，诸症衰其大半，两足痿软无力显著好转，舌脉渐平。原方去石膏、玄参；生地黄改用 20g，蜂蜜改用 30g。续服 7 剂，向愈。

2. 湿热浸淫

邹某，男，47 岁，1975 年 8 月 7 日诊。一旬来两下肢痿软无力，且不能多行任重，右足略有浮肿，足趾发麻；兼有口苦而腻，胸脘痞满，小便赤涩热痛，舌苔黄腻，脉濡数。乃为湿热内阻，浸淫筋脉。先以加味二妙丸 5 剂，病情未见转机；后改平胃散合泻心汤加减健脾燥湿，清热泻火。

处方：制苍术 15g，制厚朴、陈皮、酒炒黄芩、制大黄各 9g，炒黄连 6g，炙甘草、香白芷各 4.5g，生薏苡仁 30g，生黄芪 18g，茯苓皮 12g。

5 剂后，左足浮肿、麻木已除，两下肢痿软无力减轻，余症好转。原方去大黄，加生白术 9g。

又 7 剂后，两下肢痿软无力近除，诸症悉平。原方去黄连、黄芩、白芷，茯苓皮易茯苓；加炒党参 12g，红枣 6 枚。续服 7 剂。

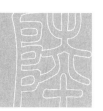

第十章 | 脾胃学说在妇科临床上的应用

妇人有经、胎、产、育等特点，必须依赖气血充足，才能实现。月经、胎孕、哺乳以气血为基本物质，故脾胃健旺，则气血充沛，血海满盈，经候如期，胎孕如常，产后乳汁亦多；反之，化源不足，气血虚少，诸病随之而生。

妇科疾病的产生，常与肝、肾有关。前人认为成年妇人以肝为本，未成年者则以肾为本。妇人疾病采用治肝、治肾为常法，如不能取效者，常从脾胃论治，可收良效。

足太阴脾经与任脉交于小腹中极穴，通过任脉与胞宫相联系；足阳明胃经，其输上在气冲（即气街穴），而冲脉起于气冲，故有"冲脉隶于阳明"之说。因此，脾胃与冲任胞宫有至密关系。妇人行经、胎孕、临产无不耗气损血，故必赖于藏营、统血之脾和多气多血之胃所扶持。此外，脾主运湿，脾健湿无所生，脾虚则湿聚浸淫带脉，乃致妇人病。

脾胃的盛衰，直接与月经病、带下病、妊娠病、产后病有密切联系。月经病，多由脾胃运化或统血失常所致。此外，饮食不节，或劳累过度，或寒湿困中，脾胃受伤，气血虚少，血海不充，亦能引起月经过少，甚至经闭。脾气不足，统血无权，冲任不固，则经水先期量多或崩中漏下；脾胃素虚，运化不健，升降失常，经期血气下注，清气不升则泄泻，浊气不降则呕吐，寒湿外溢则水肿。

带下病，多由脾土受伤，湿邪内盛所引起，肝肾虚损亦能为患，但以脾病为主。《傅青主女科·带下》说："夫白带乃湿盛而火衰，肝郁而气弱，则脾土受伤，湿土之气下陷，是以脾精不守，不能化营血以为经水，反变成白滑之物，由阴门直下，欲自禁而不可得也。"

妊娠病，多因营血不足或气机失调所致，故治疗常以健脾益胃、调和气机为要旨。脾旺血充则胎易长，气机调畅，中土安和，饮食增进则母气旺子气亦旺，百病皆瘥。反之，脾胃之气虚弱或失调，可产生妊娠诸病，既影响母体，又损及胎元。

产后病多虚多瘀。前人所谓产后三急（指产后气血亏损、寒邪侵袭、瘀血内阻所致的"呕吐、泄泻、多汗"）、三冲（指恶露不下，败血上冲的"败血冲心、败血冲肺、败血冲胃"）、三病（指新产血耗津亡所引起的"痉、郁冒、大便难"），全不离乎元气受损和败血阻滞。脾胃乃元气之本，故新产之后，宜当调理脾胃、扶助中气。同时，乳汁之有无、多少，都与脾胃之气强弱有至密联系，脾胃之气盛则乳汁多而浓，脾胃之气衰则乳汁少而淡，甚至无乳汁。

此外，妇人杂病（不孕、阴挺、脏躁、劳热等）亦多因脾胃虚弱，或痰浊内阻，或中气下陷，或营血不足，或元气亏损所引起。

第一节　月经病

一、经行先期

经行先期，是指月经周期连续 3 次提前 7~9 天，甚至每月 2 次。如仅超前 3~5 天，并无其他不适感觉，仍属正常范围；或偶然超前 1~2 次，亦不能以月经先期论之。本病多由血热和气虚所致，血热则迫血妄行，气虚则统血无权，冲任不固，故有"经行先期属热，后期属虚属寒""先期而至者血热，后期而至者血虚"之说。单凭月经先后期判断寒热虚实不够全面，应从月经色、量、质及兼症和舌脉加以分析归纳，确定病之属虚属实，为寒为热。经行先期，临床常分血中郁热、中气不足、气血两亏等证候类型。

本病的一般治疗：如血中郁热，常用四生丸、丹栀逍遥散之类清热凉血；气血两亏则以八珍散之类补益气血；中气不足者，详见"从脾胃论治"。

本病经上述的辨证治疗后效果不显著者，可从脾胃论治。如血中郁热者，常从胃论治疗效较佳；中气不足、气血两亏则从脾论治效果较著。

1. 血中郁热

临床表现：月经先期，量多色紫，质较稠黏，兼有心胸烦闷，口干味苦，或牙龈肿痛。舌红苔黄，脉滑数。

病机分析：素体阳盛，或嗜食辛辣之物，或肝气郁结，生热化火所致。火热内盛，累及冲任，故月经先期、量多色紫、质较稠黏；心主血脉，火热入血，因而心胸烦闷；郁火内阻，影响于胃，而为口干味苦、牙龈肿痛；舌红苔黄、脉滑数均为邪热炽盛的征象。

治疗法则：清胃泻火以除冲任邪热。

主要方药：清胃散。取黄连苦寒直折火邪；生地黄、牡丹皮凉血清热；当归和血调经；升麻既能引诸药入阳明胃经，又有清热解毒之功。五药相合，旨在清胃火而达到凉血热的效果。若经量较少，色红而稠，两颧绯红，手心灼热，舌红苔光，脉象细数，盖为阴虚血热，与前者实热不同，宜用益胃汤酌加白芍、地骨皮滋养胃阴以除阴虚血热。

2. 中气不足

临床表现：月经先期，量多色淡，质较清稀，兼有面色㿠白，神疲乏力，动辄气短汗出，小腹有重坠感。舌淡嫩，苔薄腻，脉虚无力。

病机分析：劳累过度，或饮食失节，脾胃受伤，中气不足，升举无权。中气不足，脾气虚弱，统血失司，冲任不固，故月经先期、量多色淡、质较清稀；脾胃虚损，气血乏源，内不能滋养脏腑，外无以荣色充脉，因而神疲乏力、动辄气短汗出、面色㿠白、舌淡嫩、脉虚无力；中气亏虚，升举无力，小腹有重坠感；苔薄腻为脾气虚弱，湿邪内阻的现象。

治疗法则：补益中气以固冲任。

主要方药：补中益气汤。取黄芪、人参、甘草补益中气；升麻、柴胡升举中阳；白术健脾化湿；陈皮理气和中；当归养血和血。如经多不止，可适加牡蛎、龙骨、棕榈炭固涩止血；中气不足，湿邪较甚，症见怠惰嗜卧、头脑昏重者，可用升阳益胃汤补中益气，升阳化湿。

3. 气血两亏

临床表现：月经先期，量多色淡红，质较清稀，兼有面色无华，头晕心悸，少寐，倦怠无力。舌质淡，脉小弱。

病机分析：素体虚弱，气血亏损；或脾胃不健，气血来源不足。气不摄血，冲任失固，故月经先期、量多色淡红、质较清稀；气血不足，不能上充头面，因而面色无华、头晕；心主血，血少心无所主，而为心悸少寐；血亏气弱，肌肉筋脉失于濡养，故倦怠无力；舌质淡、脉小弱均为气血不足之明证。

治疗法则：补脾益血以固冲任。

主要方药：归脾汤。取人参、黄芪、白术、甘草补脾益气，为方中主药。配当归养血和血，茯神、远志、酸枣仁、龙眼肉安神定志，木香理气悦脾。若经多不止，可酌加牡蛎、龙骨固涩止血。

附：病案举例

1. 血中郁热

陈某，36 岁，1977 年 4 月 20 日诊。月经先期半年，每次经来提前 8～10 天，甚至月来 2 次，曾服清经汤、丹栀逍遥散和黑归脾丸等无显效。顷诊月经适来 1 天，量较多，色紫红，质稠黏；兼有心烦不安、口干唇燥、牙龈肿痛，无腰酸腹痛。舌红苔黄糙，脉滑带数。此属火热郁伏于血，累及冲任。治当清胃泻火，以除血中邪热。

处方：炒黄连、绿升麻、人中白各 6g，炒生地黄 24g，焙牡丹皮、炒当归、生白芍各 9g，炒黄芩、炒麦冬各 12g，茜草炭 15g。

5 剂后，月经已净，心烦不安、口干唇燥、牙龈肿痛均消失，舌色仍红，脉稍数。

原方去人中白，加生甘草 4.5g。

又 7 剂后，食欲、睡眠、二便均正常，舌红转淡而苔中微光，脉小滑。盖为血中郁热近去，胃阴受伤。拟滋养胃阴，阴液充足，热无所生。

处方：炒麦冬、炒生地、北沙参、炒玉竹、川石斛各 12g，炒当归、生白芍各 9g，炒薏苡仁、生山药各 15g。

又 15 剂后，月经 27 天后来潮，经色如常，经量减少，余无他症，仍以原方略作加减，15 剂。

2. 中气不足

陆某，39 岁，1978 年 10 月 3 日诊。月经先期年余，近两个月来症势加剧，月来 2 次，量多色淡，质清如水。诊时月经适来半天，面色㿠白，神疲乏力，气短，小腹有空虚和下坠感，大便不实，食欲不佳，舌淡嫩，苔薄腻，脉虚无力。证属中气不足，升举无权，冲任不固。治当补益中气，以固冲任。

处方：炙黄芪 20g，红参（另炖）6g，炒白术、当归炭、棕榈炭各 12g，炙升麻、炒柴胡各 4.5g，炙甘草、陈皮、炙鸡内金各 9g，南芡实 15g，炒山药 18g。

5 剂后，月经干净，患者自述此次经期缩短，经量减少，饮食好转。原方去棕榈炭，红参易党参 18g，当归炭易炒当归。

又 7 剂，面色转为淡红带黄，小腹空虚和坠感近除，食欲已振。原方去鸡内金；加红枣 6 枚，生姜 3 片。

又服 15 剂后，月经未见提前来潮。

再服 7 剂，患者自述月经来潮，经量、色泽均正常。

原方续服 7 剂后，改用补中益气丸 500g，每次 6g，每日 3 次，以巩固疗效。

二、月经过多

月经过多，是指月经周期不变，而经量明显超过正常，或经期时间延长，而经量亦因此增多而言，多由血热和气虚所致。因血得热则妄行，流溢失常；气虚则摄纳无权，故出现经来量多。

本病的一般治疗：如血热妄行，常用先期汤之类清热凉血；气虚下血，常用举元煎、归脾汤补益气血。

本病经上述的一般辨证治疗后效果不佳者，可从脾胃论治。血热妄行，多用清胃泻火法，以治中焦邪热；气虚下血，常益气升阳以固冲任。

1. 血热妄行

临床表现：经来量多，色深红或紫红，质稠黏有小血块，兼腰腹胀痛，心烦口渴，面红唇干，小便短赤。舌红苔黄，脉象滑数。

病机分析：素体阳盛，火热偏胜；或过食辛燥之物，热邪内伏所致。火热内盛，累及冲任，故经来量多、色深红或紫红、质稠黏有小血块；气有余便是火，火热之病必是气盛，气火壅滞，络脉被阻，因而腰腹胀痛；邪热壅盛，扰动心神则心烦，上冲头面则面红，灼伤胃津则口渴唇干，下迫膀胱则小便短赤；舌红苔黄、脉象滑数亦为火热内盛的征象。

治疗法则：清胃泻火以除冲任邪热。

主要方药：清胃散。取黄连直折胃火；生地黄、牡丹皮凉血清热；当归养血和血；升麻既为阳明引经之药，又能清解热毒。若胃阴受伤者，可加石斛、白茅根生津凉血；腰腹胀痛剧者，可加香附、川楝子理气止痛；如阴伤及气，无腰腹胀痛及下血块者，可加生晒参益气生津、固经止血。

2. 气虚下血

临床表现：经来量多，色淡清稀，兼有面色㿠白，神疲乏力，动辄气短心悸，小腹有空虚、下坠感。舌质淡，脉虚无力。

病机分析：素体虚弱，中气不足；或劳累过度，脾气损伤，气虚下陷，冲任不固所致。气虚于下，损及冲任，故经来量多；气属阳，气虚火衰，不能化血为赤，因而月经色淡清稀；脾气虚弱，营血乏源，内不能滋养脏腑，外不能充脉荣色而为面色㿠白、神疲乏力、气短心悸、舌质淡、脉虚无力；中气不足，升举无力，血海空虚，故小腹有空虚、下坠感。

治疗法则：补益中气以固冲任。

主要方药：补中益气汤。取黄芪、人参、白术、甘草补益中气，柴胡、升麻升举清阳，当归养血和血，陈皮理气和中。如经血量多不止，可先用止血归脾汤加牡蛎、龙骨补气摄血。

附：病案举例

1. 血热妄行

吕某，28岁，1978年3月12日诊。月经过多两个月。诊时适潮，量多如崩，色紫红，质稠黏有血块；伴有心烦不安，口渴唇干，牙龈肿痛，口气秽恶，小便短赤，大便干结，舌质红，苔黄糙，脉滑数。此为邪热内伏，扰动冲任。治当清胃泻火，以除冲任热邪。

处方：炒黄连8g，炒生地黄30g，焙牡丹皮12g，绿升麻、人中白、生甘草各6g，炒当归、大黄炭、炒黄芩、制香附各10g，茜草炭15g。

5剂后，心烦、口渴、牙龈肿痛近除，月经于昨日干净，舌仍红，脉滑带数。原方去大黄炭、茜草炭、人中白；加炒白芍、川石斛各12g。7剂，并嘱此药服完后停服，至下次月经来潮时来诊。

4月18日来诊，患者自述月经来潮3天，经量、色、质近似正常，唯略有口渴、心烦，牙龈微有肿痛。原方略作加减，再服 7 剂。

后又来诊 1 次，仍以原方稍微增删。

2. 气虚下血

俞某，33 岁，1978 年 9 月 11 日诊。4 月前因劳累过度，身体日益瘦弱，上月起月经过多；兼有心悸气短，小腹空虚，下坠感，大便溏薄，饮食减少，舌质淡，脉虚无力。证属劳倦伤脾，中气下陷，损及冲任。治当补中益气，以固冲任。

处方：炙黄芪 30g，炒党参 18g，炒白术 12g，炒当归 9g，炙升麻、炒柴胡、陈皮、炙甘草各 6g，炮姜炭、炙鸡内金各 6g，红枣 8 枚。

7 剂后，月经 2 天前已净，心悸气短、小腹空虚下坠感明显好转，大便已实，余症如前。原方续服。

又 7 剂后，体力恢复，食欲见启，舌淡红，脉小缓，乃脾气渐复，气血有源。以丸易汤，用补中益气丸 500g，每次 6g，每日 3 次。

10 月 15 日来诊，月经来潮 4 天，经量、色、质正常，诸症均除。仍以补中益气丸 500g，巩固疗效。

三、月经停闭

女子一般于 14 岁左右月经开始来潮，但亦有至 18 岁来潮者，这均属正常范围。如超龄过久而月经未来，或曾来而又中断者，称为"经闭"。本病的发生，虽有多种原因，但不外乎气血亏损，血海空虚，无血可下；或寒凝气滞，脉道不通，经血不得下行所致。因此，临床常分为气血不足、气滞血瘀和寒湿凝滞等证候类型。

本病的一般治疗：如气血不足，常用八珍散补益气血；气滞血瘀，则常用妇人良方乌药散行气破瘀；寒湿凝滞，往往用温经汤温胞宫、散寒湿。

本病经用上述的辨证治疗后效果不显著者，可从脾胃论治。因脾与胃为气血生化之源、气机升降之枢纽，故《女科经纶》有"女子不月属胃病不能运化水谷论""女子不月属肠胃病及于心脾论"。同时，脾又主运化湿邪，凡湿盛之证，健脾无不奏效。

1. 气血不足

临床表现：月经停闭数月不行，兼有面色㿠白或萎黄，眩晕心悸，神疲乏力，食少。舌淡红，脉小弱。

病机分析：劳累过度，气血耗伤；或饮食不节，脾胃伤损；或生育过多，气血亏耗。营血虚少，冲任失养，血海不满，故月经不行；气虚脾弱，无以化生营血，脏腑肌肉筋脉失于充养，因而眩晕心悸、神疲乏力、脉象小弱；气血不足，不能荣润面舌而为面色㿠白或萎黄、舌质淡红；脾气虚弱，运化不健，故饮食少思。

治疗法则：补脾益中以生气血。

主要方药：加减补中益气汤。取人参、黄芪、白术、甘草补益脾气，为方中主要组成部分；配柴胡升发脾阳，神曲、麦芽悦脾醒胃，当归、白芍、川芎养血调经。如心悸少寐甚者，亦可用归脾汤补脾益气，兼以益血安神。

2. 气滞血瘀

临床表现：月经停闭数月不行，兼有胸脘痞满，或胁肋作胀，小腹疼痛按之更甚，饮食少思。舌质紫黯或紫点，脉沉弦或涩。

病机分析：情志不畅，肝气郁结，累及心脾，心气不和，脾气不化，气结血滞，胞脉阻闭；或因经期、产后余血未尽，凝结成瘀，胞络被阻。气为血帅，气机阻滞，帅血失司，冲任不畅，故月经停闭不行；肝郁气滞，疏泄之职失常则胁胀，累及于心则胸满，损及于脾则脘痞少食；气滞血瘀，瘀积血海，故小腹疼痛、按之更甚；舌质紫黯或紫点、脉沉弦或涩均为气滞血瘀的征象。

治疗法则：和脾理胃、行气导滞以调冲任。

主要方药：木香槟榔丸。取木香、陈皮、青皮、香附悦脾和胃，又能疏肝理气；槟榔、牵牛子、大黄、莪术破气导滞，以化瘀血；瘀血或湿阻均可化热，故以黄连、黄柏既能清胃肠之湿热，又可清胞宫之瘀热。亦可适加当归、三棱活血调经。若服上方疗效不显著者，可用枳实消痞丸加生山楂健脾益胃、调和气机，使血海之瘀自然得行。

3. 寒湿凝滞

临床表现：月经停闭数月，甚至半年以上不来潮者，兼有面色苍白，小腹冷痛，四肢不温，或脘痞恶心，大便不实，白带量多如水。舌质淡，苔白滑，脉濡缓或沉紧。

病机分析：经期、产时血室正开，风寒入侵；或过食生冷，寒邪客于冲任。寒湿之邪阻于冲任，血为寒凝，滞于血海，故月经停闭不行、小腹冷痛；寒湿内阻，阳气不能外达，因而面色苍白、四肢不温；脾喜燥恶湿，湿邪内蕴，脾胃运化不健，而为脘痞恶心、大便不实；寒湿内盛，浸淫带脉，故白带量多如水；其舌质淡、苔白滑、脉濡缓或沉紧亦为寒湿内盛的现象。

治疗法则：温振脾阳以驱除冲任之寒湿。

主要方药：附子理中丸。取附子、干姜温脾阳，散寒湿；人参、甘草补益脾气；白术健脾燥湿。若寒湿甚者，可加苍术、吴茱萸增强散寒燥湿作用；亦可酌加当归、川芎等活血调经之品，引诸药以入冲任。

附：病案举例

1. 气滞血瘀

孔某，31 岁，1978 年 10 月 19 日诊。经闭半年，小腹胀痛。近两个月来胃脘痞满，食少，大便干结，四五日一行，舌质紫黯，脉象沉弦。曾先后服桂枝茯苓丸、桃红四物汤等疗效不显著，经闭不行。此为气滞血瘀，冲任失调。脾胃为气机升降之枢纽，气为血帅，气行则血行。治以调脾理胃，行气导滞，以化瘀血。

处方：广木香、炒陈皮、炒青皮、制香附各 10g，炒槟榔、制大黄、炒当归、京三棱、蓬莪术各 12g，炒黑牵牛、炒黄连、炒黄柏各 8g。

5 剂后，月经来潮、色紫有块，小腹胀痛、胃脘痞满均有明显好转，大便通畅，每日 1～2 次，但饮食不启。改用枳实消痞丸加生鸡内金、山楂。

15 剂后，食欲已启，精神振作，唯两胁肋时有作胀。改成药逍遥丸、六君子丸各 250g，每次各 5g，每日 3 次。

2. 寒湿凝滞

方某，28 岁，未婚，1975 年 12 月 2 日诊。月经 5 月未潮，小腹时有冷感，大便不实近半年、日行 2～3 次，面色苍白，食少，白带量多如清水，舌苔白滑，脉象濡缓。曾服温经汤 30 余剂，未能获效。证属脾阳虚弱，寒湿客于冲任。治当温振脾阳，以驱除冲任之寒湿。

处方：熟附子（先煎）30g，淡干姜、炙甘草各 6g，炒党参 24g，炒苍白术各 12g，红枣 6 枚，炒麦芽 15g，炙鸡内金、炒川芎各 9g。

7 剂后，小腹冷感十衰其七，白带减少，大便已实，饮食见增，但经闭仍然不行，原方续服。

又 7 剂后，月经来潮，唯量少色淡，苔薄白，脉小缓，原方加炒当归 12g。

再 7 剂后，诸症近愈，但脉小缓少力，此脾气虚弱未复。拟归脾丸 500g，每次 10g，每日 3 次。

第二节　带下病

一、白带

白带，是指妇女阴道内流出的黏腻液体，如涕如唾，绵绵不断。此多由湿盛脾虚，清气下陷，脾精不守所致。但它的病机则不一，如湿蕴化热而成湿热为患；久湿酿痰则成湿痰为病；湿伤阳气而成阳虚气寒；八脉俱属肾经，湿淫带脉，累及于肾，而为肾气虚损；湿郁化热，热灼阴液而为阴虚带下。

本病的一般治疗：如湿热下注，常用龙胆泻肝汤或《世补斋医书》止带方清热利湿；肾虚寒湿，常用《女科切要》内补丸补肾阳，祛寒湿；脾气虚弱，详见"从脾胃论治"。

本病经用上述的辨证治疗后效果不显著者，可从脾胃论治。脾胃健旺，既无湿邪逗留，又得谷气以养诸脏。《傅青主女科》说："治法宜大补脾胃之气，稍佐以疏肝之品，使风木不闭塞于地中，则地气自升腾于天上，脾气健而湿气消，自无白带之患矣。"

1. 湿热下注

临床表现：白带绵绵，稠腻臭秽，阴痒，兼有小便短赤，胸闷纳呆，口苦而腻，或牙龈肿痛。舌质红，苔黄腻，脉濡数。

病机分析：过食肥甘厚味，聚湿生热；或洗浴用具不洁，湿浊内侵阴中，损及冲任带脉。湿热内蕴，带脉受伤，故白带绵下、稠腻臭秽、阴部作痒；邪热累及膀胱，分利失常，因而小便短赤；湿热中阻，脾胃运化失常，而为胸闷纳呆、口苦而腻；邪从火化，上犯齿龈，故牙龈红肿疼痛；舌质红、苔黄腻、脉濡数亦为湿热俱盛的明证。

治疗法则：清胃泻火以除下焦湿热。

主要方药：清胃散。取黄连苦寒泻火燥湿；升麻、生地黄、牡丹皮清热泻火；当归益血和血；亦可酌加茯苓、薏苡仁、椿根皮和脾利湿。若大便秘结者，可加大黄清热通便；如脾气不足，湿甚于热，可用升阳益胃汤健脾升阳、利湿清热。

2. 脾气虚弱

临床表现：白带量多，连绵不断，质稀稠，无臭气；兼有面色㿠白，神疲乏力，大便溏薄，小腹坠胀，舌质淡嫩，脉虚无力。

病机分析：饮食不节，或劳倦过度，脾气虚损，运化不健，水谷不能正化，聚湿为浊，湿浊下注。脾气虚弱，不能运化水谷精微，聚湿下流，故白带量多、连绵不断、质稀稠、无臭气；营血乏源，内外失荣，因而面色㿠白、神疲乏力、舌质淡嫩、脉虚无力；脾阳亏损，清气下陷，而为大便溏薄、小腹坠胀。

治疗法则：补脾益气、升提清阳以举带脉。

主要方药：补中益气汤。取黄芪、人参、白术、甘草补中益气为方中主要组成部分，配升麻、柴胡升发清阳。亦可适加山药、芡实、莲须之品，以增强补脾气、固带脉之功。

3. 肾虚寒湿

临床表现：白带量多，质稀清冷，终日淋漓不断，兼有面色苍白或黧黑，腰脚酸软，小便清长，大便不实。舌质淡，苔白滑，脉象沉迟。

病机分析：素体不足，肾阳虚弱；或纵欲无节，耗伤肾阳，任脉不固，带脉失约。肾阳不足，寒湿内阻，任脉失固，带脉不约，故白带量多、质稀清冷、终日淋漓不断；肾中元阳亏损，不能荣润于面，因而面色苍白或黧黑；腰为肾之府，肾又主下焦，肾元不足，府虚脚弱，因而腰脚酸软；肾阳虚损，命门火衰，不能下暖膀胱，上温脾阳，故小便清长、大便不实；舌质淡、苔白滑、脉象沉迟亦为肾阳亏损，寒湿内阻之征。

治疗法则：温脾散寒以振肾阳、固任约带。

主要方药：附子理中丸。取附子、干姜温脾散寒；人参、甘草补益脾气；白术健脾燥湿。亦可酌加黄芪增强补益脾气作用。如大便泄泻者，可加肉豆蔻、赤石脂益脾涩肠；白带反复不止者，可酌加煅牡蛎、煅龙骨固涩止带。

附：病案举例

1. 湿热下注

沈某，32岁，1976年8月2日诊。近1月来白带量多稠腻而臭秽，阴痒，兼有胸闷脘痞，食少，口苦，齿龈肿痛，小便短赤，大便秘结。舌质红，苔黄腻，脉濡数。服过龙胆泻肝丸、世补斋止带方等，疗效不佳。此为湿热内蕴，浸淫带脉。治当清胃泻火，以除下焦之湿热。

处方：炒黄连、升麻各6g，生地黄、牡丹皮各12g，椿根皮、生薏苡仁、茯苓各15g，炒当归、制大黄、车前子、炒黄芩各9g。

5剂后白带显著减少，大便得畅，阴痒好转，食欲稍启。原方去大黄，加生白术9g。

又7剂后，诸症近除，唯神疲乏力，食欲虽启，还未复常，改用参苓白术散7剂。

2. 脾气虚弱

俞某，39岁，1977年3月14日诊。白带两个月，量较多，质稀稠，无臭气，面色㿠白，神疲乏力，大便不实，小腹坠胀且阴户有下坠感。舌淡嫩，苔薄白，脉虚无力。此属脾虚气陷，带脉失约。治当补中益气以助带脉约束。

处方：炙黄芪30g，炒党参18g，炒白术12g，炙甘草、炙升麻、炒柴胡各6g，炒当归、陈皮、湘莲须各9g，炒山药、南芡实各15g。

7剂后，白带十去其七，精神得振，小腹、阴广下坠感已除，原方续服。

又7剂后，诸症消失。改投成药补中益气丸250g，每次6g，每日3次，以巩固疗效。

二、黄带

黄带，是指带下色黄黏腻或伴臭秽气。成因大多为湿热内蕴，浸淫任带两脉；或思虑太过，或劳累过度，脾气受伤。《傅青主女科》说："黄带为任脉中湿热不得化，煎熬成汁，变而为黄。"《女科证治约旨》说："因思虑伤脾，脾土不旺，湿热停聚，郁而化黄，其气臭秽，致成黄带。"

本病的一般治疗，为湿热内阻者，常用《世补斋医书》止带方祛湿清热；中气虚弱者，多用完带汤益气除湿。

本病经上述祛湿方药治疗后疗效不显者，可从专治脾胃的角度进行选方遣药，往往能获较好效果。

1. 湿热内阻

临床表现：黄带量多，稠腻臭秽，兼有口干味苦，小便短赤，或齿龈肿痛，或阴部瘙痒，或阴中肿痛。舌质红，苔黄腻，脉濡数。

病机分析：久居潮湿之地，或涉水冒雨，或嗜食肥甘厚味，聚湿化热，湿热浸淫任带两脉。湿热内蕴，化火酿毒，浸淫任带两脉，故黄带量多、稠腻臭秽、阴部瘙痒，或阴户肿痛；热甚于湿，邪干于上，因而口干味苦、齿龈肿痛；湿热下迫膀胱，水液受灼而为小便短赤；舌质红、苔黄腻、脉濡数亦为湿热内盛的表现。

治疗法则：清胃泻火以除任带湿火邪毒。

主要方药：清胃散。取黄连苦寒燥湿泻火；牡丹皮、生地黄凉血清热；当归和血调任；升麻既能清热解毒，又为阳明引经之药。若湿火甚者，可配用泻心汤泻火解毒；大便秘结者，可配用调胃承气汤泄热通便。

2. 脾气虚弱

临床表现：带下淡黄，量多质稀如水，连绵不断，无臭气；兼有面色㿠白，神疲乏力，大便溏薄，舌淡苔腻，脉缓而弱。

病机分析：饮食不节，劳倦过度，脾气虚损，水谷不能正化，聚湿成浊，累及任带。脾气虚弱，湿邪内生，清阳不升，带脉失举，故带下淡黄、量多质稀如水、连绵不断、无臭气；后天之母不足，气血乏源，内不能充养脏腑，外不能荣润色脉，因而面色㿠白，神疲乏力，舌淡脉弱；苔腻脉缓为脾弱湿停之象。

治疗法则：补脾升阳以举带脉。

主要方药：补中益气汤。取黄芪、人参、甘草补益脾气，白术健脾燥湿，陈皮调气和中，当归和血安任，升麻、柴胡升举清阳。若上方服后疗效不显著者，可用举中汤补气升陷；如脾胃虚弱又兼湿热内盛者，可用升阳益胃汤补脾益胃、升阳化湿。

附：病案举例

1. 湿热内阻

何某，36岁，1975年8月27日诊。1周来带下增多，色黄臭秽；昨日起阴中热痛，外阴瘙痒，小便短赤，大便3日未解，心烦不安，口中干苦，舌质红，苔黄腻中干，脉象濡数。患者半月来一直服易黄汤，但疗效不佳。证属湿热内盛，势欲化火酿毒。治当清胃火，以除任带之湿热。

处方：炒黄连、绿升麻各6g，粉牡丹皮、生地黄各15g，生当归9g，制大黄、天花粉、炒黄芩各12g，生甘草4.5g。

配合外洗方：芒硝、蛇床子、苦参各15g，青黛、芦荟各9g，煎汤坐浴。

内服外洗各3剂后，带下显著减少，阴中热痛已除，大便通畅，日行2次，唯阴痒仍作。原方去天花粉，加苍术10g；外洗方去芦荟，加川椒9g。

又5剂后，诸症十衰八九，二便如常，舌淡红，苔薄黄，脉小滑。此为湿热毒邪近去，病去减其制，改用易黄汤加减，5剂，告瘳。

2. 脾气虚弱

张某，41岁，1977年10月8日诊。黄带半载，曾用止带方、易黄汤等燥湿清热之方，均无效果。诊时带下淡黄，量多如水，连绵不绝，无臭气；神疲乏力，大便时有不实，舌淡苔净，脉虚无力。此为脾气亏损，清阳下陷，损及任带。治宜补中益气以固任带两脉。

处方：炙黄芪30g，炒党参18g，炒白术12g，炙升麻、炒柴胡、炙甘草各6g，炒当归、陈皮各9g，炒山药、南芡实各15g。

7剂后，带下十去六七，精神明显好转，大便已实，原方续服7剂，告愈。

三、赤带

赤带，是指带下色红，似血非血，诚如《傅青主女科》所说："妇人有带下而色红者，似血非血，淋漓不断，所谓赤带也。"本病的成因，多为湿热下注，损及任带；或心肝火炽，阴血受伤，累及任带；或脾气不足，无力统摄血液所致。

本病的一般治疗：如湿热下注，常用《世补斋医书》止带方清热利湿；心肝火炽，则用清心莲子饮、芩连四物汤、胶艾四物汤之类清心养肝，和血止带；气不摄血，详见"从脾胃论治"。

本病经用上述的辨证治疗后效果不显著者，可从脾胃论治，使清阳得升，浊阴得降，清升浊降，湿热自化，火邪自息，中气自复，带下自然而止。

1. 湿热下注

临床表现：赤带时下，黏腻臭秽，或阴中热痛，兼有口干口苦，或牙龈肿痛，小便短赤。舌质红，苔黄腻，脉象濡数。

病机分析：饮食不节，脾运失健，聚湿生热；或经行、产后湿热外客；或房事所伤，湿热内蕴，浸淫任带所致。湿热内阻，损及任带两脉，故赤带时下、黏腻臭秽；湿从火化，湿火下注阴中，因而阴中热痛；热甚于湿，邪扰于口，而为口干味苦、牙龈肿痛；邪累膀胱，水道分利失常，故小便短赤；舌红、苔黄燥、脉濡数亦为湿热内盛的征象。

治疗法则：清胃凉血以除任带邪热。

主要方药：清胃散。取黄连苦寒泻胃火，燥脾湿；生地黄、牡丹皮清热凉血；当归和血调任；升麻既能清热解毒，又为阳明引经之品。如大便秘结，可加大黄泻火通便。

2. 心肝火炽

临床表现：赤带或多或少，稠腻腥秽，兼有头晕目眩，心悸寐少，胁肋作痛，口干咽燥。舌质红，苔黄燥，脉小弦数。

病机分析：肝郁不畅，气火内炽，心血被耗，损及任带。心肝火盛，冲任夹热，带脉受伤，故赤带或多或少、稠腻臭秽；营阴不足，心肝血虚，因而头晕目眩、心悸寐少、口干咽燥；胁肋为肝经循行之处，肝气不畅而为胁肋作痛；舌质红、苔黄腻、脉小弦数亦为心肝血虚、营阴亏损的征象。

治疗法则：滋养胃阴以化生营血、充养任带。

主要方药：益胃汤。取北沙参、麦冬、玉竹滋养胃阴，胃阴充足，转输于心肝，既能充养心肝之营血，又能制心肝之火邪。生地黄既有滋养胃阴之功，又有凉血安任之效。亦可适加阿胶、当归、白芍养血敛阴。如火邪甚者，可酌加栀子、黄连之品，以清泻火邪。

3. 气不摄血

临床表现：赤带色淡，经久不止，兼有面色无华，神疲乏力，食欲衰减，大便不实。舌质淡，脉缓弱。

病机分析：劳累过度，脾气受伤；或肝血不足，肝气乘脾，中气受伤。脾气虚弱，统血失司，累及冲任，故赤带色淡、经久不止；气虚则血亦虚，气血俱亏，内不能养脏腑，外不能荣色脉，因而面色少华、神疲乏力、舌淡脉缓弱；脾胃虚损，运化不健，而为食欲衰减、大便不实。

治疗法则：补脾益气以摄血止带。

主要方药：归脾汤。取黄芪、人参、甘草补益脾气；白术健脾化湿；木香醒脾和中；当归、酸枣仁、龙眼肉等养营血，调冲任。若中气下陷者，可适加升麻、葛根升发清阳之气。

附：病案举例

1. 湿热下注

葛某，35岁，1974年5月8日诊。赤带1周，质黏腻而臭稠；自觉阴户中热痛难忍，口干口苦，牙龈肿痛，胸中烦闷，大便秘结，小便赤涩，舌质红，苔黄腻，脉象濡数。投止带方加减5剂无效。此属湿热内阻，热甚于湿，累及任带。拟清胃泻火，以除任带邪热。

处方：川黄连、绿升麻各6g，焙牡丹皮12g，炒生地黄18g，炒当归、炒黄芩、炒栀子、制大黄各9g，生甘草4.5g，地榆15g。

5剂后，赤带近止，阴中热痛消失，余症均减，舌仍红，脉小滑带数，病去减其制。原方去栀子、地榆、大黄，加炒白术9g，7剂。

2. 心肝火炽

韦某，37岁，1977年10月22日诊。赤带3月，时多时少，稠腻腥秽；伴有头目眩晕，心悸少寐，口干咽燥，形体瘦弱，舌光红，脉略数。曾投清心莲子饮、六味地黄丸等，疗效不显著。证属心肝火炽，阴液已伤。治拟滋养胃阴，意取胃为水谷之海，以生营阴。以益胃汤加味。

处方：北沙参、炒麦冬、炒天冬、炒玉竹、鲜石斛各12g，鲜生地黄30g，冰糖15g，炒阿胶、炒当归、生白芍、生栀子各9g。

5剂后，赤带明显减少，眩晕、心悸、少寐、口干、咽燥均有好转，鲜生地黄易干生地黄15g，原方续服。

又7剂后，赤带已止，口干、咽燥近除，唯头晕、少寐仅衰其半，舌中微光红，脉小弦稍数，此为火邪渐去，阴液将复，但心肝之血仍虚。原方去栀子，加制首乌、炒酸枣仁各12g。

第三节　妊娠病

一、恶阻

恶阻，又称妊娠恶阻，古代亦有称"子病"（《产宝》）、"病儿"（《扁鹊新书》）、"病食"（《坤元是保》）、"阻病"（《产经》）等。此指妊娠第两三个月，恶心呕吐，恶闻食气，食入即吐，头目眩晕，心中烦闷等而言。《胎产心法》说："恶阻，即恶心而饮食阻隔之义也。"本病的发生原因，多由怀孕后冲脉之气上逆，胃失和降所致。临床可分脾胃虚弱、肝胃不和、胃热津伤和痰浊阻胃等证候类型。

本病的治疗原则，大都主张从脾胃论治，以调气和中、降逆止呕为主。

本病虽由冲脉之气上逆为病，但不能直接平降冲脉逆气，以免损伤胎元，故常用调理脾胃之法，使上逆之气随胃气下行，胃和则胎安。

1. 脾胃虚弱

临床表现：妊娠二三月，恶心呕吐，脘腹闷胀，不思饮食，或食入即吐，口淡乏味，困倦思睡。舌淡苔白，脉缓滑无力。

病机分析：脾胃素虚，运化不健，受孕之后，月经停闭，血海不泻，冲脉之气上逆，冲脉隶于阳明，胃气不能顺降。血盛于下，气逆于上，胃气失于和降，故妊娠二三月恶心呕吐、不思饮食、或食入即吐；脾胃虚弱，湿邪内阻，运化不健，因而脘腹闷胀、口淡乏味；中阳不足，清浊相混，浊气不降，清气不升而为困倦思睡；脾胃俱弱，气血乏源，无以荣舌充脉，故舌质淡、脉缓无力；苔白则为脾虚湿阻现象，脉滑为胞宫胎孕之征。

治疗法则：补脾益胃，调气降逆。

主要方药：香砂六君子汤。取人参、白术、甘草补益中气；茯苓渗湿和脾；半夏降逆止呕；砂仁、木香、陈皮理气行滞，悦脾醒胃。若兼脾胃阳虚，寒邪中阻，可酌加干姜、丁香温中散寒。

2. 肝胃不和

临床表现：妊娠初期，呕吐频作，或吐酸嗳气，饮食不思，胸闷胁胀，脘痞腹满，头胀且晕，精神抑郁。舌苔薄黄腻，脉象弦滑。

病机分析：平素情怀不畅，肝失条达，孕后血聚于下，肝血不足，肝气偏盛，横逆犯胃。肝气横逆，胃气不和，故呕吐频作、或吐酸嗳气；肝脉夹胃贯膈，肝气上逆，因而胸闷；胁肋为肝之分野，肝气郁结，而为胁胀；胃气不和，累及于脾，气机不畅，运化失健，故脘痞腹满、饮食不思；气盛阳亢，上犯清空，因而头胀且晕；肝郁气滞，情志不畅，则为精神抑郁；舌苔薄黄腻、脉弦滑亦属肝胃不和，胞宫胎孕之象。

治疗法则：和胃顺气以舒肝郁。

主要方药：黄连紫苏汤。取紫苏、佛手柑、代代花和胃调气；久郁气滞，易从火化，故以黄连、竹茹清胃泻火；鸡内金、谷芽运脾醒胃；甘草调和诸药，兼益脾胃。

3. 胃热津伤

临床表现：妊娠初期，干呕嘈杂，口干唇燥，饮食少思，或大便干结。舌质红，苔黄或光干，脉小滑数。

病机分析：胃中素有伏热，津液受伤；再以胞宫胎孕，冲脉之气上逆，胃气不能顺降。胃热灼津，气逆于上，故干呕；胃中邪热，时动时伏，因而嘈杂时作；胃津不足，上不能滋养口舌则口干唇燥、苔黄燥或光干，下不能濡润大肠则大便干结；舌质红、脉小滑数为胃火偏盛，气失顺降，子宫孕育之象。

治疗法则：清胃生津以降气逆。

主要方药：竹茹黄连汤。取竹茹、黄连清胃止呕；石斛、麦冬滋养胃阴；芦根、枇杷叶生津清热，降气平逆；代代花、谷芽调气醒胃；生甘草清热益中，兼调诸药。

4. 痰浊阻胃

临床表现：妊娠初期，呕吐痰涎，口中淡腻，胸闷脘痞，饮食不下，或兼头重且晕，心悸气短。舌苔白腻，脉缓滑。

病机分析：脾胃阳虚，痰浊中停，怀孕后经血下聚，痰浊随冲脉之气上逆所致。中焦痰浊，随气上逆，故呕吐痰涎；中阳不足，痰浊内停，纳运失司，因而口中淡腻、胸闷脘痞、饮食不下；浊邪上凌，心神不宁，肺气失降而为心悸气促；阴邪上蒙，清阳被遏，故头重且晕；苔白腻、脉缓滑亦为痰浊中停之象。

治疗法则：健脾和胃，化痰降逆。

主要方药：平胃散合小半夏加茯苓汤。取平胃散燥湿健脾；小半夏加茯苓汤化浊祛痰、降逆止呕。亦可酌加砂仁、木香悦脾醒胃。若呕吐剧者，可加公丁香、藿香化浊止呕。

附：病案举例

1. 肝胃不和

沈某，26 岁，1975 年 11 月 27 日诊。妊娠两个月，半月来时有恶心，前日起呕吐频作，或泛酸水，或嗳气，口苦，食少，胸闷脘痞，胁肋不舒，头胀且晕，略有畏寒，舌苔薄黄，脉弦滑。此为孕后血聚，肝血不足，肝气偏盛，横逆犯胃之候。治当和胃调中，以舒肝气。

处方：炒黄连、代代花、生甘草各 4.5g，紫苏、陈皮、炙鸡内金各 6g，姜竹茹、佛手柑各 9g，炒谷芽 12g，生姜 2 片。

3 剂后，呕吐明显轻减，泛酸嗳气已止，畏寒消除，饮食增进，余症均有好转。原方加炒白术 6g，5 剂。

2. 痰浊阻胃

张某，28 岁，1977 年 6 月 2 日诊。妊娠七旬，反复呕吐近半月，1 周来呕吐增剧，吐出物似痰似水，胸闷脘痞，饮食减少，口淡无味；兼有头重而晕，心悸气短，思睡少言，舌苔白腻，脉象缓滑。证属素有痰浊中阻，孕后经血下聚，痰浊随冲脉之气上逆所致。治当健脾和胃，化痰降逆。

处方：厚朴花、陈皮、姜半夏各 6g，制苍术 9g，白茯苓 12g，生姜 4 片，缩砂仁、炙甘草各 3g，广藿香 4.5g，公丁香 1.8g。

5 剂后，呕吐已止，心悸气短消失，饮食已启，余症俱减，唯体倦乏力，脉来少神。改用香砂六君子汤，7 剂。

二、胎动不安

胎动不安，又称胎气不安，简称胎动，是指胎儿频频躁动，腹中痛且有坠感，甚则阴道流血等。其多由冲任不固，不能摄血养胎所致。冲为血海，任主胞宫，冲任得固，胎元生长发育正常。如气虚、血虚或肾虚，或外伤，损及冲任，均会产生本病。

本病的一般治疗，除中气虚弱采用补益脾胃外，如营血不足，常用《金匮要略》胶艾汤养血安胎；肾气亏损，常用《医学衷中参西录》寿胎丸固肾安胎；外伤冲任，常用《医学正传》胶艾汤益气养血，固冲安胎。

本病经用上述的辨证治疗后疗效不明显者，可从脾胃论治。脾胃健旺，气血来源充足，升清降浊如常，冲任之气得固，胎动不安自然宁矣。

1. 中气虚弱

临床表现：妊娠胎动下坠，腹痛腰酸，阴道不时下血，色淡红如水，面色㿠白，神疲乏力，食欲减退，大便不实。舌淡苔白，脉缓滑无力。

病机分析：孕妇体弱，中气不足，冲任不固，无力载胎。脾胃亏弱，气虚不能摄血载胎，故胎动下坠、腹痛腰酸、阴道下血、色淡红如水；气血乏源，脏腑失养，皮脉不荣，因而面色㿠白、神疲乏力、舌质淡、脉缓滑无力；脾虚胃弱，纳运无权，而为食欲减退、大便不实。

治疗法则：补脾益胃以助生血安胎。

主要方药：六神散。取人参、黄芪、甘草补中益气；配白术、扁豆、茯苓益气健脾，渗湿和中；生姜、红枣调和脾胃。若阴道下血多者，可酌加阿胶珠、艾绒炭止血安胎。

2. 营血不足

临床表现：妊娠胎动下坠，小腹坠胀，腰部酸重，或腹痛下血，兼面色无华、心悸少寐，皮肤干燥。舌淡红，脉小弱稍滑。

病机分析：素体营血虚少，孕后恶阻甚重，水谷精微来源不足，无以化生营血，滋养胎元。胎赖血以生长，血虚则冲任不固，胎元失养，故胎动下坠、小腹坠胀、腰部酸重、或腹痛下血；脾胃失健，营血乏源，因而面色无华、心悸少寐、皮肤干燥、舌淡红、脉小弱；脉稍滑为胞宫胎孕存在之征。

治疗法则：补脾益气以生营血。

主要方药：归脾汤。取人参、黄芪、甘草补益脾气；白术培土健脾；木香悦脾醒胃。亦可酌用酸枣仁、当归等益血之品。若营血虚少，阴火旺盛，心烦不安，口干咽燥，舌质红，脉小滑数，宜用益胃汤滋养胃阴以化生营血。

3. 肾气亏损

临床表现：妊娠腰部酸重，小腹坠胀，或阴道流血，头晕耳鸣，腿膝软弱，小便频数，舌质淡，脉小滑尺沉弱。

病机分析：禀赋不足，肾气虚弱；或孕后房事不节，耗伤肾气，无力系胎所致。肾气亏损，冲任不固，胎失所系，故小腹坠胀、阴道流血；肾虚髓海不足，因而头晕耳鸣；肾弱不主脚膝而为腿膝软弱；肾亏膀胱失约，则为小便频数；舌淡、脉小尺沉弱为肾气虚弱之征，脉滑则为胎孕之象。

治疗法则：补益中气以助益肾固胎。

主要方药：补中益气汤。取黄芪、人参、甘草补益中气，俾脾胃之气健旺，清阳升举，以助肾气系胎；白术、陈皮悦脾安胎；当归养血和营，并引气药入血以和阴；升麻、柴胡升发清阳。若阴道出血多者，可酌加阿胶珠、艾绒炭益血止血。

4. 外伤冲任

临床表现：跌仆闪挫，或持重远行，胎动下坠，腰部酸重，小腹疼痛，或阴道流血，小便频数，舌淡红，脉滑少力。

病机分析：跌仆损伤，或负重过度，伤及冲任；跌仆伤血，闪挫伤气，负重远行亦伤气，均能损及冲任，影响系胞，故胎动下坠、腰部酸重、小腹疼痛、或阴道流血；胞宫与膀胱同居小腹中，胎动不宁，因而小便频数；舌淡红，脉滑无力为气血损伤，胎元受累之征象。

治疗法则：补脾益胃，升举清阳以助固冲安任。

主要方药：举中汤。取黄芪、党参、山药、芡实补益脾气，脾气得升，则孕胎不坠；金雀根益气活血，瘀去则新血自生；升麻升发阳气；桑螵蛸、覆盆子涩精缩尿。若阴道下血多者，可适加阿胶珠、艾绒炭固冲止血。

附：病案举例

1. 营血不足

钱某，26岁，1969年7月8日诊。妊娠3个月。近5日来小腹坠胀，时有隐痛，阴道流血，腰酸神疲，形体瘦弱，面色无华，心悸少寐，舌淡红，苔中光，脉小滑无力。此属营血不足，血不养胎之候。先以胶艾汤4剂无效，后改归脾汤补脾益气以资营血。

处方：炙黄芪24g，炒党参15g，炒白术、茯神、炒当归、炒酸枣仁各9g，炙甘草、广木香各6g，生山药18g，生地炭12g，红枣6枚。

3剂后，小腹隐痛坠胀、阴道流血均除，余症亦有明显好转。原方续服5剂。

2. 肾气亏损

邱某，31岁，1971年11月29日诊。患者口述曾滑胎2次，此次怀孕7个月。昨日起腰部酸重，小腹坠胀，阴道有少量流血，头晕耳鸣，腿膝软弱，小便频数。舌淡苔净，脉小滑尺沉弱。此乃为肾气不足，无力系胎之候。治肾犹恐取效缓慢，试从脾论治，速举下坠之胎。

处方：炙黄芪30g，红参（另炖分冲）6g，炒白术、炒归身各9g，炙升麻、炒柴胡、炒陈皮各6g，炙甘草4.5g，炒山药、南芡实各15g，阿胶珠12g。

5剂后，阴道流血已止，小腹坠胀、小便频数明显好转，腰酸腿软、头晕耳鸣有所轻减，原方红参易炒党参15g。

又5剂后，小腹坠胀消失，余症亦近罢，但素体虚弱，肾气不足。再以寿胎丸加黄芪、党参、山药、甘草脾肾双补，巩固疗效。

三、胎漏下血

胎漏下血，又称胞漏或漏胎。此指妊娠后，阴道不时下血，或时下时止，但无腹痛者。《医宗金鉴》说："孕妇无故下血，或下黄豆汁，而腹不痛者，谓之漏胎。"本病与胎动不安不同，胎动不安常有腰部酸重、小腹疼痛坠胀，而本病无此症状。

本病大都由于孕妇素质虚弱，中气不足，冲任不固；或素体阳盛，孕后阴血汇聚养胎，阳气更甚，扰动血海所致。故临床常分为中气不足和血热阳盛两种证候类型。

本病的一般治疗，如中气不足，常用景岳举元煎益气升阳；血热阳盛，常用景岳保阴煎清热养血。

本病经上述的辨证治疗后效果不佳者，如中气不足，可改用归脾汤之类方药治疗；血热阳盛，可从胃论治，滋养胃阴以化生阴血，制止阳热。

1. 中气不足

临床表现：妊娠阴道不时下血，或时下时止，血色淡红如豆汁或如黄水，兼有面色㿠白，神疲体倦，食少。舌质淡，脉缓滑无力。

病机分析：孕妇素体虚弱，脾胃之气不足，不能统摄血液，中气亏弱，统血无权，冲任不固，故阴道不时下血、或时下时止，血色淡红如豆汁或如黄水；脾胃虚弱，气血乏源，内不能滋养脏腑，外不能充脉荣色，因而面色㿠白、神疲乏力、舌质淡、脉缓无力；脾胃不健，运化失常而为少思饮食；脉滑为胞宫有孕之象。

治疗法则：补脾益气以助固冲止血。

主要方药：止血归脾汤。取红参、黄芪、甘草补脾益气；白术健脾化湿；木香悦脾和中；仙鹤草止血益气；紫珠草止血安络；当归炭养血止血；海螵蛸收涩止血。若阴道出血较多者，可加阿胶珠、艾绒炭安冲止血。

2. 血热阳盛

临床表现：妊娠阴道流血，色鲜红，兼有心烦不安，口干咽燥，甚则渴喜冷饮，小便短赤。舌质红，苔黄燥，脉滑数。

病机分析：素体阳盛，孕后阴血集聚养胎，阴不制阳，阳气更甚，扰动血海。热伏冲任，迫血妄行，故阴道流血、色鲜红；邪热内盛，上扰心神而为心烦不安；热盛伤阴，胃津不足，因而口干咽燥，甚则渴喜冷饮；邪热内伏，累及膀胱，故小便短赤；舌质红、苔黄燥、脉滑数为妊娠血热阳旺，扰动冲任的征象。

治疗法则：滋养胃阴以清冲任血热。

主要方药：益胃汤。取麦冬、生地黄、玉竹、沙参、冰糖滋养胃阴，胃中阴液充足，既能化生营血，又能清泄邪热，不止血而血自止。若阴中流血多者，亦可酌加旱莲草、阿胶珠清热止血；口渴甚者，宜加石斛、生白芍生津敛阴。

附：病案举例

血热阳盛：吴某，29岁，1969年7月4日诊。妊娠七个月，3日来阴道少量流血，色鲜红。昨日下午起流血增多，无腹痛腰酸，兼有口干咽燥，常喜饮水，心烦不安，小便短赤。舌质红，苔中光干，脉小滑数。证属阳盛血热，冲任被扰。治当滋养胃阴，以制阳热。

处方：鲜生地黄（捣汁）30g，干生地炭、炒麦冬、肥玉竹、北沙参各15g，冰糖12g，鲜石斛18g，生白芍、阿胶珠各9g，旱莲草21g。

3剂后，阴道出血显著减少，心烦不安、口渴咽燥已除。原方去鲜生地，加侧柏叶

15g。

5剂后，阴道出血已止，但尚有口干，苔中光微干，脉小滑稍数。此为血热已去，阴虚未复。原方去旱莲草、侧柏叶，生地黄炭易生地黄，续服5剂。

第四节 产后病

一、恶露不绝

恶露不绝，又称恶露不尽，或恶露不止，是指产后2~3周甚至更久恶露仍未干净，淋漓不断而言。恶露不绝，其量一般不多，不像崩中漏下之血下量多，故《胎产心法》说："产后恶露不止，非如崩漏暴下之多也。"本病的产生原因，多由素体虚弱，再以产后气血虚损，气虚不能摄血；或瘀血内阻，新血不得归经；或阴虚血热，迫血妄行所致。《胎产心法》认为本病的成因："由于产时伤其经血，虚损不足，不能收摄，或恶血不尽，则好血难安，相并而下，日久不止。"《女科经纶》则归纳为3条：一为虚损脏腑夹热，二为血滞不化，三为肝脾经病。张景岳多主血热。

本病的一般治疗，除气不摄血从脾胃论治外，如血热妄行，常用景岳保阴煎清热止血；瘀血内阻，则用佛手散或钱氏生化汤活血行瘀。

本病经上述的辨证治疗后效果不甚明显者，可从脾胃论治。补脾益气即能摄血；清胃泻火尤善凉血；健脾理气既能生新统血，又能导瘀下行。

1. 气不摄血

临床表现：恶露不止，量多色淡，质清稀无臭气，兼有面色㿠白或萎黄，神疲身倦，或小腹有坠感。舌淡红，脉缓弱。

病机分析：素体亏弱，脾气不足，再以产时失血过多，气血俱虚。中气不足，统血失司，冲任不固，故恶露不止而量多；气虚则阳无所伸，阴寒内生，因而血色淡、质清稀无臭气；气少血亏，内不能濡养脏腑，外不能充荣脉色而为神疲身倦、面色㿠白或萎黄（萎黄为气血两虚，兼夹湿邪）、舌质淡、脉缓弱；脾气不足，升举失常，故小腹有下坠感。

治疗法则：补益脾气以摄阴血。

主要方药：止血归脾汤。取人参、黄芪、白术、甘草补益脾气，为方中主要组成部分。当归炭、紫珠草、仙鹤草益气血，安冲任；海螵蛸收涩止血；参三七止血化瘀；木香悦脾和中。若兼气虚下陷者，可加升麻、柴胡升举清阳；兼夹寒者，可加炮姜炭、艾绒炭温经止血。

2. 血热妄行

临床表现：恶露不绝，色鲜红或深红，质稠黏而有臭秽气；兼有面色潮红，口中干燥，或牙龈红肿，舌质红，脉滑数或细数。

病机分析：素体阳盛，再以产时失血，阳热更甚，逼血外出。热扰冲任，迫血下行，故恶露不绝、色鲜红或深红、质稠黏而臭秽；邪热内盛，上扰头面，因而面色潮红；热盛伤阴，胃津不能上承而为口中干燥；热炽化火，上灼牙龈，故牙龈红肿；舌质红、脉滑数或细数为邪热壅盛，内扰营血的征象。其中脉细数为阴血亏损的外候。

治疗法则：清胃泻火以除血中邪热。

主要方药：清胃散。取黄连苦寒泻火，直折邪热；生地黄、牡丹皮清热益阴，凉血止血；当归养血和血，调冲安任；升麻清热解毒。若阴虚津伤甚者，可加石斛、天花粉滋养胃津。

3. 瘀血内阻

临床表现：恶露淋漓不绝，量少色紫，或夹血块，兼有小腹疼痛，或胸脘胀痛。舌质多紫，脉沉涩或沉实。

病机分析：产后胞脉正虚，寒邪乘隙而入与血相搏，结而成瘀。诚如《诸病源候论》所说："新产而取风凉，皆令风冷搏于血，致使血不宣消，蓄积在内，则有时血露淋漓下不净。"胞宫客邪，脉络气血运行不畅，瘀阻于内，故恶露淋漓不绝、量少色紫、或夹血块；胞脉瘀阻，气行不畅，因而小腹疼痛；任脉起于胞中，上循胸腹，瘀阻胞络，任脉之气运行不舒，而为胸脘胀痛；舌质紫、脉沉涩或沉实亦为瘀血内阻，气行失畅之征象。

治疗法则：健脾调气以助化瘀活血。

主要方药：加味枳术汤。取白术、党参、甘草健脾益胃；枳壳、枳实调气化滞，俾脾胃健旺，气机升降如常，瘀随气化；失笑散（蒲黄、五灵脂）既能祛瘀活血，又能引诸药入胞宫。如食少，可加鸡内金、谷芽健脾悦胃。

附：病案举例

1. 血热妄行

周某，28 岁，1978 年 8 月 25 日诊。产后两旬余，恶露不净。近 5 日来恶露增多，色深红，质稠腻，有臭秽气，兼有口干唇燥，牙宣出血，自觉腹中有热灼感。舌质红，苔黄干，脉滑数。此为邪热扰动冲任，迫血下行。治当清胃泻火，以除血中之邪热。

处方：炒黄连、绿升麻各 4.5g，炒生地黄 18g，焙牡丹皮、炒当归各 9g，白茅根 30g，川石斛、天花粉、玄参各 15g。

3 剂后，恶露明显减少，口干唇燥、牙宣出血、腹中觉热均有不同程度好转，原方加黄芩 9g。

又 5 剂后，恶露全止，余症近除，舌嫩红，苔薄黄，脉小滑。此为热邪已衰，血分得安，但究属产后，阴血必亏。治以滋阴养血。

处方：炒当归、炒白芍各 9g，炒生地黄、炒麦冬、北沙参、阿胶珠各 12g，生甘草、炒黄连各 4.5g，炒谷芽 15g。

5 剂，病愈。

2. 瘀血内阻

陈某，29 岁，1974 年 12 月 19 日诊。产后半月，恶露淋漓不绝，色紫黯有血块，小腹疼痛，且有胸闷脘痞，食少，舌微紫，脉沉涩。曾先后服生化汤、益母草膏等药，均未获得显效。证属瘀血内阻，任脉之气不畅。治当健脾调气以助化瘀活血。

处方：炒党参 12g，炒白术、生鸡内金、炒枳壳、炒枳实、炒谷芽、失笑散各 9g，炙甘草 4.5g，陈皮 6g。

5 剂后，胸闷脘痞、小腹疼痛已除，饮食已启，恶露渐少，原方续服。

又 5 剂后，恶露已净，余症俱消，舌仍微紫，脉小缓。脾胃为后天之母、升降之枢纽，瘀血虽已得化，气机调和，但扶脾固本仍不可缺少。改用香砂六君子丸 250g，每次 6g，每日 3 次，以巩固疗效。

二、小便失禁

小便失禁，是产后小便淋漓不断，不能自止；或睡中自遗，不能约束而言。本病多因素体虚弱，加之产后气血亏损，脾肺两伤；或肾气素亏，产后复伤气血，肾气不固；或接生不慎，难产手术，损伤膀胱所致。

本病的一般治疗：除气虚证从脾胃论治外，如肾虚证常用《金匮》肾气丸温补肾阳，以涩尿液；外伤证常用《女科准绳》补脬饮补脬涩尿，兼以活血生肌。

本病经上述的辨证治疗后效果不佳者，可从脾胃论治。脾胃之气充足，既可益肺气，又可温肾阳、固脬气，因而产后小便失禁采用补益脾胃的方法，往往行之有效。

1. 气虚小便失禁

临床表现：产后小便失禁，站立或行走即有尿液流出，兼有气短声低，神疲乏力。舌淡少苔，脉象细弱。

病机分析：素体虚弱，产后气血大伤，脾肺俱亏，膀胱失约。脾肺之气两伤，水液转输失常，膀胱约束无力，故小便失禁、站立或行走即有尿液流出；肺主气，脾为化气之源，脾肺虚弱，气无所化，又无所主，因而气短声低、神疲乏力；舌淡少苔、脉象细弱为气虚血少不能荣色充脉的征象。

治疗法则：补脾举陷以助固涩尿液。

主要方药：举中汤。取黄芪、金雀根、党参补益脾气；山药、芡实健脾益气，固涩尿液；升麻升清阳，举下陷；桑螵蛸、覆盆子固精缩尿；乌药温脬和中。若脾经有寒者，可加益智仁温脾缩尿；血虚甚者，可加当归益血和营。

2. 肾虚小便失禁

临床表现：小便自遗，夜间更甚，兼有面色黧黑，四肢不温，腰酸膝软，大便不实。舌质淡、苔白滑，脉沉迟。

病机分析：素体不足，肾气虚弱，产后复伤气血，膀胱失约所致。肾阳亏损，命门火衰，不能温煦膀胱，固缩尿液，故小便自遗、夜间更甚；肾中元阳元阴不足，不能荣色充脉则面色黧黑，无以强腰坚骨则腰酸膝软；肾阳虚怠，无以温煦四体肌肤则四肢不温，不能温煦于脾则大便不实、舌苔白滑。

治疗法则：温补脾阳以资肾气。

主要方药：附子理中丸。取人参、白术、甘草补益脾气；附子、干姜温振脾阳。亦可酌加黄芪、益智仁、山药温脾益气，以增强固精缩尿之功。

3. 外伤小便失禁

临床表现：产时损伤膀胱，小便淋漓不断，或夹有淡红血液，舌淡红，脉缓少力。

病机分析：临产时接生不慎，或难产手术，损伤膀胱。膀胱受伤，不能约束尿液，故小便淋漓不断、或夹有淡红血液；其舌质淡红、脉缓少力为产后气血不足，尿脬气化无力的现象。

治疗法则：补益脾气以固尿脬。

主要方药：黄芪当归散。取黄芪、人参、白术、甘草补益脾气；当归、白芍养血和血；猪尿胞以脏补脏，取其同类相求之意；生姜、红枣调和脾胃。亦可以酌加白及化瘀生肌。

附：病案举例

肾虚小便失禁：薛某，31岁，1974年12月8日诊。产后半年，熟睡约半小时即小便自出，白天午睡时偶有发生，劳倦则醒时亦小便不禁；兼有面色黧黑，四肢不温，腰腿酸软无力，大便不实、日行1～2次，舌质淡，脉沉细无力。经中西药治疗，效果均不满意。证属肾阳不足，膀胱气化失司。但屡投肾气丸等温补肾阳之剂不效，今试以附子理中丸加味。

处方：熟附子18g，炮干姜9g，红参（另炖冲）、炙甘草、干菖蒲各6g，炒白术、生鸡内金各12g，炙黄芪、炒山药各30g，煨葛根24g，益智仁15g。

7剂后，遗尿显著好转，仅有一次，而量甚少，余症均有不同程度减轻，原方续服。

又7剂后，遗尿已止，面色好转，腰腿酸软消失，大便已实，舌淡红，脉小缓。小便自遗虽然得止，但产后究属气血俱虚。再以十全大补丸500g，每次6g，每日3次，以杜绝复发。

三、乳汁不行

乳汁不行，又称缺乳，是指产后缺乏乳汁，甚至乳汁全无而言。本病不仅发生于产后，而且在哺乳期之气血虚弱者亦可出现。乳汁不行的原因，多由素体虚弱，气血不足，又加产时失血过多；或产后情志抑郁，气机不畅，不能运行乳汁所致。《妇人良方》说："妇人乳汁不行，皆由气血虚弱，经络不调所致。"《儒门事亲》说："或因啼哭悲怒郁结，以致乳脉不行。"所以缺乳可分为气血虚弱和肝气郁滞，前者属于虚证，后者属于实证。

本病的一般治疗：如气血虚弱者，常用《正体类要》八珍汤、《医略六书》黄芪八物汤补益气血；肝气郁滞者，则用《景岳全书》柴胡疏肝散、《医略六书》漏芦汤等疏肝解郁、通络下乳。

本病经用上述方药治疗后效果不甚明显者，可从脾胃论治。因乳汁为气血所化，脾胃为气血生化之源，气血来源充足，乳汁自然而下。

1. 气血虚弱

临床表现：产后乳汁不行，或偶有少量乳汁流出，乳房无胀痛感，兼有面色淡白，皮肤干燥。舌质淡，脉细弱。

病机分析：禀赋虚弱，或产后失血过多，乳汁无从化生。气血虚少，乳汁化源不足，故乳汁不行或偶有少量乳汁流出、乳房无胀痛感；气血俱虚，无以充盈脉道、荣润肌肤，因而面色淡白、皮肤干燥、舌质淡、脉细弱。

治疗法则：补益脾气以资营血而化乳汁。

主要方药：通乳丹。《傅青主女科·产后》说："夫乳乃气血之所化而成也，无血固不能生乳汁，无气亦不能生乳汁。然二者之中，血之化乳，又不若气之所化为尤速。"取人参、黄芪大补脾气，气旺则血速生，气血充足，乳汁源源而下；配当归、麦冬养血滋阴；猪蹄补血催乳；桔梗、通草利气宣络。诸药相合，气血速生，乳汁自下。

2. 肝气郁滞

临床表现：产后乳汁不行，乳房胀满而痛，兼有胸胁不舒，胃脘痞满，不思饮食。舌苔薄，脉弦。

病机分析：产后情志不畅，肝失条达，气行不利，经脉涩滞。肝郁气滞，累及乳络，故乳汁不行、乳房胀满而痛；胁肋为肝经循行之区，肝气郁结，因而胸胁不舒；肝气横逆乘脾犯胃，中运不健，而为胃脘痞满、不思饮食；舌苔薄、脉弦亦为肝郁气滞的征象。

治疗法则：健脾和胃以舒肝气。

主要方药：增味枳术汤。取白术、赤小豆健脾益胃；枳壳、砂仁、木香悦脾醒胃，调和气机；通草宣络通乳；甘草既能和中，又能调和诸药；生姜、红枣不仅调和营卫，还能和调脾胃。诸药相合，健脾胃，运中焦，以舒肝气。

附：病案举例

肝气郁滞：袁某，29岁，1978年2月29日诊。产后半月，情志不畅，肝气郁结，乳汁日渐减少，先后投柴胡疏肝散、漏芦汤无效。近3日来几乎无乳汁；兼有乳房作胀，胸胁不舒，胃脘痞满，不思饮食，舌苔薄白，脉弦不和。证属肝郁气滞，累及脾胃，脾胃气机升降失调，肝郁更难疏解。治当健脾和胃以舒肝气。

处方：生白术、炒枳壳各10g，赤小豆30g，广木香、生鸡内金各8g，缩砂仁（后下）、炙甘草、白通草各5g，生姜3片，红枣6枚。

5剂后，胃脘痞满近除，饮食已启，乳汁有所增加，但量仍不多，余症均有不同程度好转。再以原方加佛手柑续服。

又5剂后，乳汁渐多，乳房作胀消失，胸胁不舒已罢，舌苔薄净，脉象小缓。原方生白术易炒白术，加炒党参12g，服5剂。诸症尽去，乳汁如常。

第五节　妇人杂病

一、阴挺

阴挺，是指子宫下坠或脱出于阴道口外而言。本病多由素体虚弱，脾气不足，升举无力，冲任不固；或劳累过度，脾气受伤；以及便秘努责，损伤胞络所致。临床常分为气虚失举和肾虚不系两种证候类型。

本病的一般治疗：如气虚失举，常用补中益气汤等补气升阳；肾虚不系，则用景岳大补元煎、钱氏六味地黄丸加减滋补肾阴，收摄精气。

本病之肾虚不系证经用上述滋补肾阴、收摄精气方药治疗后疗效不显著者，可从脾胃论治。脾胃健旺，既能化生阴液以滋肾，又可升清阳以助系胞。气虚失举详见证治部分。

1. 气虚失举

临床表现：阴中有物下坠，或挺出阴道口外，兼有小腹重坠，面色㿠白，神疲乏力，心悸气短，小便频数，白带绵下。舌质淡，苔薄白，脉虚无力。

病机分析：素体不足，中气虚弱，或产后劳动过早，或分娩时用力过度所致。气虚下陷，无力系胞，故阴中有物下坠、或挺出阴道口、小腹重坠；脾胃虚弱，气血生化乏源，内不能濡养脏腑，外不能荣润色脉，因而面色㿠白、神疲乏力、心悸气短、舌质淡、脉虚无力；气虚胞坠，累及膀胱，故小便频数；中气下陷，损及带脉，而为白带绵下；脾虚湿阻，清阳不升，胃浊不降，则为苔白。

治疗法则：补益中气，升举下陷。

主要方药：补中益气汤。取人参、白术、甘草补益中气；配当归养血和血；升麻、柴胡升发清阳；陈皮和中悦脾。若兼湿邪化热，阴中觉热，黄带时下，口苦者，加黄连、黄芩苦寒清热，并可配合外用苦参、黄柏、蛇床子、枯矾煎汤坐浴。

2. 肾虚不系

临床表现：阴中有物挺出阴道外，无白带，或阴中干涩不舒，兼有头晕耳鸣，腰酸膝软，小腹重坠，小便频数。舌淡红，脉沉弱。

病机分析：生产过多，或房事太过，损伤肾中精气。肾藏精而系胞，肾中气阴俱伤，无力系胞，故阴中有物挺出阴道外；精血虚少，津液不足，不能润养带脉及阴中，因而无白带、或阴道干涩不舒；肾阴不足，无以充养清空，而为头晕耳鸣；肾虚不能主骨强腰，故见腰酸膝软；阴虚及阳，肾气不足，膀胱气化无力，而为小便频数；胞宫位于小腹，肾虚无力系胞，因而小腹重坠；舌质红、脉沉弱亦为肾中精气不足的征象。

治疗法则：补脾滋胃以资肾中精气。

主要方药：清暑益气汤。取黄芪、人参、白术、甘草补脾益气；当归养血润燥；麦冬、五味子滋阴敛气；升麻、葛根升举清阳；黄柏苦寒泻火；陈皮、青皮理气和中；苍术、泽泻健脾利湿；神曲运脾醒胃。

附：病案举例

肾虚不系：夏某，37岁，1978年9月25日诊。阴户自觉有下坠感多年，近两个月来阴中有物挺出阴道外，并干涩不舒，兼有头晕耳鸣，面色黧黑，腰酸膝软，小腹重坠，精神衰疲，形体瘦弱。舌淡红中碎微光，脉沉小无力。证属肾中精气亏损，无力系胞。曾投大补元煎、六味地黄丸，但疗效不佳。今拟从脾胃论治，以东垣清暑益气汤加减。

处方：生黄芪24g，太子参15g，生山药18g，炒白术10g，升麻、炙甘草、北五味各6g，炒黄柏、陈皮各6g，炒麦冬、川石斛、粉葛根各12g。

7剂后，精神渐振，阴挺回缩，仅有时阴中有下坠感，余症均有好转。原方加生地黄12g，续服14剂。

后又来诊，据云阴挺全部回缩，阴中亦无下坠感及干燥不适，余症均衰十之七八。原方去黄柏，再服7剂，告愈。

二、不孕

不孕，又称无子或不产，是指女子结婚两年以上，配偶健康，而未受孕者。不孕的发生原因，可归纳为两大类：一为先天缺陷，二为后天病变。先天缺陷有5种表现，即螺、纹、鼓、角、脉，古代称为"五不女"。此5种缺陷，除"脉"之外，其他4种非药物所能治愈。至于后天病变所致不孕，大都为肾气不足或冲任失调等所致。具体可分肾虚、血虚、痰湿、肝郁等证候类型。

本病的一般治疗：如肾虚者，常用《沈氏尊生书》温肾丸、景岳毓麟珠补益肾气；血虚者，常用四物汤、傅青主养精种玉汤滋养阴血；痰湿者，常用二陈汤、《妇科玉尺》

苍术导痰丸燥湿化痰；肝郁者，则用柴胡疏肝散、逍遥散疏肝解郁。

本病经上述的辨证治疗后疗效不甚明显者，可从脾胃论治。脾胃健旺，肾中精气自足，营血有源，痰湿得化，肝郁自解。其中尤以肾气不足和痰湿内阻之证候，其效更为显著。

1. 肾气虚弱

临床表现：婚久不孕，月经愆期，甚至二三月来潮一次，经量较少，阴中觉冷，经行期小腹亦冷，伴有大便泄泻，面色晦黯，腰膝酸软，精神疲惫，小便清多。舌质淡，苔白滑，脉沉迟。

病机分析：素体虚弱，肾气不足；或房事不节，精血耗散，肾阳损伤，冲任不足。《圣济总录》说："妇人所以无子，由于冲任不足，肾气虚寒故也。"肾气虚寒，胞宫失于温煦，故婚久不孕、月经愆期甚至二三月来潮一次、经量较少、阴中觉冷、经期小腹亦冷；肾阳不足，损及脾阳而为大便泄泻；肾中精气亏少，不能荣润于面，因而面色晦黯；肾虚不能壮腰健骨，故见腰膝酸软；肾精亏损，无以滋养脏腑，而为精神疲惫；肾阳不足，膀胱气化失司，因而小便清多；舌质淡、苔白滑、脉沉迟亦为肾阳不足，胞宫虚寒的征象。

治疗法则：温补脾阳以资肾中元阳。

主要方药：附子理中丸合温土毓麟丸。取附子、干姜温脾散寒；人参、白术、甘草、山药补益脾气；六药配合，温药得补品，其温性之力强而持久；补药得温品，其补之力强而速效。配巴戟肉、覆盆子为引药入肾；神曲悦脾醒胃，使诸药从速熟腐，转输病所。

2. 营血不足

临床表现：婚后不孕，月经推后，量少色淡，兼有面色无华，头晕目眩，形体瘦弱，神疲乏力。舌淡红，脉小弱。

病机分析：禀赋虚弱，阴血不足；或失血过多，营阴大伤，冲任空虚，血少不能摄精。《格致余论》说："阳精之施也阴血能摄之，精成其子，血成其胞，胎孕乃成。"阴血不足，阳精失于所摄，故婚后不孕；营血亏少，冲任空虚，月事不能按时而下，因而月经推后，量少色淡；营阴亏损，腑脏失养，筋脉不荣而为面色无华、头晕目眩、形体瘦弱、神疲乏力、舌淡红、脉小弱。

治疗法则：补脾益胃以资营血。

主要方药：六神散。取人参、黄芪、白术、扁豆、甘草补益脾气；茯苓渗湿和脾；生姜、红枣调和脾胃。亦可酌加当归养血调经，引诸药归于冲任。若营血不足，虚热内生，口干唇燥，脉小数者，去白术、扁豆，加配益胃汤滋养胃阴。

3. 湿痰内阻

临床表现：婚后多年不孕，形体肥胖，头晕而重，白带稠腻量多。舌苔白腻，脉沉缓滑。

病机分析：脾运失常，湿邪内阻；或恣食肥甘厚味，聚湿生痰。湿痰壅滞，躯脂阻塞胞宫，阳精与阴血不能和合，故多年不孕。诚如《医宗金鉴》所说："因体盛痰多，脂膜壅阻胞中而不孕。"痰湿中阻，升降失司，致清阳不升，因而头晕而重；湿邪内盛，浸淫带脉，而为白带稠腻量多；舌苔白腻、脉沉缓滑亦为脉运失常，痰湿内阻的征象。

治疗法则：健脾燥湿以杜痰浊。

主要方药：胃苓汤。取白术、苍术健脾燥湿；厚朴、陈皮调气和中；茯苓、泽泻、猪苓和脾渗湿；桂枝既能暖中，又能温脬利尿。亦可酌加香附调气和血，引诸药至病所。若兼脾气虚者，可加生黄芪补益脾气。

4. 肝气郁结

临床表现：婚后多年不孕，月经愆期量少，经前乳房胀疼，胸胁不舒，抑郁不乐，少思饮食。舌质微紫，脉象沉弦。

病机分析：情志不畅，肝气郁结，气血不和，冲任失调。肝失条达，气血不和，冲任不调，故多年不孕、月经愆期量少、经前期乳房胀疼；情志不畅，肝气郁结，因而胸胁不舒、抑郁不乐；肝气横逆乘脾犯胃，纳运失健，故食少；舌微紫、脉沉弦亦为肝郁气滞的现象。

治疗法则：健脾悦胃、调和升降气机以除肝气郁结。

主要方药：曲麦枳术丸。取白术健脾化湿；枳实破气消结；神曲和脾消食；麦芽消食散积。亦可酌加香附、川芎理气和血。

附：病案举例

1. 肾气虚弱

徐某，30岁，1976年11月29日诊。婚后3年未孕，其夫健康，曾多次妇科检查为子宫发育不良。每次月经愆期8～10天，经量较少，腹冷阴冷，精神衰疲，先后投温肾丸、毓麟珠、肾气丸等无明显疗效。诊时舌质淡、苔白润，脉沉缓尺小弱。此证属肾气不足，胞宫虚寒，补肾不效。试从温补脾阳入手，以附子理中丸合温土毓麟丸加减。

处方：熟附子（先煎）30g，炒党参15g，炒山药24g，炒白术、巴戟肉、仙灵脾各12g，淡干姜、炙甘草各6g，炙黄芪18g，生姜3片，红枣6枚。

7剂后，阴中觉冷略有好转，精神稍振，余症如前。原方熟附子加至45g（先煎1小时），党参、黄芪、山药各加至30g。

又7剂后，月经适行，经量较前增多，阴冷腹冷十衰七八，余症均减。

处方：熟附子（先煎）18g，炒党参15g，炙黄芪、炒山药各30g，炒白术、巴戟肉、仙灵脾、炒当归各 9g，淡干姜、炙甘草各 4.5g，淡吴萸 3g，7 剂。

以后又来诊 4 次，均以原方略作加减，翌年三月间怀孕，后生一女孩。

2. 湿痰内阻

楼某，32 岁，1978 年 2 月 21 日诊。结婚 5 年不孕，形体肥胖，肌肤觉胀，脘腹痞满，月经趱前落后无定、经量一般；常有头晕且重，白带稠腻量多，大便不实，舌苔白腻，脉沉缓带滑。妇科检查为子宫小于正常。曾多次服用二陈汤、苍术导痰汤疗效不佳。此证属痰湿内盛，脂膜壅阻胞宫。治以健脾燥湿，通阳利水。

处方：生白术、陈苍术、制厚朴、陈皮、猪苓各 10g，炒泽泻、白茯苓各 30g，川桂枝 8g，生山楂 30g，制香附 12g，炒神曲 15g。

7 剂后，患者自述浑身轻松，肌肤、脘腹亦无胀满感，大便已实，小便量多，原方泽泻、茯苓减为 15g。

又 7 剂后，头晕且重、白带绵下显著轻减，原方续服 7 剂。

以后又来诊 5 次，本方与香砂六君汤子交替服用。同年五月间受孕，后生一男孩。

第十一章 | 脾胃学说在儿科临床上的应用

小儿无论在生理和病理上都与成人有所不同。生理特点主要表现在脏腑娇嫩，形气未充；生机蓬勃，发育迅速。病理特点主要表现在：发病容易，变化迅速；脏气清灵，易趋康复。吴鞠通在《解儿难·儿科总论》中提出："脏腑薄，藩篱疏，易于传变；肌肤嫩，神气怯，易于感触。"张介宾在《景岳全书·小儿则》中亦提出："其脏气清灵，随拨随应，但确得其本而摄取之，一药可愈。"

凡人出生以后，必赖脾胃所滋养。脾胃为后天之母，受纳运化水谷，生化气血。小儿生机蓬勃，发育迅速，所需水谷精微较之成人更为迫切。但小儿"脾常不足"，若乳食不当，或过饥或过饱，易于引起脾胃运化失常，影响气血津液之生化，导致发育受到限制，甚至发生疾病。

小儿脾胃的强弱，直接关系到生长发育和抗病能力。如小儿脾胃强健，气血充盈，则形神俱足，病无所生。反之，则体弱多病，甚或少寿夭折。

小儿疾患，除脾胃病证按本脏腑治疗外，如肺系病、肾系病的咳喘、遗尿，以及时行病之麻疹、顿咳等病证也常从脾胃论治，每获满意疗效。

第一节　小儿时病

一、麻疹

麻疹，古称麻症、疹子、疹候、痧子、痧疹等，系由感受麻毒时邪所引起。常以发热3天后，遍身出现红疹小点，稍隆起，扪之碍手为特征。本病多见于半岁以上的婴幼儿，1~5岁发病率最高。流行于冬春季节，但四季均可散发。

本病的一般治疗，常分顺证与逆证两大类。顺证：前驱期常用升麻葛根汤、宣毒发表汤等辛凉透表；出疹期常用清解透表汤等清热解毒透疹；恢复期常用沙参麦冬汤等滋阴清热。逆证：邪毒郁肺，常用麻杏甘石汤之类宣肺达邪，清热解毒；移热大肠，常用清热解表汤合葛根芩连汤透疹达邪，清热止泻；热毒上攻，常用清咽下痰汤清热解毒，降火下痰；毒陷营血，常用化斑汤合犀角地黄汤清营凉血，镇痉开窍；气虚阳衰，常用补中益气汤合回阳救急汤益气回阳，托毒外透。

本病除恢复期应用沙参麦冬汤和气虚阳衰应用补中益气汤为从脾胃论治外，其余证候经上述一般的辨证施治疗效欠佳者，可从脾胃论治。如顺证：出疹期透疹不快，正气欠充，可用升阳散火汤蒸发脾气，解肌透疹。逆证：毒陷营血，可用清胃散合增液汤清脾养胃，泻火解毒。

1. 出疹期（顺证）

临床表现：疹点出现2～3天，疹色淡白，隐而不透，面白唇青，形倦神怠，大便溏薄，四肢不温，舌苔薄白，脉象小缓。

病机分析：禀赋不足，麻毒感受后，脾气无从升发所致。肺合皮毛，脾主肌肉，麻毒时邪侵袭，入肺犯脾，脾气失充，蒸发无力，故疹点出现2～3天、疹色淡白、隐而不透；邪毒伤及脾气，清阳不升，因而面白唇青；麻毒伤脾，脾气虚损，则形倦神怠；中运不健，则大便溏薄；气虚及阳，阳气不能温煦于外，故四肢不温；舌苔薄白、脉象小缓亦为麻毒袭脾，邪欲内陷从寒而变之征象。

治疗法则：升阳益脾以助透发麻疹。

主要方药：升阳散火汤。取升麻、葛根、柴胡、防风、独活、羌活升阳发表，透发麻疹；人参、炙甘草补益脾气；生甘草、白芍酸甘化阴，俾升散之中寓有守意。若气血俱弱，无力推邪于外，宜加生黄芪、炒当归补益气血，托毒推邪外出。如顺证转逆，疹毒内陷，阳气欲脱，四肢厥冷，脉微细，宜用回阳救急汤回阳救逆，托毒外透。

2. 毒陷营血（逆证）

临床表现：疹色紫黯，稠密成片，身灼热，烦渴，谵妄甚或神昏，抽搐。舌绛起刺，脉沉数。

病机分析：麻毒多由口鼻而入，主要病位在肺脾两经，但对其他脏腑亦有影响。肺合皮毛，脾主肌肉，故疹点隐于皮肤之下、磊磊于肌肉之间。邪毒内陷营血，因而疹点紫黯、稠密成片；邪热炽盛，津液受灼，故身灼热而烦渴；热毒内陷心营，神失安宁则谵妄，心窍蒙闭则神昏；热及于肝，风阳扰动，而为抽搐；舌绛起刺、脉沉数亦属热毒炽盛，内陷营血的明证。

治疗法则：清脾养胃以泄营血热毒。

主要方药：清胃散合增液汤。取黄连、升麻清脾胃，解毒邪；生地黄、麦冬、玄参滋阴养胃，阴液充足以制阳邪；牡丹皮、当归尾凉血活血。若邪热甚者，可加生石膏、知母、鲜石斛清热益阴；若神昏、抽搐者，宜加紫雪丹或安宫牛黄丸开窍镇痉。

附：病案举例

1. 出疹期透疹不快

陈某，女，2岁，1966年1月24日诊。出疹3天，疹稀色淡，隐约难透，面色苍白，口唇发青，精神疲惫，大便溏薄，四肢欠温，舌苔薄白，脉象小缓。乃为麻毒侵袭，正不胜邪，无力蒸透。治宜升阳益气，以透发麻疹。

处方：绿升麻、炒柴胡、青防风、炙甘草各3g，粉葛根、炒党参各9g，羌活、独活、白芍各6g，川桂枝2.4g，生黄芪12g。

服2剂后，疹点遍布全身。面唇已呈微红，四肢得温，大便已实，兼见微有咳嗽。此属麻毒外透，脾气伸展。改用生甘草、桔梗、川贝母、前胡等宣肺止咳，麻疹渐退而愈。

2. 毒陷营血

孙某，男，3岁，1969年12月29日诊。发热6天，出疹3天，疹色紫黯，稠密成片，烦躁谵妄，口渴，舌质红，苔黄干，脉象疾速。若身灼热时，气促而喘。证属麻毒内陷营血，神失安宁。治以清脾胃，凉营血，散麻毒。

处方：真川连4.5g，绿升麻3g，牡丹皮、归尾各9g，鲜生地黄、玄参、生麦冬、鲜石斛各12g，生石膏24g，紫雪丹（分冲）1.5g。

2剂后，身热渐退，烦躁谵妄已除，疹色转嫩红，气促喘急得平，但时有口干，原方去当归尾、紫雪丹。

又服2剂。疹点渐回，口干好转，舌淡红中微光，脉小滑带数。乃麻毒渐解，唯阴液已伤，以益胃汤加减善后。

二、顿咳

顿咳，又称百日咳，古称天哮呛、鸬鹚咳；还有百晬嗽、百日咳、百日嗽、乳嗽之称，是指婴儿生后百日以内的咳嗽。其与顿咳有所不同，应予以区别。

本病为小儿常见肺系病，大都由于感受时毒病邪所致。临床以阵发性痉挛性咳嗽和痉咳后伴有吼声的回音为其特征。发作一阵，缓解片刻后，又再次发作，每日可发数次乃至数十次。病程较长，缠绵难愈。

本病多发生于冬末春初，以5岁以下的婴幼儿为多见，患儿年龄越小，病情大都愈重。临床常分为三期，即初、中、末期。初期常用止嗽散疏风止咳；中期常用阿胶散合苇茎汤养肺清热；末期多为肺脾两虚，常用人参五味汤健脾益肺。

本病除末期健脾养胃、益肺止咳外，应用上述一般的辨证治疗而效果不佳者，可从脾胃论治。如初期病邪郁阻，经用宣肺散邪不效，可借脾胃之升降，升其脾气则肺中外邪得散，降其胃气则肺得肃降。中期属于热者，养胃阴，降逆气；属于痰浊者，健脾以化痰。

1. 时邪束肺（初期）

临床表现：咳嗽阵作（病程多在 1～2 周），咳时面红握拳，目赤面浮，涕泪交迸，咳后吸气时有特殊的回声，舌苔薄黄，脉浮滑。

病机分析：邪毒袭肺，气失清肃，痰热内阻，气道失畅，故咳嗽阵作、咳后吸气时有特殊的回声；肺气升降失常，累及于肝，肝失条达，气火上逆则面红目赤，风阳内动则两手握拳；肺气郁阻，宣发失常则面部浮肿，外窍不利则涕泪交迸；舌苔薄黄、脉浮滑亦为邪毒犯肺，痰热内阻之征。

治疗法则：降胃气、畅脾气以助肺气宣通肃降。

主要方药：竹茹旋覆汤。取竹茹、旋覆花、半夏顺降胃气，薄荷、生鸡内金、大蒜、陈皮升阳舒脾，天虫、竹沥息风祛痰，沙参、麦冬滋养胃阴。若风寒外束，可加荆芥、麻黄散寒升阳。

2. 痰热恋肺（中期）

临床表现：咳嗽阵作（病程多在 3～6 周），由轻转剧，咳时面赤握拳，舌向外伸，弯腰屈背，头颈筋脉怒张，目珠红赤；或一经咳作，连续不断，痰涎稠黏，不易咯出，痰中带血甚或咯血、衄血，口渴欲饮水，舌苔干燥，脉滑数。

病机分析：时毒入肺，邪从热化，痰热壅阻。邪毒袭肺，肺失清肃，痰热胶滞，故咳嗽阵剧、由轻转剧、连续不断、痰液黏稠、不易咯出；肺热痰阻，累及于肝，风火内动，因而面赤握拳、舌向外伸、弯腰屈背、头颈筋脉怒张、目珠红赤；肺热炽盛，阳络受伤，血不循经而为痰中带血甚或咯血、衄血；肺火灼津，胃中津液不足而为口渴欲饮水；舌干燥、脉滑数亦为肺热痰阻，津液损伤的征象。

治疗法则：滋养胃阴、平降胃气以资肺阴、降肺气。

主要方药：胃阴煎合竹茹黄连汤。取麦冬、天冬、粉沙参、北沙参、石斛、玉竹、知母、玄参、糖炒石膏滋养胃阴；竹茹、枇杷叶、芦根清胃顺气；黄连、甘草甘苦合用，清胃火、坚脾阴。若痰与风邪相搏，可加制天虫、广地龙搜风祛痰；热不甚者，可去石斛、玄参、知母；咯血不止者，可加白茅根、侧柏叶、桃仁止血化瘀。

若脾胃虚弱痰浊壅盛，咳嗽阵作，咳时伴有呕吐痰涎、食欲不振、大便不实，宜用旋覆代赭汤合香砂六君子汤健脾益气、祛痰蠲浊。

3. 肺脾气虚（末期）

证治参见"概说"。

附：病案举例

1. 时邪束肺

程某，男，2 岁，1977 年 2 月 1 日诊。阵咳旬日，吸气时喉中发出吼声，宛如鸟鸣，咳剧时面红握拳，涕泪交迸。曾投止嗽散和麻杏石甘汤 6 剂，无明显疗效。舌苔薄黄，脉滑数。此为时邪疫毒犯肺，肺气郁阻，清肃之令失常。治当通降胃气，宣和脾气，脾胃升降如常，肺气亦随之宣达通畅。

处方：淡竹茹12g，旋覆花6g，鲜竹沥（分冲）、炼蜂蜜（分冲）各15g，法半夏、陈皮各6g，制天虫、炒麦冬各9g，薄荷、生鸡内金各4.5g，醋大蒜（捣汁冲入）3g。

5剂后，顿咳明显轻减，余症均有好转。原方去薄荷，加北沙参9g，7剂，近愈。

2.痰热恋肺

邱某，女，3岁，1978年3月5日诊。顿咳一月半，咳时面赤握拳，头颈筋脉怒张，目珠红赤。曾服阿胶散、泻白散等20余剂及注射西药链霉素一周，疗效不佳。近5日来，咳血、衄血，烦躁不安，口渴，舌干少津，脉弦滑而数。乃属痰热恋肺，气道壅阻，阳络受伤，肝风相夹。治以滋养胃阴，平降胃气。

处方：生麦冬、北沙参、鲜石斛各12g，炒玉竹、淡竹茹、炙枇杷叶、制天虫、肥知母各10g，糖炒石膏30g，生甘草3g，侧柏叶24g，单桃仁6g。

3剂后，顿咳略有减轻，咯血、衄血近止，原方去竹茹。

又5剂后，症状十衰六七，仍以原方略作加减，7剂，病愈。

三、夏季热

夏季热，又称暑热症，古称疰夏，多见于3岁以下的小儿，临床以发热、口渴、多尿、闭汗为主要症状。本病在我国中南地区及东南地区较为多见，好发于6~8月，而广东等南方地区炎热季节较长，故发病时间亦相应延长。引起本病的原因，大都由于婴幼儿阴气未充，阳气未盛，兼之患儿体质虚弱，入夏以后，不能适应外界炎热之熏蒸所致。

本病的一般治疗：如暑邪侵袭中上二焦，常用蒿芩清胆汤等清解暑热；暑邪耗伤肾中阴液，常用六味地黄丸等补肾滋阴。

本病经上述辨证治疗后效果欠佳者，可从脾胃论治。脾胃气阴充足，上能润肺，下能滋肾，气阴得复，暑邪自去。

1.暑犯上中二焦

临床表现：身热，口渴，多尿，闭汗或少汗，烦躁不安，咽喉焮红，口唇干燥。舌红苔黄，脉滑数。

病机分析：禀赋不足，暑邪乘虚而入。暑为阳邪属热，暑热由口鼻侵袭肺胃，邪正相争，故身热；暑热灼伤津气，化源不足，水津不能敷布、熏肤、充身、泽毛，腠理闭塞，因而闭汗或少汗；暑热内炽，肺津胃液被灼，而为口渴唇燥、咽喉焮红；暑必伤气，气虚不能化水，水液下趋，故多尿；暑邪内盛，扰动心神，而为烦躁不安；舌红苔黄、脉滑数亦为暑热内盛的征象。

治疗法则：生津益气、养胃和脾以除暑热。

主要方药：王氏清暑益气汤。取西洋参（症势轻者可用北沙参）、粳米、甘草生津益气；石斛、麦冬、知母养胃生津；黄连、竹叶、荷梗、西瓜翠衣清胃解暑。若暑热内盛，津气两伤，口渴、烦躁甚者，可用白虎加人参汤，清热生津，兼以益气。

2. 暑伤肾中阴液

临床表现：身热不高，口干咽燥，形体消瘦，少汗，溲多。舌红而光，脉象细数。

病机分析：由"暑犯上中二焦"发展而来。暑热久伏，虽无化火酿毒入营之变，但热久势必耗损肾中阴液，虚热内扰，故身热不高、口干咽燥；真阴不足，形神失养，因而形体消瘦；阴液不足，无以敷布肌肤，故少汗；阴损及阳，阳不制水，故溲多；舌红而光、脉象细数亦为肾阴不足，阴不恋阳，虚热内扰的征象。

治疗法则：滋养胃津以资肾阴。

主要方药：胃阴煎。取生麦冬、生天冬、石斛、沙参、生地黄、知母滋养胃津；石膏（冰糖炙）清胃火、退虚热。若小便甚多者，酌加覆盆子、莲须、缩泉丸（包煎），既能引诸药入肾，又能固肾涩尿；如阴损及阳，上病及下，上热下寒，面色㿠白，下肢清冷，虚烦不安，可用连理汤温脾阳，清胃热；如脾气下陷，面白无神，精神衰疲，小便频多，大便不实，可用补中益气汤补脾益气。

附：病案举例

1. 暑犯上中二焦

张某，女，2岁，1974年7月21日诊。发热两旬余，口干，无汗，小便较多，烦躁不安，曾服新加香薷饮、蒿芩清胆汤、青蒿鳖甲散半月，疗效不明显。诊时身热，口渴，肛温39.1℃，少汗，小便量多，烦躁不宁，口干唇燥，咽喉焮红。舌较红，苔薄黄，脉滑数。此为暑热留恋肺胃，津液受伤。治当清胃和脾，生津益气。

处方：鲜石斛15g，生晒参（另炖冲）4.5g，生麦冬、肥知母、淡竹叶各9g，荷叶1角，粳米1撮，生甘草3g，西瓜翠衣、清水豆卷各12g，川黄连1.8g。

3剂后，身热减退，肛温37.7℃，口渴、多尿好转，烦躁近除。原方去豆卷，生晒参易北沙参12g。

又5剂后，诸症十衰八九，唯食少。此为暑邪已去，津液得复，但脾胃运化不健。治以醒胃悦脾。

处方：生山药12g，生鸡内金6g，炒谷芽15g，省头草、川石斛各9g，炒薏苡仁18g，红枣4枚，5剂。

2. 暑伤肾中阴液

沈某，男，3岁，1975年8月14日诊。身热月余，体温37.8～38.5℃，口干咽燥，形体消瘦，小便量多，虚烦不宁，夜寐不安。舌红光，脉细数。乃暑邪在肺在胃不解，深入下焦肾经，真阴受伤之候。先以六味地黄丸 7 剂不效，试拟胃阴煎纯甘养胃以资肾阴。

处方：生麦冬、生天冬、北沙参、鲜石斛各 15g，炒生地黄 18g，冰糖炙石膏 30g，天花粉 12g，肥玉竹、炒谷芽各 9g，生甘草 3g，生鸡内金 6g。

5 剂后，身热减轻，体温 37.5℃，口干咽燥、虚烦不寐、溲多等均有轻减。原方冰糖炙石膏减至 18g。

又 5 剂，诸症明显好转，病去减其制，改用益胃汤调养。

第二节　小儿杂病

一、哮喘

小儿哮喘，俗称奶哮，古称上气、哮鸣、马脾风等。哮与喘有所区别，哮指喉中哮鸣吼声，喘指呼吸急促，但由于哮证都兼喘证，故通称哮喘。引起本病的原因，大都禀赋不足，脾肾虚弱，痰浊内伏，再以外邪或风或寒及动风发物诱发所致，但以禀赋不足、脾肾虚弱为主要因素。

本病的一般治疗，如寒哮，常以小青龙汤温肺化痰，平哮止喘；热哮则用麻杏甘石汤、定喘汤清肺化痰，止哮定喘。

本病经用上述的辨证治疗后，效果不明显者，可从脾胃论治。脾胃健旺，气机升降如常，湿无所生，痰无所成，为治疗哮喘的有效方法。发作期以调和脾胃气机以平哮，缓解期以调补脾胃固其本。

1. 寒哮

临床表现：咳嗽气促，喉中哮鸣，面色晦滞，形寒无汗，四肢清冷，口不渴，或渴喜热饮。舌苔白，脉弦滑。

病机分析：寒湿内伏，复感外邪，痰浊壅阻，肺失肃降，故咳嗽气促、喉间哮鸣、面色晦滞；内有伏痰，外有寒邪，卫阳被遏，因而形寒无汗、四肢清冷；寒邪内盛，中阳不伸，而为口不渴或渴喜热饮；舌苔白、脉弦滑亦为寒湿痰浊内阻的征象。

治疗法则：温中散寒以化饮祛痰。

主要方药：加味苓桂术甘汤。取旋覆花、赭石降胃气，祛痰浊；白术、茯苓健脾化湿；甘草和中祛痰；桂枝、生姜汁既能温胃，又散寒邪；紫苏子、半夏祛痰湿，降逆气；僵蚕祛风化痰。诸药相合，胃气顺降，则肺气亦随之肃降。

若哮喘反复发作，神疲乏力，怯寒汗出，舌淡苔白，脉细无力，为肾阳虚弱、寒邪内盛之候，可用真武加红参汤温脾以暖肾。

2. 热哮

临床表现：咳嗽气促，喉间哮鸣，身热面红，胸膈满闷，渴喜冷饮，小便色赤，大便秘结。舌苔黄，脉滑数。

病机分析：素体阴虚，痰热郁肺；或寒痰内伏，久郁化热。痰热壅阻于肺，气道不利，故咳嗽气促、喉间哮鸣、胸膈满闷；热邪炽盛，正邪交争则身热面红，灼伤胃津则渴喜冷饮，累及膀胱则小便色赤，热迫大肠则大便秘结；舌苔黄、脉滑数亦为痰热内盛的明证。

治疗法则：清胃顺气以引肺气下行。

主要方药：竹茹旋覆汤。取竹茹、麦冬、沙参清胃生津；旋覆花、陈皮、半夏降气和胃；鲜竹沥清泄肺胃，祛痰平喘；蜂蜜和中润肠，通利大便；僵蚕、薄荷疏泄内外风邪，使痰不随风动。如口渴甚者，可加鲜芦根、天花粉生津止渴；胃气不能速降者，可加赭石平降胃气；大便秘而不通者，可加大黄荡积通便。

附：病案举例

1. 寒哮

钱某，男，9岁，1974年12月2日诊。哮喘反复发作3年，近两个月来几乎每夜都有发作。发作时喉中哮鸣，不能平卧，甚则张口抬肩，面色青灰，汗出涔涔，舌淡苔白，脉沉细无力。此为寒邪内伏，肾阳不足，纳气无力。治当温补脾阳，以资肾中阳气。

处方：红参（另炖冲）、淡干姜各3g，熟附子、炒白术、炒白芍各9g，白茯苓12g，生姜3片，炙甘草4.5g。

5剂后，症状明显好转，哮喘基本缓解，原方加炙黄芪18g续服。

又5剂后，哮喘停止，身无不适。原方红参易党参12g，服7剂，以巩固疗效，观察半年未见复发。

2. 热哮

康某，男，10岁，1975年5月7日诊。哮喘7年，每年发作2～4次，此次连续发作半月，哮声如吼，面赤口渴，胸膈满闷，大便干结，先后服麻杏甘石汤、白果定喘汤两周，无明显疗效。痰热壅阻于肺，气机升降失常。试以清胃顺气以导肺气下行。

处方：淡竹茹15g，竹沥半夏、旋覆花（包煎）各9g，生赭石（先煎）、鲜竹沥（冲）、蜂蜜（冲）各30g，生麦冬、北沙参、制僵蚕各12g，陈皮4.5g，制大黄6g。

2剂后，哮喘显著好转，大便已畅，但口渴时欲饮水。原方加鲜芦根30g，天花粉12g。

3剂后，哮喘已平，口渴得止，余症近除，唯精神尚差，改用沙参麦冬汤加味5剂。

二、疳证

疳证，是小儿常见病之一，主要表现为全身消瘦、肌肉萎缩，进而影响发育，最后损及脏腑，故古人视为"恶候"，列于儿科四大证之一。本病大都由于饮食不节，脾胃损伤；或喂养不当，营养失调；或饮食不洁，感染诸虫所致。

本病的一般治疗，常分为食滞伤脾和气血不足两种证型。如食滞伤脾，常用香连导滞汤消积导滞；气血不足，则用八珍汤气血双补。

本病经用上述的辨证治疗后若效果不佳，可从补益脾胃论治。脾胃为仓廪之官，主受纳运化，气血津液皆源于此。脾胃健旺，水谷精微充足，疳证自然而愈。

1. 食滞伤脾

临床表现：面黄肌瘦，精神不振，饮食不思，腹膨拒按，或食则呕吐，大便或溏或结，小便黄浊或如米泔。舌苔浊腻，脉濡或滑数，指纹色淡。

病机分析：小儿乳贵有时，食贵有节。若乳食无度，或恣食肥甘生冷，壅塞中宫致成本病。乳食不节，脾胃受伤，运化不健，故饮食不思、腹膨拒按、食则呕吐、大便或溏或结；积滞中停，脾气不运，水谷精微无以化生，外不能荣润肌肤，内不能濡养脏腑，因而面黄肌瘦、精神不振；脾气受伤，湿热内阻，则小便黄浊；寒湿内停则小便如米泔；舌苔浊腻、脉濡或滑数均为湿阻脾伤的征象。其中脉滑数为湿热俱盛的现象；指纹色淡为疳证的明证。

治疗法则：补脾益胃，脾胃健旺，积滞自消。

主要方药：香砂六君子汤。取人参、白术、茯苓、甘草补益脾气；木香、砂仁悦脾醒胃；半夏、陈皮燥湿理气。如饮食不思、腹胀甚者，可加生鸡内金、炒麦芽运脾强胃；积滞化热，口苦，小便黄浊，脉滑数，可加黄连、芦荟清热泻火，燥湿消积。

2. 气血不足

临床表现：面色㿠白，毛发枯槁，精神萎靡，骨瘦如柴，四肢不温，睡卧露睛，或寐而不宁，啼声低弱，食不消化，口渴唇干，大便溏薄，腹部凹陷如舟。舌淡白，苔光，脉细无力。

病机分析：母乳不足，或断乳过早，或长期泄泻、痢疾等。脾肺肾三脏俱病，气血精皆亏，故面色㿠白、毛发憔悴、精神萎靡、骨瘦如柴；脾土虚衰，元气不足，因而四肢不温、睡卧露睛、啼声低弱；脾胃虚弱，纳运失司，而为食不消化、大便溏泄；脾中气阴俱伤，阴液不能上承，故口渴唇干；脾虚气血乏源，肌肉失养，而为腹部凹陷如舟；阴液不足，虚火扰心，故寐而不宁；舌淡苔光、脉细无力亦为气血虚弱的征象。

治疗法则：补脾养胃以资气血。

主要方药：参苓白术散。取人参、白术、山药、莲子、扁豆、甘草补脾益胃；薏苡仁、茯苓和脾渗湿；陈皮、砂仁快脾悦胃；神曲消食和中。若脾胃虚弱，无力消磨食物，可加生鸡内金运脾化食；如中气下陷者，可用补中益气汤加生鸡内金、炒谷芽补中益气，运脾进食。

附：病案举例

1. 食滞伤脾

冯某，男，2岁，1974年9月28日诊。面黄肌瘦，腹形膨大，精神不振，时而馋食，时而厌食，大便溏多结少，小便状如米泔，舌苔浊腻，脉小滑。曾服香连导滞汤等方，疗效不佳。病属疳积，为脾胃受伤，运化不健。治当补脾益胃，兼以调气消食。

处方：炒党参、炒白术、白茯苓各9g，广木香、缩砂仁、炙甘草各3g，陈皮、姜半夏各4.5g，制苍术、生鸡内金各6g，炒麦芽15g。

7剂后，精神好转，进食近似正常，不馋食、不厌食，小便清长，但大便日行两次、质软稀烂，原方续服。

又7剂后，诸症轻减，腹形缩小，大便已实。原方去半夏、陈皮，续服7剂。

以后又来诊两次，均以此方略作加减善后。

2. 气血不足

蔡某，女，3岁，1975年3月1日诊。面色㿠白，毛发枯槁，精神萎靡，形瘦骨立，睡卧露睛，寐而不宁，口渴唇干，食不消化，大便溏泄，时有发热，舌淡苔微光，脉细无力。曾投八珍汤、肥儿丸等药，疗效不甚明显。四诊合参，疳证无疑。脾肺肾三脏俱虚，气血精津液乏源。治当补脾胃，以资气血精津液。

处方：炒党参、炒白术、石莲肉、炒扁豆、白茯苓各9g，炒山药15g，炒陈皮、炙甘草各3g，缩砂仁1.5g，炙黄芪12g，生鸡内金6g。

7剂后，症状有所轻减，仍以原方续服。

又7剂后，精神好转，睡眠安宁，口渴已止，得食能消，大便由溏泄转为濡软，原方黄芪、山药增至18g，7剂。

后又来诊3次，均以此方略作加减。

三、遗尿

遗尿又称遗溺、尿床，是指3周岁以上小儿睡中小便自遗，醒后方觉而言。本病的发生原因，多由于肾气失充，下元虚寒；或多病体弱，脾肺气虚；或肝经郁热，累及膀胱所致。《素问·宣明五气论》说："膀胱……不约为遗溺。"《素问·脉要精微论》又说："水泉不止者，是膀胱不藏也。"遗尿病位在膀胱，但引起原因则与肾脾肝肺诸脏病变有关，故临床常分为下元虚寒、肝经郁热和脾肺气虚三种证候类型。

本病的一般治疗：如下元虚寒，常用桑螵蛸散、巩堤丸温补肾阳，固涩尿液；肝经郁热，常用龙胆泻肝汤泻肝清热；脾肺气虚，常用补中益气汤补气涩尿。

本病除脾肺气虚以补中益气汤治疗外，其余下元虚寒、肝经郁热经上述一般辨证治疗后效果不明显者，可从脾胃论治。脾胃健旺，既能化生阳气，又可调和气机，不论肾虚、肝郁之遗尿，均可治之。

1. 下元虚寒

临床表现：睡中遗尿，醒后始觉；兼有面色苍白，怯寒肢冷，白天小便清多而频数，舌质淡，脉沉迟无力。

病机分析：禀赋不足，下元虚寒。肾气失充，膀胱虚冷，故睡中遗尿、白天小便清多而频数；阳气不足，无以温煦于外，因而面色苍白、怯寒肢冷；舌质淡，脉沉迟无力，亦属肾虚之候。

治疗法则：温补脾阳以暖下元。

主要方药：附子理中丸。取附子、干姜温中振阳；人参、白术、甘草补益脾气。如精神疲惫，小腹按压松软，可加黄芪、益智仁、升麻增强补气升阳作用。

2. 肝经郁热

临床表现：时有遗尿，兼有性情急躁，或手足心热，夜间龂齿，口唇绯红，小便黄臭。舌苔黄，脉弦滑。

病机分析：幼儿时未养成按时排尿习惯，稍长得不到大人精神安慰，反而责备打骂，心情郁闷；或湿热内阻，肝经受累。肝经郁热，累及膀胱，故夜间时有遗尿、白天小便黄臭；郁热内扰，窜犯脾胃，因而手足心热，夜间龂齿，口唇绯红；情志不畅，肝气郁结，而为性情急躁；舌苔黄，脉弦滑亦为肝经郁热的明证。

治疗法则：补脾益胃、化湿清热以舒肝气。

主要方药：升阳益胃汤。取黄芪、人参、白术、甘草补脾益胃；柴胡、防风、羌活、独活升发清阳；半夏、橘皮、黄连燥湿清热，调气降逆；茯苓和中渗湿；泽泻渗湿导热于下；白芍和营敛阴，并监制柴、防、羌、独升散太过。

3. 脾肺气虚

参见"概说"。

附：病案举例

1. 下元虚寒

傅某，男，9岁，1977年12月7日诊。尿床近5年，曾多次服桑螵蛸散、巩堤丸、肾气丸、缩泉丸及针灸治疗，效果均不满意。诊时几乎每晚遗尿，面色苍白，形神不足，四肢欠温，白天小便清多而频数，智力较迟钝，舌质淡，脉沉细无力。证属下元虚寒，膀胱失约。试以温补脾阳，以暖下元。

处方：熟附子9g，淡干姜3g，炒党参18g，炒白术、益智仁各12g，炙甘草4.5g，炙黄芪30g，龙眼肉15g。

7剂后，精神好转，遗尿次数减少，原方加生鸡内金6g。

10 剂后，遗尿近除，四肢已温，余症均明显好转。原方黄芪减至 18g，益智仁减至 9g，龙眼肉减至 9g，15 剂告廖。观察半年，未见遗尿。

2. 肝经郁热

蔡某，男，13 岁，1976 年 8 月 29 日诊。遗尿多年，近 1 年来，性情急躁，遗尿加频，兼有口苦唇红，食少，手足心热，夜间龂齿，小便黄臭。舌苔黄腻，脉象弦滑。曾服巩堤丸、缩泉丸、知柏地黄丸、龙胆泻肝汤及针灸治疗，均无显效。证属肝经郁热，下犯膀胱。试从脾胃论治，以升阳益胃汤加减。

处方：生黄芪 15g，炒党参、炒白术、白茯苓、粉葛根各 9g，炒柴胡、青防风、法半夏、广橘皮、川黄连各 4.5g，东白芍、炒泽泻各 6g，生甘草 3g。

5 剂后，饮食渐增，手足心热好转，遗尿仍作。原方去半夏、防风、茯苓；加川石斛 15g，淮小麦 30g。

7 剂后，遗尿次数减少，一星期中仅尿床 2 次，急躁、龂齿已有好转，原方续服。

又 7 剂后，遗尿未作，小便清淡，余症近除，原方续服 7 剂。

后又来诊 3 次，均改用补中益气丸（成药）以石斛煎汤送服，观察 8 个月，遗尿未作。

第十二章 | 脾胃学说在外科临床上的应用

　　脾胃为后天之本，气血津液生化之源，故历代医家认为"有胃气则生，无胃气则死"。就外科来说，从现象上看，似乎与脾胃无多大关系，但从实质上却与脾胃关系甚大，胃气一败，往往便成凶候，诚如《外科证治全书·胃气论》所说："凡证之现五善、七恶者，非脏腑胃气存亡之明征乎。胃气一败，便为凶候，故善治外证者，无论大小轻重，必先顾其胃气。"同时，外科疾病的发生，与脾胃亦有密切联系，如脾主运化而恶湿，疮疡、皮肤疾患因于湿邪为病者甚多，故《素问·阴阳应象大论》说："脾生肉……湿伤肉。"《素问·生气通天论》又说："汗出见湿，乃生痤疿；高粱之变，足生大丁。"凡素体不足，或劳倦过度，或饮食不节，均可致脾运失健，聚湿生热，浸淫皮肤肌肉，而成外科病证。轻则发为皮肤湿疹水疱，重则痈疽疮疡溃烂。

　　饮食入胃，全赖胃气以熟腐，其精微由脾转输营养全身。后天化源不竭，则营血充足，肌肤泽润。若后天匮乏，营血虚少，血涩而不行，血瘀化热，痈疽乃成；血少无以润养皮肤，则皮肤干燥，甚至皲裂成疮。

　　脾主运化，若脾胃不健，纳运失常，水湿内聚，可酿成痰浊及痰疬痰核。故《外科正宗》说："痰疬者，饮食冷热不调，饥饱喜怒无常，多致脾气不能转运，遂成痰结。"

　　脾主肌肉，痈疽外疡多生于肌肉之间，脾强胃壮，则肌肉丰满坚实，无病可生。若脾胃不健，因湿因热，因瘀因毒，发为外疡。《外科证治全书·脾气论》说："肌肉乃脾胃所主……肌肉不能自病，脾胃病之。"此外，脾主四肢，开窍于口。脾贵乎健运不息，胃贵乎下行不滞。脾升则磨荡善运，谷化而不泄；胃降则空虚善纳，下食而不呕。脾胃健旺，既无湿无热之变，又无泄无呕之症，气血来源充足，四肢轻劲有力，口和唇华。若脾胃不健，营血乏源，因血虚营滞，可发生四弯风、病疮、臁疮、鹅掌风和唇风、羊胡疮、鹅口疮等。

　　对于已病之后的顾护脾胃和从脾胃论治，《外科证治全书·胃气论》说："肌肉不能自病，脾胃病之；诸药不能自行，胃气行之。诸药入胃，而后行及诸经，以治其病也。未有药伤其脾胃而能愈病者，亦未有不能运行饮食之脾胃，而反能运行诸药者也。"外疡已成，不能一味地清热解毒，应顾护脾胃之气，脾胃健旺，药力及时转输至病所，以制病邪。同时，外疡已溃，脓血大泄，元气受伤，或气血素亏，疮疡难以溃脓，均可从脾胃论治，脾胃旺盛，气血有源，疮疡溃者易敛，难溃者易内托外溃，邪毒自去，新肉即生。总之，脾胃与外疡，在发病原因与治疗上，都是息息相关的，故有"善治疮疡者，不在外治，而在内治脾胃"的说法。

第一节 疮疡

一、颈痈

颈痈是指发生于颈部两侧的急性脓肿外疡而言。本病初起局部白、肿、热、痛，肿块边界清楚，嗣后局部皮肤转红，肿势高突，疼痛加剧，脓成溃后正气尚充者，即可愈合。

本病的一般治疗：如初起常用银翘散疏风清热，化痰消肿。热邪甚者，加黄芩、栀子、石膏清热泻火；大便秘结，加瓜蒌仁、莱菔子、枳实通腑润肠；脓成者，加穿山甲片、皂角刺消肿排脓；肿块坚硬者，去荆芥、牛蒡子、薄荷，加丹参、赤芍、皂角刺消肿软坚。外治法从略。

本病经用上述的疏风清热，化痰消肿，或清热解毒，或消肿、排脓等方法治疗后疗效不明显者，可从脾胃论治，脾胃气阴充足，正能胜邪，病即自衰。

临床表现：颈部两旁或颌下、耳后或颏下结块，形如鸡卵。初起色白，漫肿坚硬，灼热，疼痛，兼有恶寒发热，头痛，口干，或大便秘结，小便短赤。舌苔黄，脉滑数。若4~7日后，身热不退，结块处皮色转红，肿势高突，疼痛增剧，便欲成脓。溃后正气尚充，脓出黄白稠厚，肿退痛减后，即可愈合。

病机分析：外感风热，郁滞化毒；或痧疹之后，肺胃余毒未清；或口龈生疳，肝胃火毒结聚。颈部为少阳、阳明经循行之处，风热毒邪或肝胃火毒，循经上犯，气血郁阻，故颈部两旁，或颌下、耳后，或颏下结块形如鸡卵，漫肿坚硬，灼热疼痛；病初多为风邪所胜，因而患处皮肤色白；热邪火毒与正气相争，因而恶寒、发热、头痛；邪热内盛，津液受伤，津不上承则口干，液不下润则大便秘结，热逼膀胱则小便短赤；舌苔黄、脉滑数均为热邪壅盛的征象；热邪火毒郁结不散，肉腐成脓，故发热不退、结块处皮色转红、肿势高突、疼痛增剧；溃后正气尚足，邪毒得泄而为脓出黄白稠厚、肿退痛减，渐可愈合。

治疗法则：初期护养胃阴，清热散风，化痰消肿；热盛期滋养胃阴，清热解毒。

主要方药：初期用牛蒡解肌汤加天花粉。取石斛、玄参、天花粉护养胃津，兼以清热消肿；牛蒡子、夏枯草化痰散结，清热解毒；薄荷、荆芥、连翘疏风清热，兼能散结；栀子、牡丹皮清热泻火，活血解毒。热盛期用益胃汤加天花粉、西洋参、生黄芪、蒲公英、金银花。取沙参、麦冬、玉竹、天花粉滋养胃阴；西洋参益气生津；生黄芪补气托毒；蒲公英、金银花清热解毒。若热毒内陷心营，加安宫牛黄丸、犀黄丸清营开窍，凉血解毒，亦属重要。

附：病案举例

王某，男，53岁，住院日期：1964年4月8日。颈部肿痛7天。患者先因湿疹而入院，在治疗期间，全身不断出现潮红粟状丘疹、水疱及出血性皮疹脓疱。4月22日下午发现颈后偏左方指头大小硬块疼痛。翌晨，肿块散漫达6cm×5cm，表面紫黯，麻木疼痛。内服中药及西药氯霉素。24日红肿蔓延直径达10cm。27日颈部淋巴结肿大，转动不便，木胀隐痛，心烦自汗，恶寒高热，口渴引饮，疲惫乏力，纳食不香，病情日益恶化。28日剪去中心脓头腐肉。30日兼见胸疼憋气，咳嗽气短，吐出血性黏痰，心慌意乱，病情危笃。查：颈部偏左侧隆起肿块约12cm×10cm，中心可见4~5个米粒大脓头及指头大疮面。脓腐深潜，触之僵硬无波动感，颈部淋巴结肿大，移动无粘连，有明显触痛，舌质红，苔薄黄，脉细数、沉取无力。体温39℃。证属毒热炽盛，气阴两伤。治当清热解毒，益气养阴。

处方：西洋参（另煎兑）3g，金银花、生黄芪、蒲公英各60g，当归、陈皮、生甘草各9g，贝母12g，天花粉、石斛各15g，安宫牛黄散（冲服）1.5g，犀黄丸（分服）9g。

至5月3日毒热证更显严重，烦渴喜冷饮，时而喃喃自语，精神疲惫，大便溏泄不止，小溲频短而赤，舌謇语涩，局部痈肿周围有数个小疖出现，舌质红，苔黄黑燥裂，脉象洪大无伦。证属毒热炽盛，毒邪不能外透反而陷入营血，上传肺经，热迫下利。急宜解毒清营，养阴扶正。

处方：西洋参（另煎兑）12g，生石膏、黑元参、鲜茅根各90g，鲜生地黄、天花粉、生黄芪各60g，大生地黄、麦冬各30g，连翘、当归各15g，羚羊角（冲服）1.5g，局方至宝丹（分2次服）1粒，赤芍12g，金银花120g（其中金银花、天花粉先煎汤代水煎群药；黄芪、当归、赤芍另煎，与上药分服）。

5月4日胃气渐复，口渴引饮随之减轻，颈后麻木僵块日渐缩小，疮面腐肉脱落，疼痛日渐减轻，便溏溲赤日趋好转。舌质仍红，苔薄黄，脉弦滑。体温37.5℃。病去减其制，原方略作增删，用量减轻。

以后复诊多次，均以养阴扶正为主。至6月26日颈部肿痛僵块消退，疮口愈合。外用方药从略。（《赵炳南临床经验集》）

按： 此案虽属毒热内攻，邪陷营血，但采用以滋养胃中气阴为主，阴液能制阳热，正气能制邪气，故大量应用西洋参、石膏、麦冬、生地黄、天花粉、玄参以救阴益气。

再以黄芪补气托毒；当归、赤芍养血活血；羚羊角清肝息风；至宝丹清热解毒，开窍醒神；连翘、金银花清解热毒，散结消肿。诸药相合，配伍得当，因而危笃之症化险为夷。

二、委中毒

委中毒，又称委中痛，是指发生在腘窝委中穴部位的痈证。若影响小腿屈伸者，俗称曲鳅。引起本病的原因，多由湿热下注，阻滞经络所致。

本病的一般治疗：初起常用五神汤合萆薢化湿汤清热解毒，活血消肿；脓成者，可加皂角刺、穿山甲片透脓托毒；屈伸不利，可加伸筋草、牛膝舒筋活络。外治法从略。

湿热毒邪往往多因脾胃运化不健，聚湿化热，热毒壅阻络脉发为本病，因而在治疗上常用健脾利湿之剂而获效。此外，脾胃为气血津液之母，疮疡正虚邪盛或溃后气血大伤之时，均可从补脾养胃着手。既可扶正以胜邪，化危而为安；又可速生气血，收敛疮口。

临床表现：初起委中穴木硬疼痛，皮色微红或焮红赤色，患肢小腿屈伸艰难，行动不利，兼有发热恶寒。若肿痛日渐加剧，身热持续不退，2～3周则脓成。溃破后，脓出甚多，患肢不能屈伸，2～3个月后才能活动如常。

病机分析：湿热下注，壅阻络脉；或足跟破伤、冻疮溃烂、下肢湿疹等湿热阻滞，气血运行不畅。湿热蕴结，久郁化毒，气血瘀阻，故委中穴木硬疼痛、皮色微红或焮红赤色；湿毒入络，伤及筋脉，因而患肢小腿屈伸艰难、行动不利；邪正相争，营卫不和，而为发热恶寒；邪毒不解，肉腐成脓，故肿痛日渐加剧、身热持续不退；血肉化脓，筋脉失于濡养，故溃破后脓出甚多、患肢不能屈伸。

治疗法则：初中期用渗湿健脾，清热解毒；成脓或溃破期：补脾益胃，以资气血。

主要方药：初中期用萆薢渗湿汤加苍术。取苍术、薏苡仁健脾祛湿；萆薢、赤苓、泽泻渗湿和脾；黄柏、牡丹皮苦寒燥湿，清热解毒；滑石、通草清热利湿。成脓或溃破期用四君子汤。取人参、白术、甘草补脾益气；茯苓和脾渗湿。若兼营阴不足，可加生地黄、当归身、白芍滋阴养营；如余毒未清，可酌加金银花清热解毒；筋缩屈伸不利者，可加伸筋草、续断舒络强筋；胃纳不振，可加砂仁、陈皮、谷芽醒胃进食。

附：病案举例

沈某，男，65岁，1953年10月14日诊。委中毒溃久不得收敛，稀脓频流，乃老年气营两虚所致，治以调养。

处方：炒白术6g，潞党参、茯苓、生地黄、炒川断、炒谷芽、金银花各9g，生甘草1.5g，炒陈皮4.5g，带壳砂仁3g。

二诊：委中毒续溃，脓出颇多，内空甚伟，老年图治非易，治当调养。原方加炒归身、炒白芍各6g，炒怀牛膝4.5g。

三诊：委中毒脓水渐少，新肌充长，似有向愈之象，原方加鸡血藤12g。外治方药从略。（《杨咏仙外科医案》）

按：此案辨证准确，遣方选药精当，故投之即效。纵观全案，以把握"久病多虚、溃后多虚，脓稀多虚"之三虚辨证要领，再择以脾胃为气血生化之源之说，方用四君为主，酌用四物，逐渐向愈。

三、有头疽

疽，分为有头疽和无头疽两类。有头疽，初起皮肤高突有头，以阳证为多见，如脑疽、发背等；无头疽，初起皮肤平坦无头，以阴证为多见，如附骨疽之类。这里主要阐述有头疽，至于无头疽参见"附骨疽"。

有头疽是生于皮肤肌肉中的急性化脓性疾患。其特点是：初起于皮肤上起有粟粒样脓头，焮热红肿胀痛，易向深部及周围扩散，脓头亦相继增多，溃后状如蜂窝。由于脓液一时不易畅泄，故肿块范围常为3～4寸，甚至大逾盈尺。

有头疽之名，在古代文献中亦称为"发"，并由于发生的部位不同而名称各异，如生于喵后（项后）部的称"脑疽"、生于背部的称"发背疽"、生于胸部膻中穴的称"膻中疽"、生于少腹部的称"少腹疽"、生于手背部的称"手发背"、生于足背部的称"足发背"等。尽管名称众多，发生部位不同，但它的病因、症状和治法基本上是一致的。

本病发于项后、背部者，常不易透脓，内陷变证较为多见，故病情较重；发于四肢者，容易透脓，内陷变证少见，故病情较轻。引起本病的原因，大都感受风湿、湿热毒邪或情志内伤化火等所致。对于素体虚弱、气血津液不足者尤易发生，发病后又易病情加剧，故正气的盛衰，与本病的转归（顺和逆）有着密切的关系。

本病的一般治疗：初期常用仙方活命饮清热解毒，理气散风，活血行瘀；溃脓期常用内疏黄连汤清热解毒，泻火通便；收口期常用四物汤或八珍汤补益气血。

脾胃为后天之母，气血津液无不赖以化生，气血津液盈满，正气充沛，正能胜邪，其病易于好转或向愈，预后多为良好；胃为六腑居于中焦，上连食管，下接肠道，泻毒积、吐毒邪和一切解毒之药，必借胃气以运转，才可推邪外出。本类病证经用上述的辨证治疗后效果不明显者，可从脾胃论治，且常获殊效。

临床表现：初期患部起一肿块，上为粟粒状脓头，肿块渐向周围扩大，脓头增多，色红灼热，高肿疼痛，并兼有寒热、头痛、纳呆，舌苔薄白或黄，脉滑数。溃脓期疮面渐渐腐烂，形如蜂窝，肿块范围常为3～4寸；伴有高热口渴，大便秘结，小便短赤等。收口期脓腐渐尽，新肉开始生长，逐渐收口愈合，但亦有脓腐虽去，新肉生长迟缓者。

病机分析：感受风温、湿热邪毒；或因情志内伤，气郁化火；或因平素恣食肥甘厚味，脾胃运化失常，聚湿化热，湿热酿毒。初期：邪毒内阻，营卫不和，气血瘀滞，故肿块形成、上有粟状脓头；邪毒渐盛，正邪交争，因而肿块渐向周围扩大、脓头增多、色红灼热、高肿疼痛、恶寒发热；邪毒内盛，上干于头而为头痛；湿邪热毒，侵袭脾胃，运化失常，故见纳呆；舌苔薄白或黄、脉象滑数亦为邪毒渐盛的现象。溃脓期：邪毒炽盛，正邪剧争，故疮面渐渐腐烂、形如蜂窝、肿块加大、高热口渴、大便秘结、小便短赤。收口期：邪毒渐退，正气日复，因而脓腐渐尽，新肉始长，逐渐收口愈合；若邪毒虽罢，但气血两亏，新肉不能速生，故见脓腐虽去、新肉生长迟缓者。

治疗法则：初期疏风清热，护养胃津，兼以活血消肿；溃脓期滋阴养胃，清热解毒；收口期补脾益胃，化生气血。

主要方药：初期用牛蒡解肌汤加天花粉。取牛蒡子、薄荷、荆芥、连翘、山栀子、夏枯草疏风清热，解毒消肿；石斛、玄参、天花粉护养胃津，兼以清热散肿；牡丹皮活血消肿。若素体气血不足，脓毒不易外达者，可用托里消毒散补气益血、托毒消肿。溃脓期用增液汤合黄连解毒汤加减。取玄参、麦冬、生地黄滋阴养胃；黄连、黄芩、黄柏、栀子苦寒燥湿，清热解毒。若大便秘结者，加大黄、芒硝泻下通便，荡涤邪热。收口期用四君子汤、六君子汤之类。取人参、白术、甘草补脾益胃；茯苓和脾渗湿；陈皮、半夏燥湿和中；生姜、红枣调和脾胃。若气虚甚者，可加黄芪以增强补气作用。

附：病案举例

1. 脑疽

陈某，男，1934年4月27日诊。脑疽正生，经属督脉，腐烂形大，气秽色黯，脓毒虽得畅流而营气不免交耗，诚恐不能胜任之虞，慎勿轻视。

处方：生黄芪、炒党参、茯苓、金银花各9g，陈皮、宋半夏、甘菊、赤芍、白芍各4.5g，生甘草1.5g，毛慈菇3g。

二诊：腐形已定，腐肉已脱，似有向愈之象，但营气不免两耗，犹虑贼邪侵袭而变幻。前方去赤芍、毛慈菇，加炒谷芽9g。

三诊：溃疡渐愈，营气未复，再以调养。

处方：炒党参、茯苓、炒谷芽各9g，生黄芪、炒归参、炒白芍各6g，陈皮、宋半夏各4.5g，生甘草1.5g。（《杨咏仙外科医案》）

按： 本案自始至终着眼脾胃，初诊见有脓水较多，营气已亏，故腐烂气秽色黯。用参、芪补脾益气，茯苓、陈皮、半夏健脾和胃，佐入金银花、毛慈菇解毒祛邪，而不用大苦大寒之品以防伤及脾胃，俾正气更虚。二诊腐肉已脱，病情转机，又加谷芽悦脾醒胃。三诊溃疡渐愈，但营气未复，以六君子汤为主，借脾胃为后天之母以资生气血。

2. 发背

褚某，女，56岁，1953年8月2日诊。中发背紫黯腐烂、形势甚厉，由湿火郁结，营气不足而成。老年营气两虚不克载毒外出使然，身热，苔垢腻。毒火伏邪内盛，深虑变幻，治当标本兼顾。

处方：制川朴 3g，姜半夏、炒陈皮各 4.5g，白茯苓、金银花各 9g，炒川连 1.5g，佩兰叶、姜竹茹、炒淡芩、野菊花、炒当归、炒赤芍、粉牡丹皮各 6g。

二诊：发背腐形尚未全定，脓出气秽而稀，平塌不耸。营气两虚，治宜补托。

处方：生黄芪、炒当归、粉牡丹皮各 6g，炒陈皮、姜半夏、甘菊花、炒赤芍、炒白芍各 4.5g，炒谷芽、金银花各 9g，生甘草 1.5g。

三诊：发背腐形渐定，腐肉大半已脱，颇有松机之征。患者营气素虚，外邪易侵，变幻不得不防，治宜调养。

处方：潞党参、白茯苓、炒谷芽、川石斛、根生地黄、金银花各 9g，宋半夏、炒陈皮各 4.5g，炒当归身、炒白芍各 6g，带壳砂仁（杵）3g，生甘草 1.5g。

四诊：发背腐肉已脱而新肌不得骤充，兼且腹痛、大便溏泄。乃营气两虚，复夹食滞使然，当以兼顾。前方去生地黄、石斛、金银花；加炒白术 6g，广木香 3g，沉香片 1.5g，焦六曲 9g。

五诊：发背渐愈，营气两耗未复，再以调养。处方：炒党参、白茯苓、炒谷芽各 9g，炒白术、沉香曲、炒当归身、炒白芍各 6g，带壳砂仁（杵）3g，炒陈皮 4.5g，生甘草 1.5g。（《杨咏仙外科医案》）

按：此案以化湿健脾清热解毒方法开始，以补脾益胃化生气血之法告终。初诊毒火炽盛，湿邪留恋，故用黄连、黄芩直折火毒；又用厚朴、半夏、陈皮、佩兰、茯苓健脾化湿，芳香蠲浊，使脾胃健旺，湿有出路。二诊，腐形未定，脓出气秽而稀，平塌不耸，故加黄芪，既可补脾气，又可托邪毒。三诊，从补脾养胃着眼，投以党参、石斛等。四诊，又夹食滞，去生地等滋腻之品，加白术、木香、神曲健脾理气，消食和中。五诊，发背渐愈，唯气营未复，故用香砂六君汤加减。全案过程，初观似解毒、养营为主，但仔细剖析，每诊均立足于顾脾益胃，扶助中气，佐以和营解毒。

四、附骨疽

附骨疽是一种病邪深沉，附着于骨的化脓性病证。《千金要方》说："以其无破，附骨成脓，故名附骨疽。"好发于儿童，多发于四肢长骨，局部胖肿，附筋着骨，推之不移，疼痛彻骨，溃后脓水淋漓，不易收口。本病称名，因其部位不同亦随之而异，如生于大腿外侧称附骨疽；生于大腿内侧名咬骨疽；生于手足腿膊等处，溃破后出腐骨者，常称多骨疽。名称虽异，但其病因、病机、治疗大致相同。此病的发生原因多由疔疮、疖肿余毒未尽，或外感风寒湿邪，或跌打损伤、血瘀化热等所致。

本病的一般治疗：初期常用仙方活命饮合五神汤加减清热化湿，行瘀通络；成脓期常用五神汤合透脓散加减清热化湿，和营托毒；溃后气血往往亏虚，多用八珍汤之类补益气血。外治法从略。

本病经上述的辨证治疗效果不明显者，可从脾胃论治，并适当配合行瘀通络或和营托毒之品；溃破之后，尤当补益脾胃，化生气血。

临床表现：初期患肢疼痛彻骨，不能屈伸，皮肤或微红而热，或不红不热，胖肿骨胀，兼有恶寒发热，口干，溲赤。舌苔黄腻，脉象滑数。成脓期在得病 3~4 周后，身热持续不退，患处色红胖肿、骨胀明显。溃后脓出初稠后薄，不易收口，易于形成瘘管和死骨，待死骨脱出后，方能逐渐愈合。

病机分析：疔疖肿毒，或伤寒、麻疹等治疗不当，余邪未清，湿热内阻，深入筋骨；或跌打损伤，局部骨骼折伤，复又感受邪毒。初期湿热深入，气血不和，血凝毒聚；或骨骼损伤，瘀血阻滞所致。症见患肢疼痛彻骨，不能屈伸，皮肤或微红而热或不红不热，胖肿骨胀，恶寒发热，口干溲赤，舌苔黄腻，脉象滑数（其中皮肤不红不热，常为寒凝血滞的征象）。成脓期正邪交争，邪逼营血化脓，故病后 3~4 周，身热持续不退，患处色红胖肿、骨胀明显。溃后毒邪渐减，正气亦衰，因而脓出初稠后薄，不易收口，易成瘘管；毒邪深入，伤害骨骼，故死骨脱出。

治疗法则：初期泻火解毒，燥湿和脾，清胃护阴；成脓期清热养阴，补气托毒；溃后补益脾胃以资气血。

主要方药：初期用黄连解毒汤合五神汤加石斛、天花粉。取黄连、黄芩苦寒泻火，燥湿和脾；茯苓、车前渗湿健脾；黄柏、栀子、金银花、紫花地丁清热解毒；牛膝活血祛瘀，且可强筋坚骨；石斛、天花粉护养胃津，天花粉又有活血散瘀的作用。成脓期用增液汤合透脓散加石斛、金银花、薏苡仁。取玄参、生地、麦冬、石斛滋养胃阴；黄芪益气托毒；薏苡仁利湿健脾；金银花清热解毒；当归、穿山甲、川芎、皂角刺和血透脓。溃后用六君子汤。取人参、白术、甘草补脾益胃；茯苓和脾渗湿；半夏、陈皮化湿调中。如气虚甚者，可加黄芪、金雀根增强补脾益气作用；阴虚甚者，可加生地、石斛滋养胃阴；营血虚甚者，酌加当归、白芍滋养营血。

附：病案举例

丁某，男，34 岁，1954 年 8 月 20 日诊。附骨疽业经铍针，脓出颇多，瘀块并流，邪毒虽有宣化之机，营气不免两耗，脉象小数，舌红少苔，治以调养。

处方：根生地黄 12g，川石斛、潞党参、茯苓、炒谷芽各 9g，炒白术、炒归身、炒白芍各 6g，炒陈皮 4.5g，生甘草 1.5g，带壳砂仁 3g。

二诊：附骨疽溃后肿痛均平，脓水渐少，似有松机之象，但神倦纳懈，大便不实，脉小舌光。此乃营气两耗，不肯遽复使然。当以调养，前方去生地、石斛，生甘草易炙甘草，加炒黄芪 9g。

三诊：附骨疽溃后脓水淋漓颇多，气血两耗，幸得纳谷渐增，其经耗之营气或可徐图恢复，但臀部又肿作痛，势有续溃之象，诚恐不能胜任之虞，只以调养为主。

处方：炒黄芪、潞党参、茯苓、炒川断各 9g，炒白术、炒归身、炒白芍、炒怀牛膝各6g，炙甘草1.5g，炒陈皮4.5g，带壳砂仁、炒川芎各3g。

四诊：附骨疽脓水渐少，臀部余肿渐消，胃纳日增，舌上已生薄苔，经耗之营气渐有恢复之机，再以调养。前方去牛膝，加炒谷芽9g。（《杨咏仙外科医案》）

按：本病前后四诊，均从脾胃论治，脾胃健旺，既能使耗散之气血得以恢复，又能扶助正气与邪抗争。初诊以补脾益气，滋养胃阴为主；二诊病情见轻，胃阴已复，故去生地黄、石斛，并加黄芪增强补气作用；三诊病情见重，但断定邪盛正虚之缘故，仍以补益脾气为主，以扶正固本而胜病邪；四诊脾胃健旺，气血来源已充，病情显著转机，故案中说："经耗之营气渐有恢复之机。"总之，此案始终法宗脾胃，培育后天，扶助正气，正气充盛，毒邪自衰而病愈。

五、烂疗

烂疗，有烂皮疗和卸肉疗之分。烂皮疗随处可发，但以四肢居多。始起皮肤小红点，微痒；搔破后稠水津流，或破伤触毒，四畔漫肿，红晕紫黯，糜烂迅速延开。卸肉疗则为肌肉片片卸落，范围深广，好发于足部，但臀、臑、手背等部偶或有之。本病多系湿火为患，亦有暑热毒邪所致者。

本病的一般治疗，常用黄连解毒汤、犀角地黄汤、三妙丸合并使用，凉血解毒，清热利湿。外治法从略。

本病经上述的辨证治疗效果不明显者，可从脾胃论治为主，兼顾祛邪。脾健胃强，气阴充足，正能推邪毒于外出，同时健脾可以燥湿祛浊，清胃可以泻火解毒。

临床表现：初起患部胀痛，周围肤色黯红，迅速蔓延成片；并可起大水疱，流出脓液，疗毒周围紫黑色，兼有高热、烦躁、头痛等。如身热渐退，流出稠脓，疗毒界限清楚，可望腐脱新生，收口而愈；若身热不退，肿势散漫，神识昏迷者，是为逆证。

病机分析：皮肤破损，感受毒气，或湿热火毒，或暑热邪毒，蕴蒸肌肤所致。邪毒阻于肌肤，气血凝滞，热胜肉腐，故患部胀痛、周围皮肤黯红、迅速蔓延成片，且可起大水疱、流出脓液、疗毒周围紫黑色；邪毒内盛，与正气剧争，因而高热、烦躁；毒邪上干于头，而为头痛；正能胜邪，毒邪外出，故可见身热渐退、流出稠脓、疗毒界限清楚，腐脱新生，收口而愈；正不胜邪，毒邪壅盛，甚至内扰心神，故身热不退、肿势散漫、神识昏迷。

治疗法则：益气养阴；兼以清暑利湿，凉血解毒。

主要方药：王氏清暑益气汤加青蒿、牡丹皮、金银花。取西洋参、石斛、麦冬、知母、粳米、甘草益气生津；黄连、荷梗、竹叶、青蒿、西瓜翠衣清热解暑；牡丹皮、金银花凉血解毒。若脾胃气虚，湿邪偏盛者，可用六神散、六君子汤补脾益胃，化湿和中。

附：病案举例

1. 烂皮疔

韩某，男，幼儿，1934 年 7 月 9 日诊。暑热酿毒，营气不从，以致右腋始肿继腐，腐形未定，四畔焮红无涯，变幻成烂皮疔之候，身热，大便溏泄，纳乳作呕。诚恐正不胜邪之忧，慎勿渺视。

处方：西洋参（另炖）、霍山石斛（另炖）各 3g，陈青蒿、扁豆衣、淡竹茹、粉丹皮各 4.5g，青荷叶 1 角，白茯苓、益元散（包）各 9g，金银花 6g，白通草 2.4g。

二诊：投正邪兼顾法以后，身热渐退，便溏已实，唯呕乳未平，腋下腐烂未定，种种皆因正虚邪实使然。再踵前意出入，希图幸存。

处方：西洋参（另炖）3g，炒扁豆、茯苓、金银花、益元散（包）各 9g，陈青蒿、姜竹茹、炒白芍、粉丹皮各 4.5g，炒白术 2.4g，青荷叶一角。

三诊：烂皮疔糜形渐定，身热、口渴、呕乳均平。恙情似有松机，再以扶正和脾，并化暑湿。前方去益元散，扁豆易扁豆花；加生甘草 1.5g，川贝母 3g。

四诊：腋下烂皮疔糜形已定，腐肉已渐脱，颇有松机之征矣。再以调补。前方去牡丹皮，加生黄芪 4.5g。

五诊：烂皮疔腐肉尽脱，新肌亦渐充，再以调养。前方去川贝母、西洋参，加陈皮 3g。外治方药从略。(《杨咏仙外科医案》)

按：本案系由暑热火毒所引起，故以王氏清暑益气汤加减益气生津，补脾益胃；兼以清暑渗湿，凉血解毒而获效。方中西洋参、石斛益气生津，青蒿、益元散清暑退热，扁豆衣、荷叶和脾升阳，茯苓、通草分利水湿，牡丹皮、金银花凉血解毒。后加黄芪旨在益气健脾，加速新肌充长，收口愈合。

2. 卸肉疔

施某，男，40 岁，1953 年 8 月 30 日诊。脚背卸肉疔，紫黯腐形未定，稀水频流，神疲，大便不实，纳谷式微，舌苔淡白。此乃水湿伤于脾阳，当以和中为主。

处方：炒米仁、炒扁豆、炒谷芽、金银花各 9g，炒白术 6g，白茯苓 12g，炒陈皮 4.5g，带壳砂仁、赤芍、白芍各 3g。

二诊：脚背卸肉疔，腐形已定，便泻亦止。唯腐肉不得尽脱，气秽，稀水频流。乃脾虚湿胜，再以健中渗湿。

处方：潞党参、生黄芪、炒白术、炒扁豆、白茯苓、炒谷芽、炒米仁各 9g，缩砂仁 3g，炒陈皮 4.5g，炒当归、炒白芍各 6g，上肉桂 1.5g。

三诊：脚背卸肉疔，腐肉尽脱，秽气亦减，唯神疲纳懈，舌苔淡白，脾阳仍未全复，再以调养脾胃为主，前方去米仁，加怀山药 9g。外治方药从略。(《杨咏仙外科医案》)

按：卸肉疔是外科重症之一。近似西医学的气性坏疽。病势急骤，最易腐烂。一般都用清热利湿、凉血解毒等方法治疗，但杨氏认为本案以湿邪内盛伤及脾阳为患，故初诊即用健脾利湿为主，兼顾活血解毒，所以病情较快好转。后两诊均用补益脾气，化生营血，以致腐肉速脱，新肉即生。

六、疔疮走黄

疔疮走黄，为疔毒走散，毒入血分，内攻脏腑的一种急性危重病证。本病多系疔疮早期失治，或挤压碰伤，或过早切开，毒邪扩散所致。

疔疮走黄的一般治疗，常以犀角地黄汤、黄连解毒汤、五味消毒饮同用，凉血泻火，清热解毒。外治法从略。

本病在应用凉血解毒的同时，必须重视护养胃阴。胃阴充足，既可以阴液制止阳热，又可扶正抗邪，再者还有达邪于外的作用。因胃主顺降，胃阴充盈，邪毒可从肠道而出。所以脾胃阴液不伤，病变易于转机，逢凶化夷。

临床表现：疔疮忽然顶部黑陷，无脓，肿势散漫，迅速向四周扩散，皮肤黯红。或兼有寒战高热，头痛，烦躁，舌红绛、苔黄糙，脉洪数；或伴有恶心呕吐，口渴喜饮，脘腹满胀，大便秘结或泄泻；或兼有肢体拘急，骨节肌肉疼痛，或并发附骨疽、流注等；或伴有身热瘀斑等；甚至出现神昏谵语，咳嗽气喘，胸痛痰红，发痉发厥等。

病机分析：本病的形成，除生疔之后或因早期失治、或因挤压碰伤、或因过早切开外，还常与误食辛热之药及酒肉鱼腥等物，或加艾灸助长火毒有关。以上各种原因，均能促使邪毒鸱张，正气受伤，从而疔毒走散，故出现疮顶黑陷、无脓、肿势散漫、迅速向四周扩散、皮肤黯红。毒邪内盛，与正气剧争，故寒战高热、头痛、烦躁。疔毒壅阻，内攻脏腑，如毒入脾胃，则出现恶心呕吐、口渴喜饮、脘腹满胀、大便秘结或泄泻；毒入于肝，则出现肢体拘急，发痉发厥；毒入于心，则神昏谵语、皮肤瘀斑；毒入于肺，则咳嗽气喘、胸痛痰红。舌红绛、苔黄糙、脉洪数亦为毒邪内攻，火热炽盛的表现。

治疗法则：滋养胃阴，凉血解毒。

主要方药：增液汤加石斛、犀角、牡丹皮等。取玄参、麦冬、生地黄、石斛滋养胃阴，兼以凉血清热；犀角、牡丹皮活血散瘀，凉血解毒。如火毒甚者，可加黄连、大青叶、金银花、黄芩、栀子清火解毒；胃热甚者，可加石膏、知母清泄胃热，保护津液；大便秘结者，可加大黄、芒硝泻火通便；热毒入肺者，可加贝母、芦根清泄肺热，祛痰止咳；毒邪内陷心营，神昏谵语者，可加安宫牛黄丸或牛黄清心丸清热解毒，开窍醒神。

附：病案举例

杨某，男，27 岁。

心脾二经火毒郁发，致成锁口疗之症，由来 6 天。就诊前曾自行针挑，促使疗毒走散，肿势甚剧，遍及颈胸，右目难启，疮顶黑陷，无脓，高热神昏，撮空谵语，咳嗽胸痛，痰中带血，斑疹隐隐，口干思饮，便秘尿赤。舌红绛，苔黄，脉数。

处方：鲜石斛、生地黄、生石膏、芦根、广角、牡丹皮、金银花各 30g，麦冬、大青叶、象贝、黄芩各 15g，连翘 20g，黄连 5g，焦山栀 12g，制大黄 6g，牛黄清心丸 2 粒（研分 2 次服）。

复诊：上药连服 3 剂，大便解，神色转清，痰中仍夹血，身热未退，口唇干燥，肿势未减。颈前略呈应指，是邪从脓化之征。舌质红绛，苔黄燥，脉数。再宗原策。

处方：石斛、生地黄、芦根、金银花、大青叶各 30g，麦冬、玄参、焦山栀各 15g，知母、象贝、川贝各 10g，生甘草、竹叶心各 6g，黄连、橘络各 3g，连翘、怀山药各 20g，牛黄清心丸 2 粒（研，分服）。（《杏林撷英·疗疮走黄治验》，浙江省中医学会编，1982）

按：本案系杭州名医余步濂氏治例。余氏在治验中自云："存得一分津液，便有一分生机。"所以在案中突出滋养胃津，大剂应用石斛、生地、麦冬等药。并用大黄引毒邪从胃下达至肠，排出体外。同时亦不忽视清热解毒，凉血散瘀和清心开窍。因此于复诊时，即见神志转清，邪从脓化，由逆转顺，化险为夷。

第二节　皮肤病

一、缠腰蛇丹

缠腰蛇丹，又称缠腰火丹、蛇串疮、火带疮及蛇丹等，是指生于腰肋间的疱疹，色红，形似蛇行。本病多由肝火妄动，湿热内蕴所致，多发于春秋季节。

本病的一般治疗，常用龙胆泻肝汤泻肝火利湿热。外治方药从略。

本病经上述的辨证治疗后效果不明显者，可从脾胃论治。因脾主运化而恶湿，脾运不健，聚湿化热，往往可使本病加重。若从健脾着手，脾气健旺，湿无所聚，热无所生，既有湿热之邪必势孤而自衰，由衰至灭。

临床表现：起病突然，患部先有刺痛，或伴有轻度发热、疲乏等。多发于身体一侧，常见于腰肋部，其次是胸部及面部亦可出现。发病时患部出现大小如绿豆或黄豆状的水疱，累累如串珠，排列成束带状。疱液初为透明，后转混浊。舌苔黄腻，脉象弦滑。

病机分析：情志不畅，肝郁化火；或恣食肥甘厚味，聚湿生热，再以风邪诱发而成。湿热火毒内伏，复感风邪触发，故起病突然，患部先有刺痛，或伴轻度发热、疲乏；肝胆之经循行于胸肋两侧及头面，火毒内犯肝经，因而多发于身体一侧，常见于腰肋部，其次胸部、头面亦可出现；湿热火毒外溢肌肤，患部皮肤出现大小如绿豆或黄豆状的水疱，累累如串珠，排列成束带状；病初时湿热中多夹风邪，故出现水疱透明；病之中期常为热甚于湿，故见水疱混浊；舌苔黄腻，脉象弦滑亦为湿热内盛的征象。

治疗法则：清热燥湿，理气和中。

主要方药：除湿胃苓汤。取苍术、白术健脾燥湿；厚朴、陈皮理气和中；猪苓、茯苓、泽泻、木通、灯心、滑石淡渗利湿；防风祛风升阳；桂枝通阳利水；栀子清热泻火；生甘草清热解毒，兼能和中。若热毒盛者，可加大青叶、蚤休清热解毒；疼痛剧者，可适加乳香、没药和血止痛。

附：病案举例

刘某，女，49岁，1974年7月5日诊。右腰部出现大片水疱，刺痛5天。5天前右腰部突然出现成批集簇水疱，逐渐增多，刺痛甚剧，寤寐不安，在某医院治疗后水疱仍有发展。诊时右腰部（相当于腰椎1、2节段）、右侧腹部及后背可见大片成簇密集的水疱，皮肤灼红，疼痛，皮损延及右侧腰部前后。舌质绛，苔净。证属湿热内阻，循经外发而成缠腰蛇丹。治以清热解毒。药用马齿苋合剂（马齿苋60g，蒲公英、大青叶各15g），3剂，水煎服。

二诊：药后未能控制病情，尚见有新起水疱向后背蔓延，发热39.1℃。局部水疱破后，轻度感染。上方加马尾连、黄芩各9g，金银花15g，生甘草6g。

三诊：发热已退，但仍起水疱向外扩展；兼有腹胀有凉气感，胃不思纳，脉细滑，苔转白腻。证属热去湿盛，改拟温化除湿。

处方：苍术、黄芩各6g，川朴、陈皮、茯苓、猪苓、泽泻、桂枝、六一散各9g，4剂。

四诊：水疱部分结痂，痛已减轻，病情基本控制，腹胀已轻，饮食增加，脉沉细，舌苔净。继续服前方4剂。

五诊：后背均已结干痂，腹部有小片溃疡面，略感腹胀，宗前方去黄芩、桂枝，加木香3g，马齿苋15g，3剂。

六诊：大部已结干痂，尚觉刺痛，前方加炙乳香、炙没药各6g，嘱服5剂。外用方药从略。（《朱仁康临床经验集》）

按：本案初诊及二诊投以清热解毒之剂，身热虽然控制，但水疱范围日渐扩大，疼痛剧烈，兼见纳呆食少和腹胀有凉气感，后改投除湿胃苓汤加减健脾化湿、通阳利水为主而病渐愈。观此治病贵乎辨证，不可孟浪。

二、湿疹

湿疹是一种常见的皮肤病，任何性别、年龄均可发生。临床特征为皮肤剧烈瘙痒，局部呈多形性损害，丘疹、水疱可同时出现，常对称性发生。湿疹是近代的病名，虽古代文献未见此名，但依据发病部位和病变性质而有不同的名称，归纳起来，大致有两类：泛发性的称浸淫疮、血风疮等；局限性的称旋耳疮（耳郭周围湿疹）、肾囊风（阴囊湿疹）等。婴儿湿疹又称胎癥或奶癣。引起本病的原因，多由风湿热邪客于肌肤而成，但急性者以湿热为主，慢性者则多为脾虚血燥所致。

湿疹的一般治疗：如急性者常用龙胆泻肝汤、二妙丸清热利湿；慢性者常用萆薢渗湿汤合四物汤清热渗湿，养血祛风。

脾主运化而恶湿，所以湿疹的发生与脾有着密切的关系。如脾胃运化不健，湿邪内聚，浸淫肌肤，即会引起本病；同时脾胃亦为营血生化之源，脾胃不健，阴血不足，会导致血少不能濡养皮肤而为本病。本病从脾胃论治是临床常用的治疗方法。

临床表现：急性湿疹起病较快，可发于全身各部位，但多见于四肢、面部，以及生殖器、肛门等处。初起皮肤焮红发痒，继而出现丘疹和水疱，瘙痒剧烈，搔破之后形成糜烂、脂水淋漓；并常伴身热，大便秘结，小溲色赤，舌质红、苔黄腻，脉弦数。后期皮肤焮红渐退，脂水减少，结痂脱屑而愈。慢性湿疹病程较长，多为数月甚至数年，患部皮肤增厚，触之较硬，呈黯红或黯褐色，表面粗糙，间有糜烂与渗水，阵发性瘙痒，但患处较为局限，舌淡，苔薄白，脉濡缓。

病机分析：急性湿疹为久居潮湿之地，湿邪侵袭；或饮食不节，恣食厚味，聚湿生热，再以复感风邪。风性善于走动，湿热借风走窜全身，故湿疹可发于全身各部位，如四肢、面部、生殖器、肛门等处尤为好发。其中发于四肢、面部者，往往为风邪甚于湿邪；发于生殖器、肛门则为湿邪甚于风邪。湿热与风邪相搏成毒，浸淫肌肤，因而出现皮肤焮红发痒，继而丘疹、水疱瘙痒剧烈，搔破之后汁水淋漓。风湿热邪与正气相争则身热，累及于肠则大便秘结，影响膀胱则小溲赤色。舌质红、苔黄腻、脉弦数亦为风邪热淫湿毒俱盛表现。慢性湿疹为急性湿疹迁延不愈；或素禀脾虚，运化不健，湿邪内燥；或脾虚化源不足，营血亏少所致。脾气不足，湿邪停留；或脾虚血少，血燥生风，肌肤失养，故患部皮肤增厚、触之较硬，呈黯红或黯褐色，表面粗糙，间有糜烂与渗水，阵发性瘙痒。舌淡苔白，脉象濡缓亦为气血不足，湿邪内阻之象。

治疗法则：急性湿疹升阳和胃，以助清热利湿；慢性湿疹健脾益气，以助祛除湿邪。

主要方药：急性湿疹用四苓汤合二妙丸加升麻、白芷。取苍术、白术健脾化湿；泽泻、茯苓、猪苓利水渗湿；黄柏清热祛湿；升麻升腾清阳，泄热解毒；白芷化湿祛风。如热邪甚者，可用黄连解毒汤加薏苡仁、石斛、天花粉、土茯苓清热护阴，利湿解毒。慢性湿疹用除湿胃苓汤加党参、黄芪、山药、白芷。取党参、黄芪、白术、山药补脾益气；苍术燥湿健脾；白芷、防风升阳化湿；厚朴、陈皮理气和中；猪苓、泽泻、茯苓、滑石、木通、灯心利水渗湿；桂枝通阳利水；栀子清解余热；甘草调和诸药。若营阴不足，血燥生风，可用益胃汤加玄参、天花粉、石斛滋阴润燥。

附：病案举例

1. 浸淫疮

柴某，男，38岁，1970年9月2日诊。全身泛发皮疹，反复不愈已3年。3年前冬季开始在两小腿起两小片集簇之丘疹疱，发痒，搔破后渗水，久治不愈，范围逐渐扩大。1969年冬渐播散至两前臂，一般入冬即见加重。今年交秋皮损已渐播散至胸、腹、背部。平时胃脘疼痛，纳食不思，食后腹胀；大便每日2～3次，完谷不化，不敢食生冷水果。诊时胸腹及后背、四肢可见成片红斑、丘疹及集簇之丘疱疹，渗水糜烂，搔痕结痂，部分呈黯褐色，瘙痒无度。舌质淡，苔薄白腻，脉缓滑。证属脾阳不振，水湿内生，走窜肌肤，浸淫成疮。治以温阳健脾，芳香化湿。

处方：苍术、陈皮、藿香、猪苓、桂枝、茯苓、泽泻、六一散（包）、仙灵脾、蛇床子各9g，10剂。

二诊：药后皮损减轻，渗水减少，瘙痒不甚，便溏，胃纳仍差，舌脉同前。宗前法。

处方：苍术、炒白术、山药、藿香、陈皮、猪苓、茯苓、仙灵脾、蛇床子各9g，炒薏苡仁12g，肉桂1.5g（研末冲服）。

三诊：服前方10剂后，躯干皮损显著减轻，四肢皮损亦趋好转，大便成形，胃纳已馨，舌苔白腻渐化。继从前法，上方去肉桂，加泽泻9g，10剂。

四诊：躯干及四肢皮损均已消退，原发小腿皮损尚未痊愈，仍宗健脾理湿，以期巩固。

处方：苍术、炒白术、陈皮、藿香、茯苓、泽泻、车前子（包）、炒扁豆、炒薏苡仁各9g。

服10剂后，皮疹消退而愈。1975年初随访，几年来未见复发。外用方药从略。（《朱仁康临床经验集》）

按：本案抓住脾阳不振，水湿内生的主要病因病机，故自始至终以健脾化湿为法。用苍术、白术健脾化湿；藿香芳香悦脾，调里和表；猪苓、茯苓、泽泻渗湿利水；桂枝、肉桂温里祛湿，通阳化气；山药、扁豆、薏苡仁健脾益气；仙灵脾、蛇床子暖阳除湿。方证相契，服药40剂，3年顽疾告瘳。

2. 胎敛疮

郭某，男，1岁半，1972年5月5日诊。其父代诉，患儿患湿疹已1年多。出生后2个月脸面即起红斑、丘疹，经常消化不良，喂奶期间大便溏泄；长大后食量大，但食后不久即便出、完谷不化，常哭闹不安。诊时身体消瘦，面色㿠白；头皮、脸面可见成片丘疱疹，正常皮色，不红；腹部及两腿亦起同样皮疹，呈淡褐色，渗水不多。舌苔薄白。证属胃强脾弱，运化不健，水湿内生，浸淫肌肤。治当健脾理湿。

处方：苍术、陈皮、茯苓、泽泻各4.5g，炒麦芽9g，六一散6g（包），5剂。

二诊：药后大便稍稀，皮疹渐消，痒轻，晚睡渐安，继服药方5剂。

三诊：皮疹基本消退，大便成形，嘱服健脾片（中成药）以资巩固。外用方药从略。（《朱仁康临床经验集》）

按：本案为胃强脾弱，胃强则食多量大，脾弱则运化不健，以致水湿内生，湿蕴酿毒，湿毒浸淫皮肤，遂成此病。此病其源在脾，故以治脾为本，脾强则水谷得运，湿无所生。用苍术、陈皮健脾燥湿，理气和中；茯苓、泽泻、六一散利水渗湿；麦芽消食醒脾。最后以健脾片健脾益气，调中化湿再固根本以杜绝后患。本案治法无半点见病医病，均以从本论治，诚可为师之法也。

三、天疱疮

天疱疮，又称黄水疮、蜘蛛疮等，是指皮肤遍布水疱，易于破裂，破后渗水的肌肤疮疡疾患。本病在临床上有两种证候类型：一种多见于夏秋之间，能相互传染，起病急骤，以儿童最为多见；另一种四季皆生，无传染性，起病缓慢，女性多于男性，但临床较为少见。天疱疮的成因，大都因暑湿毒邪，侵袭肌表；或脾经湿滞，久而化热，外淫肌肤所致。其能相互传染者，以暑湿毒邪为病居多，脾经湿邪少见。

本病的一般治疗：如暑热湿毒者，常用清暑汤清暑解毒，渗湿利水；脾经湿邪者，则用清脾除湿饮清热利湿。

本病除解毒法外，尚须重视滋养胃津和健脾化湿。脾胃健旺，气阴充足，水湿正化，皮肤疮疡自然而愈。

1. 暑热湿毒

临床表现：皮肤突发水疱，界限分明，疱壁极薄，容易破裂，破后疮面湿润而红，渗流黄水；兼有身热口干，小便短赤。舌质红，苔黄腻，脉象濡数。

病机分析：本证候多于夏秋之间感受暑热湿毒，不得外泄，反而熏蒸肌肤所致。暑湿毒邪，浸淫肌肤，故皮肤突发水疱、破后疮面湿润而红、渗流黄水；暑邪内盛，与正气相争，则身热，热灼胃津则口干，下干膀胱则小便短赤；舌质红、苔黄腻、脉濡数亦为暑热内盛的征象。

治疗法则：清暑热，益气阴，兼顾解毒。

主要方药：王氏清暑益气汤加绿豆衣、金银花、牡丹皮、滑石。取西洋参、石斛、麦冬、知母滋养气阴；竹叶、荷梗、西瓜翠衣、绿豆衣清热解毒；滑石渗湿利尿。

2. 脾经湿邪

临床表现：皮肤及黏膜成批发出水疱，破后脂水不止，反复难瘥；兼有胸闷脘痞，饮食少思，大便溏薄，或身热，或心烦。舌苔白腻，脉多濡缓。

病机分析：由脾胃不健，湿邪内聚为病。脾弱湿聚，湿郁酿毒，湿毒外溢肌肤，故皮肤及黏膜成批发出水疱，破后脂水不止，反复难瘥；湿阻中焦，气机不畅，因而胸闷脘痞；脾胃不足，运化无力而为食少、大便溏薄；湿郁化热，邪热内扰，故身热、心烦；舌苔白腻，脉象濡缓亦为脾弱湿阻的明证。

治疗法则：健脾利湿，兼以解毒。

主要方药：除湿胃苓汤加党参、山药、薏苡仁。取党参、白术、山药补脾益气；苍术燥湿健脾；厚朴、陈皮调气和中；茯苓、薏苡仁和脾利湿；泽泻、猪苓、滑石、木通、灯心草利湿行水；防风疏风升阳；桂枝通阳利水；湿郁常易化热，故用栀子清泄邪热；甘草调和诸药。若夹有热毒者，可去桂枝，加牡丹皮、金银花、连翘清热解毒；湿从燥化，胃津灼伤者，可配合益胃汤滋养胃阴；脂水反复不止者，可加生黄芪皮益气渗湿。

附：病案举例

王某，女，23岁，未婚，1975年3月20日诊。自诉腋下、前胸、后背出现红斑、水疱1年。开始于腋下，继之前胸、后背相继出现，有瘙痒。红斑1天后即现水疱，水疱如绿豆、蚕豆大小，往往几个水疱融合一起，疱易破，破后不痒，结黄色痂，痂脱后呈黯褐色色素沉着，口腔黏膜未发现水疱。自觉疲倦乏力，周身不适，无发热、口渴思饮。舌尖红，苔薄白，脉沉细。证属脾经有湿，胃腑有热，湿热相蒸，发为天疱疮。治以健脾理湿，清热解毒。

处方：苍术、茯苓皮、泽泻、猪苓、六一散（包）、牡丹皮、赤苓、金银花、连翘各9g，陈皮6g，7剂。

二诊：症情尚稳定，但手足有些抽搐现象。原方加豨莶草、海桐皮各9g。

以后又来诊6次，均以前方为主服用。在最后一次诊治时，诸症近愈，并再以苍术、赤芍、泽泻、蚤休、夏枯草各45g，陈皮、生甘草各30g。研末，水泛为丸，每次9g，每日2次，以巩固疗效。（《朱仁康临床经验集》）

按：本案把握脾胃，脾气健旺，湿邪自能消除，故用苍术、茯苓、猪苓、泽泻健脾利湿，以治其本。与此同时，亦不忽略湿邪久郁，常易化燥、化火、化毒，所以又配用清热解毒之品，以治其标。

附录

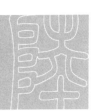

历代脾胃学说重要文献选录

历代医家对脾胃十分重视，论述颇多，上至马王堆出土古医书、《内经》、《难经》和《伤寒杂病论》，后及晋代以下，尤其金元时期、明清时代之医著中所及脾胃不胜枚举。兹选录部分重要脾胃文献，以供参考。有关历代对创建脾胃学说的成就，参见"第一章绪论"。

一、马王堆出土古医书

1.《足臂十一脉灸经》

印泰[①]阴温[②]：出大指内兼[③]骨蔡[④]，出内踝上兼[③]，循胻内廉[⑤]，□膝内兼[③]，出股内兼[③]。其病：病足大指废，胻内兼[③]痛，股内痛，腹痛，腹张[⑥]，復□，不耆[⑦]食，善意[⑧]，心□，善肘[⑨]。诸病此物者，皆久[⑩]足泰[①]阴温[②]。

〔注释〕

①泰：古通太。此应作"太"字。

②温：从目从爬，似即眽字，眽通脉。温字亦见于《古玺文字征》附录战国玺印，属战国古文字的一种写法。此应作"脉"字。

③兼：古借廉。此应作"廉"字。

④蔡：古借际。此作"际"字解。

⑤廉：此原脱字，依文义补。

⑥张：古借胀。此应作"胀"字。

⑦耆：古借嗜。此应作"嗜"字。

⑧意：古通噫。此应作"噫"字。

⑨肘：疑为"疛"。疛，跳动之腹疾。

⑩久：古借灸。此作"灸"字解。

2.《阴阳十一脉灸经》甲本

大①阴眽②，是胃眽②殹③。彼④胃，出鱼股阴⑤下廉，腨上廉，出内⑥踝之上廉。是动则病：上当⑦走心⑧，使復⑨张⑩，善噫，食欲欧⑪，得后与气⑫则怢然⑬衰，是钜阴眽②主治。其所产病⑭：□□，心烦，死；心痛与復⑨张⑩，死；不能食，不能卧，强吹⑮，三者同则死；唐⑯泄，死；水与⑰闭同则死，为十病。

〔注释〕

①大：古通太。此应作"太"字。

②眽：古借脉。此应作"脉"字。

③殹：古借也。此作"也"字解。

④彼：古借被。此作"被"字解。

⑤阴：通隐，隐匿不明，不显露之貌。这里当指内侧。

⑥内：此原脱字，依文义补。

⑦当：此原脱字，依文义补。

⑧上当走心：指逆气冲心。

⑨復：古借腹。此作"腹"字解。

⑩张：古借胀。此应作"胀"字。

⑪欧：古借呕。此作"呕"字解。

⑫后与气：大便和虚恭。

⑬怢然：《灵枢·经脉》作"快然"，疑"怢"为误字。

⑭产病：此原脱字，依文义补。

⑮吹：古借欠。《太素》卷八杨注："将欠不得欠，名曰强欠。"此指呃逆，应作"欠"字。

⑯唐：古借溏。此应作"溏"字。

⑰水与：此原脱字，依文义补。

二、经典论说

1.《内经》

脾合胃，胃者，五谷之府。（《灵枢·本输》）

脾合胃，胃者，肉其应。（《灵枢·本脏》）

脾之合肉也，其荣唇也。（《素问·五脏生成》）

六府者，传化物而不藏，故实而不能满也。所以然者，水谷入口，则胃实而肠虚；食下，则肠实而胃虚。故曰实而不能满，满而不实也。（《素问·五脏别论》）

胃满则肠虚，肠满则胃虚，更虚更满，故气得上下，五脏安定，血脉和利，精神乃居。（《灵枢·平人绝谷》）

帝曰：脾与胃以膜相连耳，而能为之行其津液何也？岐伯曰：足太阴者三阴也，其脉贯胃属脾络嗌，故太阴为之行气于三阴。阳明者表也，五脏六腑之海也，亦为之行气于三阳。脏腑各因其经而受气于阳明，故为胃行其津液。(《素问·太阴阳明论》)

饮入于胃，游溢精气，上输于脾。脾气散精，上归于肺，通调水道，下输膀胱。水精四布，五经并行，合于四时五脏阴阳，揆度以为常也。(《素问·经脉别论》)

人受气于谷，谷入于胃，以传与肺，五脏六腑，皆以受气。其清者为营，浊者为卫，营在脉中，卫在脉外，营周不休，五十而复大会。阴阳相贯，如环无端。(《灵枢·营卫生会》)

脾胃大肠小肠三焦膀胱者，仓廪之本，营之居也，名曰器，能化糟粕，转味而入出者也。其华在唇四白，其充在肌，其味甘，其色黄，此至阴之类，通于土气。(《素问·六节藏象论》)

胃者，五脏六腑之海也。水谷皆入于胃，五脏六腑皆禀气于胃。(《灵枢·五味论》)

胃者，水谷之海，六腑之大源也。五味入口，藏于胃以养五脏气，气口亦太阴也。是以五脏六腑之气味，皆出于胃，变见于气口。(《素问·五脏别论》)

人之所受气者，谷也。(《灵枢·玉版》)

夫食入于阴，长气于阳。(《素问·病能论》)

人以水谷为本，故人绝水谷则死，脉无胃气亦死。(《素问·平人气象论》)

神者，水谷之精气也。(《灵枢·平人绝谷论》)

五味入口，藏于肠胃，味有所藏，以养五气，气和而生，津液相成，神乃自生。(《素问·六节藏象论》)

中焦受气取汁，变化而赤，是谓血。(《灵枢·决气》)

谷入于胃，脉道以通，血气乃行。(《素问·经脉》)

脾藏营，营舍意，脾气虚则四肢不用，五脏不安，实则腹胀泾溲不利。(《灵枢·本神》)

脾病而四支不用何也？岐伯云：四支皆禀气于胃，而不得至经，必因于脾，乃得禀也。今脾病不能为胃行其津液，四支不得禀水谷气，气日以衰，脉道不利，筋骨肌肉皆无气以生，故不用焉。(《素问·太阴阳明论》)

热气留于胃，胃热则消谷，谷消故善饥。胃气逆上，则胃脘寒，故不嗜食也。(《灵枢·大惑论》)

诸湿肿满，皆属于脾。(《素问·至真要大论》)

邪在脾胃，则病肌肉痛。阳气有余，阴气不足，则热中善饥；阳气不足，阴气有余，则寒中，肠鸣腹痛。阴阳俱有余，若俱不足，则有寒有热。(《灵枢·五邪》)

中气不足，溲便为之变，肠为之苦鸣。(《灵枢·口问》)

谨和五味，骨正筋柔，气血以流，腠理以密。如是则骨气以精，谨道如法，长有天命。（《素问·生气通天论》）

高梁之变，足生大丁，受如持虚。（《素问·生气通天论》）

饮食自倍，肠胃乃伤。（《素问·痹论》）

欲令脾实，气无滞饱，无久坐，食无太酸，无食一切生物，宜甘宜淡。（《素问·刺法论》）

食饮者，热无灼灼，寒无沧沧，寒温中适，故气将持。乃不致邪僻也。（《灵枢·师传》）

2.《难经》

春脉微弦曰平，弦多胃气少曰病，但弦无胃气曰死，春以胃气为本……夏脉微钩曰平，钩多胃气少曰病，但钩无胃气曰死，夏以胃气为本……秋脉微毛曰平，毛多胃气少曰病，但毛无胃气曰死，秋以胃气为本……冬脉微石曰平，石多胃气少曰病，但石无胃气曰死，冬以胃气为本。胃者，水谷之海，主禀四时，皆以胃气为本，是谓四时之变病，死生之要会也。脾者，中州也，其平和不可得见，衰乃见耳，来如雀之啄，如水之下漏，是脾衰见也。（《十五难》）

七冲门何在？然：唇为飞门，齿为户门，会厌为吸门，胃为贲门，太仓下口为幽门，大肠小肠为阑门，下极为魄门，故曰七冲门也。（《四十四难》）

泄凡有几？皆有名不？然：泄凡有五，其名不同。有胃泄，有脾泄，有大肠泄，有小肠泄，有大瘕泄，名曰后重。胃泄者，饮食不化，色黄；脾泄者，腹胀满，泄注，食即呕吐逆；大肠泄者，食已窘迫，大便色白，肠鸣切痛；小肠泄者，溲而便脓血，少腹痛；大瘕泄者，里急后重，数至圊而不能便，茎中痛。此五泄之要也。（《五十七难》）

3.《伤寒论》

阳明之为病，胃家实是也。（《辨阳明病脉证并治》180 条）

太阳病，若发汗，若下，若利小便，此亡津液，胃中干燥，因转属阳明；不更衣，内实，大便难者，此名阳明也。（《辨阳明病脉证并治》181 条）

阳明病，外证云何？答曰：身热，汗自出，不恶寒，反恶热也。（《辨阳明病脉证并治》182 条）

恶寒何故自罢？答曰：阳明居中，主土也，万物所归，无所复传，始虽恶寒，二日自止，此为阳明病也。（《辨阳明病脉证并治》184 条）

伤寒脉浮而缓，手足自温者，是为系在太阴。太阴者，身当发黄，若小便自利者，不能发黄；至七八日，大便硬者，为阳明病也。（《辨阳明病脉证并治》187 条）

阳明病，若能食，名中风；不能食，名中寒。（《辨阳明病脉证并治》190 条）

阳明病，若中寒者，不能食，小便不利，手足濈然汗出，此欲作固瘕，必大便初硬

后溏。所以然者，以胃中冷，水谷不别故也。（《辨阳明病脉证并治》191 条）

阳明病，不能食，攻其热必哕。所以然者，胃中虚冷故也。以其人本虚，攻其热必哕。（《辨阳明病脉证并治》194 条）

阳明病脉迟，虽汗出不恶寒者，其身必重，短气腹满而喘，有潮热者，此外欲解，可攻里也。手足濈然汗出者，此大便已硬也，大承气汤主之。若汗多微发热恶寒者，外未解也，其热不潮，未可与承气汤；若腹大满不通者，可与小承气汤，微和胃气，勿令至大泄下。（《辨阳明病脉证并治》208 条）

趺阳脉浮而涩，浮则胃气强，涩则小便数，浮涩相搏，大便则硬，其脾为约，麻子仁丸主之。（《辨阳明病脉证并治》247 条）

伤寒发汗已，身目为黄，所以然者，以寒湿在里不解故也。以为不可下也，于寒湿中求之。（《辨阳明病脉证并治》259 条）

太阴之为病，腹满而吐，食不下，自利益甚，时腹自痛。（《辨太阴病脉证并治》273 条）

自利不渴者，属太阴，以其脏有寒故也，当温之，宜服四逆辈。（《辨太阴病脉证并治》277 条）

伤寒脉浮而缓，手足自温者，系在太阴，太阴当发身黄，若小便自利者，不能发黄；至七八日，虽暴烦下利，日十余行，必自止，以脾家实，腐秽当去故也。（《辨太阴病脉证并治》278 条）

伤寒始发热六日，厥反九日而利。凡厥利者，当不能食，今反能食者，恐为除中。食以索饼，不发热者，知胃气尚在，必愈，恐暴热来出而复去也。后日脉之，其热续在者，期之旦日夜半愈。所以然者，本发热六日，厥反九日，复发热三日，并前六日，亦为九日，与厥相应，故期之旦日夜半愈。后三日脉之，而脉数，其热不罢者，此为热气有余，必发痈脓也。（《辨厥阴病脉证并治》332 条）

4.《金匮要略》

夫治未病者，见肝之病，知肝传脾，当先实脾，四季脾旺不受邪，即勿补之。（《脏腑经络先后病脉证》）

湿家之为病，一身尽疼，发热，身色如熏黄也。（《痉湿暍病脉证治》）

脉沉小迟，名脱气。其人疾行则喘喝，手足逆寒，腹满，甚则溏泄，食不消化也。（《血痹虚劳病脉证并治》）

虚劳里急，悸，衄，腹中痛，梦失精，四肢酸疼，手足烦热，咽干口燥，小建中汤主之。（《血痹虚劳病脉证并治》）

虚劳里急，诸不足，黄芪建中汤主之。（《血痹虚劳病脉证并治》）

心中痞，诸逆心悬痛，桂枝生姜枳实汤主之。（《胸痹心痛短气病脉证治》）

跌阳脉微弦，法当腹满，不满者必便难，两胠疼痛，此虚寒从下上也，当与温药服之。(《腹满寒疝宿食病脉证治》)

病者腹满，按之不痛为虚，痛者为实，可下之。舌黄未下者，下之黄自去。(《腹满寒疝宿食脉证治》)

腹满时减，复如故，此为寒，当与温药。(《腹满寒疝宿食病脉证治》)

夫瘦人绕脐痛，必有风冷，谷气不行，而反下之，其气必冲，不冲者，心下则痞。(《腹满寒疝宿食病脉证治》)

腹中寒气，雷鸣切痛，胸胁逆满，呕吐，附子粳米汤主之。(《腹满寒疝宿食病脉证治》)

腹满不减，减不足言，当须下之，宜大承气汤。(《腹满寒疝宿食病脉证治》)

心胸中大寒痛，呕不能饮食，腹中寒，上冲皮起，出见有头足，上下痛而不可触近，大建中汤主之。(《腹满寒疝宿食病脉证治》)

心下有痰饮，胸胁支满，目眩，苓桂术甘汤主之。(《痰饮咳嗽病脉证并治》)

跌阳脉浮而数，浮即为气，数即消谷而大坚；气盛则溲数，溲数即坚，坚数相搏，即为消渴。(《消渴小便不利淋病脉证并治》)

皮水为病，四肢肿，水气在皮肤中，四肢聂聂动者，防己茯苓汤主之。(《水气病脉证并治》)

跌阳脉紧而数，数则为热，热则消谷，紧则为寒，食即为满。尺脉浮为伤肾，跌阳脉紧为伤脾。风寒相搏，食谷即眩，谷气不消，胃中苦浊，浊气下流，小便不通，阴被其寒，热流膀胱，身体尽黄，名曰谷疸。(《黄疸病脉证并治》)

呕家本渴，今反不渴者，以心下有支饮故也，此属支饮。(《呕吐哕下利病脉证治》)

问曰：病人脉数，数为热，当消谷引食，而反吐者，何也？师曰：以发其汗，令阳微，膈气虚，脉乃数，数为客热，不能消谷，胃中虚冷故也。(《呕吐哕下利病脉证治》)

跌阳脉浮而涩，浮则为虚，涩则伤脾，脾伤则不磨，朝食暮吐，暮食朝吐，宿谷不化，名曰胃反。脉紧而涩，其病难治。(《呕吐哕下利病脉证治》)

病人欲吐者，不可下之。(《呕吐哕下利病脉证治》)

呕而肠鸣，心下痞者，半夏泻心汤主之。(《呕吐哕下利病脉证治》)

干呕而利者，黄芩加半夏生姜汤主之。(《呕吐哕下利病脉证治》)

诸呕吐，谷不得下者，小半夏汤主之。(《呕吐哕下利病脉证治》)

胃反呕吐者，大半夏汤主之。(《呕吐哕下利病脉证治》)

胃反，吐而渴欲饮水者，茯苓泽泻汤主之。(《呕吐哕下利病脉证治》)

下利清谷，不可攻其表，汗出必胀满。(《呕吐哕下利病脉证治》)

三、各家阐发

1.《诸病源候论》

脾象土，王于长夏，其脉缓，其形口，其声歌，其臭香，其味甘，其液涎，其养形肉，其色黄而藏意，足太阴其经也，与胃合。胃为腑主表，脾为脏主里，脾气盛为形有余，则病腹胀、溲不利、身重苦饥、足痿不收、胻善瘈脚下痛，是为脾气之实也，则宜泻之；脾气不足，则四肢不用、后泄、食不化、呕逆、腹胀肠鸣，是为脾气之虚也，则宜补之。（《脾病候》卷十五）

胃象土，王于长夏，足阳明其经也，脾之腑也，为水谷之海。诸脏腑皆受水谷之气于胃。其气盛为有余，则病腹䐜胀气满，是为胃气之实也，则宜泻之；胃气不足，则饥而不受水谷、飧泄呕逆，是为胃气之虚也，则宜补之。（《胃病候》卷十五）

2.《备急千金要方》

脾脏者，意之舍。意者存忆之志也，为谏议大夫，并四脏之所受。心有所忆谓之意，意之所存谓之志，因志而存变谓之思，因思而远慕谓之虑，因虑而处物谓之智，意者脾之藏也。口唇者脾之官，脾气通于口，口和则能别五谷味矣。故云口为戊，舌唇为己，循环中宫，上出颐颊，次候于唇，下回脾中，荣华于舌，外主肉，内主味。脾重二斤三两，扁广三寸，长五寸，有散膏半斤，主裹血，温五脏，神名俾俾；主藏营，秩禄号为意藏，随节应会，故曰脾藏营；营舍意，在气为噫，在液为涎。脾气虚则四肢不用，五脏不安；实则腹胀，泾溲不利。（《脾脏脉论》卷十五）

胃腑者，主脾也。口唇者，是其候也。脾合气于胃，胃者水谷之腑也，号仓库守内啬吏，重二斤十四两，迂曲屈伸长二尺六寸，大一尺五寸，径五寸，受水谷三斗五升，其中当留谷二斗水一斗五升，广胲大颈张胸，五谷乃客而满，上焦泄气出其精微慓悍滑疾，下焦下溉泄诸小肠，此肠胃所受水谷之数也。平人则不然，胃满则肠虚，肠满则胃虚，更满更虚，气得上下，五脏安定，血脉和利，精神乃居，故神者水谷精气也。五脏不足调于胃。（《胃腑脉论》卷十六）

安身之本，必资于食；救疾之速，必凭于药。不知食宜者，不足以存生；不明药忌者，不能以除病也。斯之二事，有灵之所要也。若忽而不学，诚可悲夫！是故食能排邪而安脏腑，悦神爽志，以资气血。若能用食平疴，释情遣疾者，可谓良工。（《食治·序论》卷二十六）

3.《素问玄机原病式》

脾胃土本湿也，湿气自甚，则为积饮痞膈，或为肿满，以药燥去其湿，是谓泻其脾胃土之本也。或病燥热太甚，而脾胃干涸，成消渴者，土湿之气衰也，宜以寒温之药，补阴泻阳，除湿润燥，而土气得其平，是谓补其脾土之本也。故仲景言伤寒里热太甚而胃中干涸烦渴者，急下之救其胃气，方用甘草、大黄、芒硝大寒之药，谓之调胃承气汤者，达其至理也。所以阴阳异用而寒湿同性，然土为阴，故异于风热燥也，土为万物之母，水为万物之元，故水土同在于下而为万物之根本也。地干而无水湿之性，则万物根本不润，而枝叶衰也。《经》言：曰动物神机为根在于中，放食入于胃而脾为变磨，布化五味，以养五脏之气而养荣百骸。固其根本，则胃中水谷润泽而已，亦不可水湿过与不及，犹地之旱涝也。故五脏六腑、四肢百骸，受气皆在于脾胃，土湿润而已。《经》言积湿成热，岂可以温药，补于湿土也？温属春木，正以胜其湿土耳，或以脏腑不分六气而为假令之湿，一概言阳气甚而热为实，阳气衰而寒为虚者，乃寒热阴阳之虚实，而非五行兴衰克伐之道也。然脏腑经络，不必本气兴衰，而能为其病，六气互相干而病也，假令冒寒为虚冷者，是胃中阴水实而阳火虚也，当以温补胃中阳火之虚而退其阴水之实，非由胃上本虚而补其湿也。夫补泻脾胃之本者，燥其湿则为泻，润其燥则为补。今夫土本湿也，若阳实阴虚，风热胜其水湿而成燥者，则为水湿衰也，可以退风散热、养液润燥而救其已衰之阴湿。若反以温补，欲令脏腑而无壅寒，不亦妄谬之甚邪！（《火类》）

4.《脾胃论》

元气之充足，皆由脾胃之气无所伤，而后能滋养元气。若胃气之本弱，饮食自倍，则脾胃之气既伤，而元气亦不能充，而诸病之所由生也。（《脾胃虚实传变论》）

夫饮食失节，寒温不适，脾胃乃伤。此因喜、怒、忧、恐损伤元气，资助心火。火与元气不两立，火胜则乘其土位，此所以病也。（《脾胃虚实传变论》）

脾胃一伤，五乱互作，其始病，遍身壮热，头痛目眩，肢体沉重，四肢不收，怠惰嗜卧，为热病所伤，元气不能运用，故四肢困怠如此。人以胃气为本，粗工不解读，妄意施用，本以活人，反以害人。（《脾胃虚实传变论》）

胃中元气盛，则能食而不伤，过时而不饥。脾胃俱旺，则能食而肥；脾胃俱虚，则不能食而瘦；或少食而肥，虽肥而四肢不举，盖脾实而邪气盛也。又有善食而瘦者，胃伏火邪于气分则能食；脾虚则肌肉削，即食亦也。叔和云"多食亦肌虚"，此之谓也。（《脾胃胜衰论》）

形体劳役则脾病，脾病则怠惰嗜卧，四肢不收，大便泄泻。脾既病，则其胃不能独行津液，故亦从而病焉。（《脾胃胜衰论》）

大抵脾胃虚弱，阳气不能生长，是春夏之令不行，五脏之气不生。脾病则下流乘肾，土克水则骨乏无力，是为骨蚀。令人骨髓空虚，足不能履地，是阴气重叠。此阴盛阳虚之证。大法云："汗之则愈，下之则死。"若用辛甘之药滋胃，当升当浮，使生长之气旺。言其汗者，非正发汗也，为助阳也。（《脾胃胜衰论》）

是以检讨《素问》《难经》及《黄帝针经》中说，脾胃不足之源，乃阳气不足，阴气有余。当从六气不足升降浮沉法，随证用药治之。盖脾胃不足，不同余脏，无定体故

也。其治肝、心、肺、肾，有余不足，或补或泻，惟益脾胃之药为切。(《脾胃胜衰论》)

夫饮食入胃，阳气上行，津液与气，入于心，贯于肺，充入皮毛，散于百脉。脾禀气于胃而灌灌四旁，营养气血者也。今饮食损胃，劳倦伤脾，脾胃虚，则火邪乘之而生大热，当先于心分补脾之源。盖土生于火，兼于脾胃中泻火之亢甚，主生化之源，足阳明为十二经之海，主经营之气，诸经皆禀之。(《脾胃胜衰论》)

胃虚则五脏、六腑、十二经、十五络、四肢皆不得营运之气而百病生焉。(《大肠小肠五脏皆属于胃胃虚则俱病论》)

真气又名元气，乃先身生之精气也，非胃气不能滋之。胃气者，谷气也、营气也、运气也、生气也、清气也、卫气也、阳气也；又天气、人气、地气，乃三焦之气，分而言之则异，其实一也，不当作异名异论而观之。(《脾胃虚则九窍不通论》)

《易》曰："两仪"生"四象"，乃天地气交，八卦是也。在人则清浊之气皆从脾胃出，营气营养周身，乃水谷之气味化之也(《阴阳升降论》)。

5.《严氏济生方》

夫脾者，足太阴之经，位居中央，属乎己土，王于中州，候身肌肉，与足阳明胃之经相为表里。表里温和，水谷易于腐熟，运化精微，灌溉诸经。若饮食不节，或伤生冷，或思虑过度，冲和失布，因其虚实。由是寒热见焉，方其虚也。虚则生寒，寒则四肢不举，食饮不化，喜噫吞酸；或食即呕吐，或卒食不下，腹痛肠鸣，时自溏泄，四肢沉重；常多思虑，不欲闻人声，梦见饮食不足，脉来沉细软弱者，皆虚寒之候也。及其实也，实则生热，热则心胸烦闷，唇焦口干，身热颊痛，体重腹胀，善饥善瘦，甚则舌根肿胀，口内生疮，梦见歌乐，四肢怠堕，脉来紧实者，是实热之候也。况土旺四季，各十八日，脉来常欲中缓而短，乃不病之脉也。如鸟之啄，如屋之漏，如水之溜，此皆脾死矣。(《脾胃虚实论》)

6.《格致余论》

脾具坤静之德而有乾健之运，故能使心肺之阳降，肝肾之阴升，成天地交泰。(《鼓胀论》)

夫胃气者，清纯冲和之气，人之所赖，以为生者也。若谋虑神劳，动作形苦，嗜欲无节，思想不遂，饮食失宜，药饵违法，皆能致伤。既伤之后，须用调补，恬不知怪，而乃恣意犯禁，旧染之证尚未消退，方生之证与日俱积，吾见医将日不暇给，而伤败之胃气，无复完全之望，去死近矣。(《大病不守禁忌论》)

7.《景岳全书》

脾胃为水谷之海，得后天之气也。何也？盖人之始生，本乎精血之原，人之既生，由乎水谷之养，非精血无以立形体之基，非水谷无以成形体之壮。精血之司在命门，水谷之司在脾胃。故命门得先天之气，脾胃得后天之气也。是以水谷之海，本赖先天为之主；而精血之海，又必赖后天为之资。故人之自生至老，凡先天之有足者，但得后天培养之力，则补天之功，亦可居其强半，此脾胃之气所关于人生者不小。且先天如朝廷，后天如司道，执政在先天，布政在后天。故人自有生以后，无非后天为之用，而形色动定，一无胃气则不可。故经曰：平人之常气禀于胃，胃者平人之常气也。人无胃气曰逆，逆者死。又曰：人以水谷为本，人绝水谷则死。脉无胃气亦死。正以人之胃气即土气也，万物无土皆不可，故土居五行之中，而主于四季，即此义也。由此推之，则凡胃气之关于人者，无所不至，即脏腑声色脉候形体，无不皆有胃气。胃气若失，便是凶候。如五脏胃气之病，则凡气短气夺而声哑喘急者，此肺之胃败也；神魂失守，昏昧日甚，而畏寒异常者，此心之胃败也；躁扰烦剧，囊缩痉强而恐惧无已者，此肝胆之胃败也；胀满不能运，饮食不能入，肉脱痰壅而服药不应者，此脾之胃败也；关门不能禁，水泉不能化，热蒸不能退，骨痛之极不能解者，此肾之胃败也。又如五色之有胃气者，无论青、红、黑、白皆宜兼苍黄明润。若色赤如赭，或如衃血；色青如蓝，或如草滋；色白如盐，或如枯骨；色黄如枳实，或如黄土；色黑如炲，或如地苍而加之沉晦，是皆五色之胃败也。又如脉之有胃气者，《经》曰：脉弱以滑，是有胃气，脉实以坚，谓之益甚，脉逆四时，为不可治。故无论浮沉迟数，皆宜兼见缓滑，方是脉中之胃气。若见但弦、但钩、但毛、但石、但代，或弦搏之极，而全无和气，或微渺之极，而全无神气，总云真脏之见，是皆五脉之胃败也。不独此也，即如情性气质，亦无不关于胃气。盖土性厚重，而轻薄者少胃气；土色苍固，而夭嫩者少胃气。是可知土气为万物之源，胃气为养生之主。胃强则强，胃弱则衰，有胃则生，无胃则死。是以养生家必以脾胃为先，而凡脾胃受伤之处，所不可不察也。盖脾胃之伤于外者，惟劳倦最能伤脾，脾伤则表里相通，而胃受其困者为甚；脾胃之伤于内者，惟思忧忿怒最为伤心，心伤则母子相关，而化源隔绝者为甚。此脾胃之伤于劳倦、情志者，较之饮食、寒暑为更多也。故《经》曰：二阳之病发于脾，有不得隐曲，女子不月，其传为风消，其传为息贲者，死不治。再此之外，则脾胃属土，惟火能生，故其本性则常恶寒喜暖，使非真有火邪，则寒凉之物最宜慎用，实所以防其微也。若待受伤救之，能无晚乎？此脾胃之伤于寒凉生冷者，又饮食嗜好之最易最多者也。故昔有柳公度者，善于摄生，或问其致寿之术，则曰：我无他也，但不以气海熟生物、暖冷物，亦不以元气佐喜怒耳。此得善养脾胃之道，所以便能致寿。故凡欲察病者，必须先察胃气；凡欲治病者，必须常顾胃气。胃气无损，诸可无虑。奈何今之医家，习焉不察，初不知元气、胃气为何物，动辄止知攻病，开口便云有火，以致败人胃气，绝人谷气者，不可胜纪！殊不知病之与命，孰为轻重？正之与邪，孰为缓急？矧此中的确之用，孰者宜先，孰者宜后，自有标本一定之理，原非可以意凑猜摸者也。世有庸流，每借窃一二成语，东扯西拽，以似为是，偏执惑乱，欺人误人，倘不幸遇之，而不能烛其真伪，其亦命之使然乎？悲夫！悲夫！（《论

脾胃》)

脾胃有病，自宜治脾，然脾为土脏，灌溉四旁，是五脏中皆有脾气，而脾胃中亦皆有五脏之气，此其互为相使，有可分而不可分者在焉。故善治脾者，能调五脏，即所以治脾胃也。能治脾胃，而使食进胃强即所以安五脏也。今人止知参、苓、枳、术、山楂、麦芽、神曲、厚朴之类，乃为脾胃之药，而不知风、寒、湿、热皆能犯脾，饮食、劳倦皆能伤脾。如风邪胜者，宜散之，则麻黄、桂枝、柴胡、干葛之类皆是也；寒邪胜者，宜温之，则桂、附、干姜、丁香、吴茱萸之类皆是也；热邪胜者，宜寒之，则芩、连、知、柏、栀子、石膏之类皆是也；湿邪胜者，宜燥之，则苍术、白术、半夏、猪苓之类皆是也；饮食停积者，宜行之，则三棱、莪术、大黄、芒硝之类皆是也；劳倦内伤者，宜补之，则人参、黄芪、白术、杜仲之属皆是也。然脏腑虽分十一，而同有阴阳，同此血气。矧太阴常多血少气，阳明常多血多气，使此中之血瘀，则承气、抵当之类，总属脾胃之药。使此中之血虚，则四物、五物、理阴、五福之类，又孰非脾胃之药乎？再若五脏之邪，皆通脾胃。如肝邪之犯脾者，肝脾俱实，单平肝气可也。心火不足，补火以生脾可也。肺邪之犯脾者，肺气壅塞，当泄肺以苏脾之滞；肺气不足，当补肺以防脾之虚。肾邪之犯脾者，脾虚则水能反克，救脾为主；肾虚则启闭无权，壮肾为先。至若胃司受纳，脾主运化，若能纳而不化，此脾虚之兆易见，若既不能纳，又不能运，此脾胃之气俱已大亏，即速用十全大补、六味回阳等剂尤恐不及，而尚欲以楂、苓、枳、术之类，冀为脾胃之永赖乎？是以脾胃受伤，但使能去伤脾者，即俱是脾胃之药。此中理奥机圆，姑举此以见其概，且随宜应变，诚有非言能尽悉者。且诸药入口，必先入胃而后行及诸经，若妄用相妨相碍等物，亦岂有既入其腑，能不先犯脾胃而竟走他脏者乎？倘不明此理，而徒执一二成方，曰：此可攻邪，此可健胃，则其胸次可次矣。（《论治脾胃》)

8.《古今医统大全》

徐东皋曰：百凡治病，胃气实者，攻之则去，而疾恒易愈。胃气虚者，攻之不去，盖以本虚，攻之则胃气益弱，反不能行其药力，而病所以自如也，非药不能去病，亦以王气不行药力故也。若峻攻之，则元气伤而病益甚；若不知机，攻尽元气，则死矣。如虚热者，服寒凉之药而热反甚，何也？《经》曰：服寒而反热者，奈何？岐伯曰：治其王气，是以反也。若胃气不虚，虽有病者，不攻自愈。故中医用药，亦常效焉。观夫藜藿野人之病，常不药自愈可知矣，故曰治病不察脾胃之虚实，不足以为大医。

又曰：汉张仲景著《伤寒论》，专以外伤为法。其中顾盼脾胃元气之秘，世医鲜有知者。观其少阳证小柴胡汤，用人参则防邪气之入三阴；或恐脾胃稍虚，邪乘而入，必用人参、甘草，固脾胃以充元气，是外伤未尝忘内因也。至于阳毒升麻汤、人参败毒散、化斑汤、黄连汤、白通汤、理中汤、炙甘草汤、橘皮汤、五味子汤、栝楼汤、建中汤等，未尝不用参芪以治外感。可见仲景之立方，神化莫测。或者只以外伤是其所长，而内伤非所知也，此诚不知公者也。何今世之医不识元气之旨？惟见王纶杂著，戒用人参之谬说，执泥不移，乐用苦寒攻病之标，致误苍生死于非命，抑何限也！间有病家疑信相半，两勿之从，亦但不速其死耳，直以因循俟其元气自尽，终莫之救而致毙者，可谓知乎？况斯世斯时，人物剧繁，禀气益薄，兼之劳役名利之场，甚至蹈水火而不知恤，耽酒色以竭其真，不谓内伤元气，吾弗信也！观其杂病稍用攻击，而脾遂伤，甚则绝谷而死者，皆可类推矣。(《治病先顾脾胃》)

9.《图书编》

脾，土官也，掩太仓在脐上三寸。丈夫七十脾气虚，而皮肤枯瘦也。脾者肉之本，意之处也。涎者脾之液，肾邪入脾则多涎。胃与脾合为谷腑，口为脾之官，脾气通则口知五味。脾病，则口干不能食，不知五味。脾合于肉，则荣肉也。肌肉消瘦而不能肥，脾先死也。脾之于胃，如转磨也，化其生而为熟也。食不消脾不转也。食坚物者，脾磨不尽化，则为食患，故诸脏不调则伤质，伤质则伤神，此伤人之速也。故不欲食坚物者，养身之妙道也。人之不欲食者，脾中有不化之食也。人多惑者，脾脏不安也。人之多食，脾虚也。人之食不下者，脾寒也。人之无颜色者，脾伤也。人之好食甘味者，脾不足也。人之明润鲜白，脾无病也。肝邪入脾则多歌。脾病湿，宜食苦以燥之，欲缓，食甘以缓之。甘则补之，苦则泻之，禁燥。(《脾脏说》)

10.《医方考》

脾胃人身之坤元也。至哉坤元，万物资生，故脾胃为百骸之母。东垣所以擅名当世者，无他长焉，知脾胃之为要尔。庸师治病，坏人脾胃者多矣，此欲养其子者，先戕其母也，岂豫养之道哉？今考六方于左，庶几乎调元之补也。

脾胃虚弱，不思饮食者，参苓白术散主之。夫脾胃者，土也。土为万物之母，诸脏腑百骸受气于脾胃，而后能强。若脾胃一亏，则众体皆无以受气，日见羸弱矣，故治杂证者，宜以脾胃为主。然脾胃喜甘而恶苦，喜香而恶秽，喜燥而恶湿，喜利而恶滞。是方也，人参、扁豆、甘草，味之甘者也；白术、茯苓、山药、莲肉、薏苡仁，甘而微燥者也；砂仁，辛香而燥，可以开胃醒脾；桔梗，甘而微苦，甘则性缓，故为诸药之舟楫，苦则喜降，则能通天气于地道矣。

小儿脾虚，米谷不化，滑肠滞颐者，钱氏益黄散主之。夫胃主受纳，脾主消磨，故能纳而不能化者，责之脾虚。滑肠者，肠滑而飧泄也；滞颐者，颐颔之下多涎滞也。凡此，皆土弱不能制水之象。火能生土，故用丁香；甘能补土，故用甘草；香能快脾，故用陈皮；涩能去滑，故用诃子；用青皮者，谓其快膈平肝，能抑其所不胜尔。

饥困劳倦，中气虚弱者，补中益气汤主之。盖中气者，脾胃之气也。五脏六腑、百骸九窍皆受气于脾胃而后治，故曰土者万物之母。若饥困劳倦，伤其脾胃，则众体无以受气而皆病。故东垣谆谆以脾胃为言也。是方也，人参、黄芪、甘草，甘温之品也。甘者中之味，温者中之气，气味皆中，故足以补中气。白术甘而微燥，故能健脾。当归质润辛温，故能泽土。术以燥之，归以润之，则不刚不柔而土气和矣。复用升麻、柴胡者，升清阳之气于地道也。盖天地之气一升，则万物皆生；天地之气一降，则万物皆死。观乎天地之升降，而用升麻、柴胡之意从可知矣。或曰：东垣谓脾胃一虚，肺气先绝，故用黄芪以益皮毛，不令自汗而泄肺气，其辞切矣。子考古人之方而更其论，何也？余曰：东垣以脾胃为肺之母故耳，余以脾胃为众体之母，凡五脏六腑、百骸九窍莫不受其气而母之。是发东垣之未发而广其意耳，岂曰更论！

脾胃不调而气弱者，调中益气汤主之。夫脾胃不调者，肠鸣、飧泄、膨胀之类也。气弱者，语言轻微，手足倦怠也，补可以去弱。故用人参、黄芪、甘草，甘温之性行，则中气不弱，手足不倦矣；苍术辛燥，能平胃中敦阜之气；升麻、柴胡轻清，能升胃家陷下之气；木香、陈皮辛香，能去胃中陈腐之气。夫敦阜之气平，陷下之气升，陈腐之气去，宁有不调之中乎！

清气在下，浊气在上，令人胸膈饱胀、大便溏泄者，升阳顺气汤主之。盖此病由于饮食伤其脾气，不能升清降浊。是方升、柴辛温，升其清，清升则阳气顺。柏皮苦寒，降其浊，浊降则阴气顺。人参、黄芪、当归、甘草补其虚，虚补则正气顺；半夏、陈皮利其膈，膈利则痰气顺。豆蔻、神曲消其食，食消则谷气顺矣。

湿淫于内，体重节痛，口干无味，大便不调，小便频数，饮食不消，洒淅恶寒，面色不乐者，升阳益胃汤主之。夫湿淫于内者，脾土虚弱，不能制湿，而湿内生也，湿流百节，故体重节痛。脾胃虚衰，不能运化精微，故口干无味。中气既弱，则传化失宜，故大便不调、小便频数而饮食不消。洒淅恶寒者，湿胜也，湿为阴邪，故令恶寒。面色不乐者，阳气不伸也。是方半夏、白术能燥湿，茯苓、泽泻能渗湿，羌、独、防、柴能升举清阳之气而搜百节之湿。黄连苦而燥，以疗湿热。陈皮辛而温，以平胃气。人参、黄芪、甘草以益胃气。白芍药之酸收以和荣气，而协羌、防、柴、独辛散之性耳。仲景于桂枝汤中用芍药，亦是和荣之意。古人用辛散，必用酸收，所以防其峻厉，犹兵家之节制也。（《脾胃证治》）

11.《医宗必读》

《经》曰："治病必求于本。"本之为言，根也、源也。世未有无源之流、无根之木，澄其源而流自清，灌其根而枝乃茂，自然之经也。故善为医者，必责根本，而本有先天、后天之辨。先天之本为肾，肾应北方之水，水为天一之源；后天之本在脾，脾为中宫之土，土为万物之母。

肾何以为先天之本？盖未有此身，先有两肾，故肾为脏腑之本，十二脉之根，呼吸之本，三焦之源，而人资之以为始者也，故曰先天之本在肾。脾何以为后天之本？盖婴儿既生，一日不再食则饥，七日不食则肠胃涸绝而死。《经》云：安谷则昌，绝谷则亡，犹兵家之饷道也。饷道一绝，万众立散。胃气一败，百药难施。一有此身，必资谷气。谷入于胃，洒陈于六腑而气至，和调于五脏而血生，而人资之以为生者也，故曰后天之本在脾。

上古圣人，见肾为先天之本，故著之脉曰：人之有尺，犹树之有根，枝叶虽枯槁，根本将自生。见脾胃为后天之本，故著之脉曰：有胃气则生，无胃气则死。所以伤寒必诊太溪，以察肾气之盛衰；必诊冲阳，以察胃气之有无。两脉既在，他脉可弗问也。

治先天根本，则有水火之分。水不足者，用六味丸壮水之源以制阳光；火不足者，用八味丸益火之主以消阴翳。治后天根本，则有饮食劳倦之分。饮食伤者，枳术丸主之；劳倦伤者，补中益气主之。每见立斋治症，多用前方。不知者妄议其偏，惟明于求本之说，而后可以窥立斋之微耳。

王应震曰：见痰休治痰，见血休治血，无汗不发汗，有热莫攻热，喘生毋耗气，精遗勿涩泄，明得个中趣，方是医中杰。此真知本之言矣。（《肾为先天本脾为后天本论》）

12.《临证指南医案》

脾胃之论，莫详于东垣。其所著补中益气、调中益气、升阳益胃等汤，诚补前人之未备。察其立方之意，因以内伤劳倦为主，又因脾乃太阴湿土，且世人胃阳衰者居多，故参、芪以补中，二术以温燥，升、柴升下陷之清阳，陈皮、木香理中宫之气滞，脾胃合法，若用之得宜，诚效如桴鼓。盖东垣之法，不过详于治脾，而略于治胃耳。乃后人宗其意者，凡著书立说，竟将脾胃总论，既以治脾之药，笼统治胃，举世皆然。今观叶氏之书，始知脾胃当分析而论，盖胃属戊土，脾属己土，戊阳己阴，阴阳之性有别也，脏宜藏，腑宜通，脏腑之体用各殊也。若脾阳不足，胃有寒湿，一脏一腑，皆宜于温燥升运者，自当恪遵东垣之法；若脾阳不亏，胃有燥火，则当遵叶氏养胃阴之法。观其立论云：纳食主胃，运化主脾，脾宜升则健，胃宜降则和。又云：太阴湿土，得阳始运，阳明阳土，得阴自安，以脾喜刚燥，胃喜柔润也。仲景急下存津，其治在胃；东垣大升阳气，其治在脾。此种议论，实超出千古。故凡遇禀质木火之体，患燥热之证，或病后热伤肺胃津液，以致虚痞不食、舌绛咽干、烦渴不咽、肌燥熇热、便不通爽。此九窍不和，都属胃病也，岂可以芪、术、升、柴治之乎！故先生必用降胃之法，所谓胃宜降则和者，非用辛开苦降，亦非苦寒下夺以损胃气，不过甘平，或甘凉濡润，以养胃阴，则津液来复，使之通降而已矣。此义即宗《内经》所谓六腑者，传化物而不藏，以通为用之理也。今案中所分胃阴虚、胃阳虚、脾胃阳虚、中虚、饥伤、食伤，其种种治法，最易明悉，余不参赘。总之，脾胃之病，虚实寒热，宜燥宜润，固当详辨。其于升降二字，尤为紧要。盖脾气下陷固病，即使不陷，而但不健运，已病矣；胃气上逆固病，即不上逆，但不通降，亦病矣。故脾胃之治法，与各门相兼者甚多，如呕吐、肿胀、泄

泻、便闭、不食、胃痛、腹痛、木乘土诸门尤宜并参，互相讨论，以明其理可也。华岫云。(《脾胃》)

13.《吴医汇讲》

余尝考治脾胃莫详于东垣，求东垣治脾胃之法，莫精于升降。夫升降之法易知，而升降之理难明。其在《经》曰："脾胃为仓廪之官，五味出焉。"盖脾主生化，其用在于无形，其属土，地气主上腾，然后能载物，故健行而不息，是脾之宜升也，明矣。胃者，水谷之海，容受糟粕，其主纳，纳则贵下行，譬如水性莫不就下，是胃之宜降也，又明矣。故又曰："清气在下，则生飧泄；浊气在上，则生䐜胀。"夫清气何？盖指脾气而言，不然何以在下则飧泄也；其浊气何？盖指胃气而言，不然何以在上则䐜胀也。是非可为脾升胃降之一确证乎。由此而推，如仲景所立青龙、越婢等方，即谓之升脾之清气也可；其所立三承气诸方，即谓之降胃之浊气也无不可。触类引申，理原一贯，先圣后圣，其揆一也。考东垣所著补中益气、调中益气、升阳益胃各方，其论虽详于治脾，略于治胃，而其意则一脏一腑，升降各有主治，显然不可混者。其与先圣之理，又何尝相悖，而后光辉映，足以发明千古，良可师也。苟其颠倒错施，俾升降失宜，则脾胃伤；脾胃伤，则出纳之机失其常度，而后天之生气已息，鲜不夭折生民者已。余偶读东垣书，详究脾胃，以辨其升降之理如此。(王鸣冈《辨脾胃升降》卷七)

14.《外科证治全书》

胃属土，胃气即土气也。土为万物之源，胃为养生之本。胃强则人强，胃弱则人弱；有胃气则生，无胃气则死。甚矣，胃气之关于人者，不亦巨哉。《经脉别论》云："食气入胃，浊气归心，淫精于脉，脉气流经，经气归于肺，肺朝百脉，输精于皮毛，毛脉合精，行气于腑，腑精神明，留于四脏。"此可知脏腑形体，莫不皆有胃气也。凡证之现五善、七恶者，非脏腑胃气存亡之明征乎。胃气一失，便为凶候，故善治外证者，无论大小轻重，必先顾其胃气，察其能食不能食以验之。能食者，胃气强，内顾无忧，固可专治外证。不能食者，胃气弱，中州坐困，祸起萧墙，必须先定内患，令其能食，待血气有所资赖，然后再治外证，所谓本立而道生也。然理脾胃者，人只知参、苓、术、草、楂、朴、麦芽之类为脾胃之药，而不知风、寒、湿、热、饮食、劳倦皆能伤脾。如风邪伤者宜散之，寒邪伤者宜温之，湿邪伤者宜燥之，热邪伤者宜清之，饮食伤者宜行之，劳倦伤者宜补之。但去其伤脾胃之病，即是理脾胃之正药也。奈何今之业外科者，漫守一二成方，开口便云有毒，概用寒凉，漫施攻伐，以致受害而毙命者，不可胜数。岂古方之不宜于今也，抑药证之大相背谬耶？盖不察其胃气之强弱，病因之虚实为何如耳。且夫古人资禀朴质，其从七情干涉者少，而从风寒湿热外感凝滞者多，故证之初起，每每用霸药取效。今之穿凿太过，七情六欲烦扰之甚，而阴阳血气无有不亏伤者，亦偏用霸药成方以试之，是投之于井而更加之以石也。吾知其胃气微虚者，犹可出入，而胃气太虚者，断难假借也。故曰痈疽外证，肌肉之病，所用之药，有病则病受之，于脾胃何涉乎。殊不知肌肉乃脾胃所主，治药乃胃气所关，肌肉不能自病，脾胃病之；诸药不能自行，胃气行之。诸药入口，必先入胃，而后行及诸经，以治其病也。未有药伤其脾胃而能愈病者，亦未有不能运行饮食之脾胃，而反能运行诸药者也。惟明鉴者察之。(《胃气论》)

临床常用方剂

一画

一贯煎 (《柳州医话》)：北沙参、麦冬、当归、生地黄、枸杞子、川楝子。

二画

二陈平胃汤 (《症因脉治》)：半夏、陈皮、茯苓、苍术、厚朴、甘草。

二陈汤 (《太平惠民和剂局方》)：半夏、橘红、白茯苓、甘草，或加生姜、乌梅。

二妙丸 (散)(《丹溪心法》)：黄柏、苍术。

十全大补汤 (丸)(《太平惠民和剂局方》)：人参、白术、茯苓、甘草、当归、白芍、川芎、熟地黄、黄芪、肉桂。

十枣汤 (《伤寒论》)：芫花、甘遂、大戟。

十味温胆汤 (《医学入门》)：甘草、人参、陈皮、茯苓、熟地黄、半夏、酸枣仁、远志、枳实、五味子。

丁香柿蒂汤 (《症因脉治》)：丁香、柿蒂、人参、生姜。

丁香透膈散 (《太平惠民和剂局方》)：丁香、木香、香附、砂仁、白蔻仁、人参、白术、麦芽、神曲、甘草。

丁香散 (《医统》)：公丁香、柿蒂、高良姜、甘草。

人参三七汤 (作者验方)：红参、炙甘草、炒白术、参三七、生蒲黄、红花。

人参养营汤 (《太平惠民和剂局方》)：人参、黄芪、白术、茯苓、甘草、当归、白芍、熟地黄、陈皮、桂心、五味子、远志、生姜、红枣。

八正散 (《太平惠民和剂局方》)：木通、瞿麦、车前子、萹蓄、滑石、甘草、大黄、山栀子。

八珍汤 (《正体类要》)：人参、白术、白茯苓、当归、川芎、白芍、熟地黄、甘草、生姜、大枣。

三画

三一承气汤（《宣明论方》）：大黄、芒硝、厚朴、枳实、甘草。

三仁汤（《温病条辨》）：杏仁、飞滑石、白通草、白蔻仁、竹叶、厚朴、生薏苡仁、半夏。

大中和饮（《类证治裁》）：山楂、厚朴、枳实、半夏、陈皮、干姜、木香、泽泻、麦芽、砂仁。

大定风珠（《温病条辨》）：生白芍、阿胶、生龟板、生地黄、麻仁、五味子、生牡蛎、麦冬、甘草、鸡子黄、鳖甲。

大建中汤（《金匮要略》）：蜀椒、干姜、人参、胶饴。

大承气汤（《伤寒论》）：大黄、芒硝、厚朴、枳实。

大黄附子汤（《金匮要略》）：大黄、附子、细辛。

大黄䗪虫丸（《金匮要略》）：䗪虫、干漆、生地黄、甘草、水蛭、芍药、杏仁、黄芩、桃仁、虻虫、蛴螬、大黄。

万应丸（《医学正传》）：槟榔、大黄、黑丑、皂角、苦楝皮。

小半夏加茯苓汤（《金匮要略》）：半夏、生姜、茯苓。

小半夏汤（《金匮要略》）：半夏、生姜。

小建中汤（《伤寒论》）：桂枝、甘草、大枣、芍药、生姜、胶饴。

小承气汤（《伤寒论》）：大黄、厚朴、枳实。

小蓟饮子（《严氏济生方》）：生地、小蓟、滑石、木通、蒲黄、淡竹叶、藕节、当归、山栀子、甘草。

四画

王氏连朴饮（《霍乱论》）：黄连、厚朴、石菖蒲、半夏、淡豆豉、山栀、芦根。

王氏清暑益气汤（《湿热经纬》）：西洋参、石斛、麦冬、黄连、竹叶、荷梗、知母、甘草、粳米、西瓜翠衣。

天王补心丹（《摄生秘剖》）：生地黄、五味子、当归身、天冬、柏子仁、酸枣仁、人参、玄参、丹参、白茯苓、远志、桔梗。

天台乌药散（《医学发明》）：天台乌药、木香、茴香、青皮、高良姜、槟榔、川楝子、巴豆。

天麻钩藤饮（《杂病证治新义》）：天麻、钩藤、生决明、山栀、黄芩、川牛膝、杜仲、益母草、桑寄生、夜交藤、茯神。

木香槟榔丸（《儒门事亲》）：木香、青皮、陈皮、莪术、黄柏、槟榔、大黄、香附、牵牛子、黄连。

不换金正气散（《太平惠民和剂局方》）：陈皮、苍术、厚朴、藿香、半夏、甘草、生姜、大枣。

太无神术散（罗太无方，《医方集解》）：苍术、陈皮、藿香、厚朴、石菖蒲、甘草、生姜、大枣。

五皮散（《中藏经》）：桑白皮、陈橘皮、生姜皮、大腹皮、茯苓皮。

五皮饮（《麻科活人全书》）：五加皮、陈皮、生姜皮、大腹皮、茯苓皮（局方五皮饮即本方去陈皮，加地骨皮）。

五苓散（《伤寒论》）：猪苓、泽泻、白术、茯苓、桂枝。

五神汤（《外科真诠》）：茯苓、车前子、牛膝、金银花、紫花地丁。

止血归脾汤（《症状辨证与治疗》）：红参（症势轻者可用党参）、炒白术、炙黄芪、当归炭、参三七、紫珠草、仙鹤草、炙桑螵蛸、广木香、炙甘草。

止血理中汤（《症状辨证与治疗》）：炒党参、炒白术、炮姜、炙甘草、艾叶炭、仙鹤草、伏龙肝。

牛黄清心丸（《痘疹世医心法》）：牛黄、朱砂、黄连、黄芩、栀子、郁金。

牛蒡解肌汤（《疡科心得集》）：牛蒡子、薄荷、荆芥、连翘、栀子、牡丹皮、石斛、玄参、夏枯草。

升阳除湿防风汤（《脾胃论》）：苍术、防风、白术、茯苓、白芍。

升阳益胃汤（《脾胃论》）：黄芪、人参、白术、白茯苓、半夏、甘草、橘皮、泽泻、白芍、防风、羌活、独活、柴胡、黄连。

升阳散火汤（《脾胃论》）：升麻、柴胡、防风、葛根、生甘草、炙甘草、独活、羌活、人参、白芍。

升陷汤（《医学衷中参西录》）：生黄芪、知母、柴胡、桔梗、升麻。

化虫丸（《太平惠民和剂局方》）：鹤虱、槟榔、苦楝根皮、铅粉、枯矾。

化血丹（《医学衷中参西录》）：参三七、血余炭、花蕊石。

中满分消丸（《兰室秘藏》）：白术、人参、甘草、猪苓、姜黄、茯苓、干姜、砂仁、泽泻、陈皮、知母、黄芩、黄连、半夏、枳实、厚朴。

丹栀逍遥散（《内科摘要》）：丹皮、栀子、甘草、当归、茯苓、白芍、白术、柴胡、生姜、薄荷。

手拈散（《金匮翼》）：延胡索、五灵脂、草豆蔻、没药。

气郁汤（《证治准绳》）：香附、苍术、橘红、半夏、贝母、茯苓、川芎、苏叶、栀子、甘草、木香、槟榔。

六一散（《伤寒标本》）：滑石、甘草。

六君子汤（《医学正传》）：人参、白术、茯苓、甘草、半夏、陈皮、生姜、大枣。

六味地黄丸（《小儿药证直诀》）：熟地黄、山茱萸、山药、泽泻、茯苓、牡丹皮。

六神散（《三因极一病证方论》）：人参、白术、扁豆、山药、茯苓、甘草、生姜、大枣。

六神散（《奇效良方》）：人参、黄芪、白术、扁豆、茯苓、甘草、生姜、枣。

六磨汤（《证治准绳》）：沉香、木香、槟榔、乌药、枳实、大黄。

五画

玉女煎（《景岳全书》）：石膏、麦冬、熟地、知母、牛膝。

玉屏风散（《世医得效方》）：黄芪、白术、防风。

甘麦大枣汤（《金匮要略》）：甘草、小麦、大枣。

甘露消毒丸（又名普济解毒丹，《温病条辨》）：飞滑石、连翘、茵陈、黄芩、石菖蒲、木通、藿香、川贝、射干、薄荷、白蔻仁。

左金丸（《丹溪心法》）：黄连、吴茱萸。

左归饮（《景岳全书》）：熟地黄、山药、枸杞子、山茱萸、甘草。

右归丸（《景岳全书》）：熟地黄、山药、山茱萸、枸杞子、杜仲、菟丝子、附子、肉桂、当归、鹿角胶。

龙胆泻肝汤（《医宗金鉴》）：龙胆草、黄芩、栀子、泽泻、木通、车前子、当归、柴胡、生地黄、甘草。

平胃散（《太平惠民和剂局方》）：苍术、厚朴、陈皮、甘草、生姜、大枣。

归芍地黄丸（《中国医学大辞典》）：熟地黄、山茱萸、山药、泽泻、茯苓、牡丹皮、当归、白芍。

归脾汤（丸，《严氏济生方》）：白术、茯苓、黄芪、龙眼肉、酸枣肉、人参、木香、甘草、当归、远志（后二味从《校注妇人良方》补入）。

四生丸（《妇人良方大全》）：生荷叶、生艾叶、生柏叶、生地黄。

四君子汤（《太平惠民和剂局方》）：人参、白术、茯苓、甘草。

四苓汤（《明医指掌》）：猪苓、泽泻、白术、茯苓。

四逆汤（《伤寒论》）：附子、干姜、甘草。

四逆加人参汤（《伤寒论》）：附子、干姜、甘草、人参。

四神丸（《内科摘要》）：补骨脂、五味子、肉豆蔻、吴茱萸、生姜、大枣。

失笑散（《太平惠民和剂局方》）：五灵脂、蒲黄。

生脉散（《千金要方》）：人参、麦冬、五味子。

生铁落饮（《医学心悟》）：生铁落、天冬、麦冬、贝母、胆南星、橘红、远志、石菖蒲、连翘、茯苓、茯神、玄参、钩藤、丹参、辰砂。

白虎加人参汤（《伤寒论》）：石膏、知母、甘草、粳米、人参。

白虎加苍术汤（《类证活人书》）：石膏、知母、甘草、粳米、苍术。

白虎汤（《伤寒论》）：石膏、知母、甘草、粳米。

瓜蒌薤白半夏汤（《金匮要略》）：瓜蒌、薤白、白酒、半夏。

半夏天麻白术汤（《医学心悟》）：半夏、白术、天麻、陈皮、茯苓、甘草、生姜、大枣。

半夏芒硝汤（作者验方）：姜半夏、莱菔子、陈皮、刀豆子、制大黄、芒硝（冲）。

半夏泻心汤（《伤寒论》）：半夏、黄芩、干姜、人参、甘草、黄连、大枣。

半夏秫米汤（《黄帝内经》）：半夏、秫米。

半硫丸（《太平惠民和剂局方》）：半夏、硫黄、生姜汁。

加味补中益气汤（《卫生宝鉴》）：人参、白术、黄芪、甘草、陈皮、柴胡、升麻、当归身、白芍、五味子。

加味苓桂术甘汤（作者验方）：桂枝、炒白术、白茯苓、炙甘草、旋覆花、煅赭石、姜半夏、苏子、生姜汁、制僵蚕。

加味枳术汤（作者验方）：炒白术、炒党参、炙甘草、炒枳壳、炒枳实、失笑散。

加味桑杏汤（作者验方）：冬桑叶、栀子、象贝、杏仁、淡豆豉、北沙参、玄参、鲜芦根、带皮梨（切碎）。

加味清营汤（作者验方）：犀角（可用水牛角）、玄参、麦冬、鲜石斛、黄连、连翘、淡竹叶、金银花、丹参、牡丹皮、大青叶。

加味痛泻要方（作者验方）：炒白术、炒白芍、炒防风、升麻炭、炒柴胡、陈皮、乌梅炭。

加味犀角地黄汤（作者验方）：黄连、黄芩、犀角尖（可用水牛角片）、生赤芍、生白芍、生地黄、地榆炭、侧柏叶、茜草炭、焙牡丹皮、紫珠草、生白及。

加减补中益气汤（《叶天士女科》）：人参、黄芪、白术、白芍、当归身、川芎、陈皮、柴胡、甘草、神曲、麦芽、生姜、大枣。

六画

芍药汤（《病机气宜保命集》）：黄芩、黄连、大黄、芍药、当归、槟榔、木香、甘草、肉桂。

巩堤丸（《景岳全书》）：熟地、菟丝子、五味子、益智仁、补骨脂、附子、白术、茯苓、韭子、山药。

当归活血散（《证治理汇》）：川芎、当归尾、赤芍、桃仁、延胡索、红花、没药、姜黄、肉桂、五灵脂、香附、乌药、青皮、莪术。

回阳救急汤（《伤寒六书》）：熟附子、干姜、肉桂、人参、白术、茯苓、陈皮、甘草、五味子、半夏、麝香。

曲麦枳术丸（《医学正传》）：枳实、神曲、白术、麦芽。

朱砂安神丸（《兰室秘藏》）：黄连、朱砂、生地黄、当归身、甘草。

竹叶石膏汤（《伤寒论》）：竹叶、石膏、人参、麦冬、半夏、甘草、粳米。

竹茹芦根汤（《症状辨证与治疗》）：竹茹、栀子、芦根、天花粉、枇杷叶。

竹茹黄连汤（作者验方）：竹茹、石斛、枇杷叶、鲜芦根、黄连、代代花、生谷芽、生甘草。

竹茹旋覆汤（作者验方）：竹茹、鲜竹沥、旋覆花、半夏、蜜蜂、薄荷、北沙参、麦冬、制僵蚕、陈皮、生鸡内金、醋大蒜。

血府逐瘀汤（《医林改错》）：桃仁、红花、当归、生地黄、川芎、赤芍、牛膝、桔梗、柴胡、枳壳、甘草。

舟车丸（刘河间方，《景岳全书》）：黑丑、甘遂、芫花、大戟、大黄、青皮、陈皮、木香、槟榔、轻粉。

安宫牛黄丸（散，《温病条辨》）：牛黄、郁金、犀角（可用水牛角）、黄芩、黄连、雄黄、山栀子、朱砂、梅片、麝香、珍珠、金箔衣。

安神定志丸（《医学心悟》）：人参、茯苓、茯神、远志、石菖蒲、龙齿。

异功散（《小儿药证直诀》）：人参、白术、茯苓、甘草、陈皮。

导赤散（《小儿药证直诀》）：生地、木通、甘草梢、竹叶。

导痰汤（《严氏济生方》）：半夏、陈皮、枳实、茯苓、南星、甘草。

七画

麦门冬汤（《金匮要略》）：麦冬、半夏、人参、甘草、粳米、大枣。

苇茎汤（《千金要方》）：苇茎、薏苡仁、瓜瓣、桃仁。

连理汤（《症因脉治》）：人参、白术、干姜、甘草、黄连。

吴茱萸汤（《伤寒论》）：吴茱萸、人参、生姜、大枣。

佛手散（《普济本事方》）：当归、川芎。

羌活苍术汤（《症状辨证与治疗》）：羌活、苍术、厚朴、半夏、陈皮、神曲、麦芽、茯苓、草豆蔻。

良附丸（《良方集腋》）：高良姜、香附子。

补中益气汤（丸）（《脾胃论》）：黄芪、人参、白术、甘草、当归、陈皮、升麻、柴胡。

补气运脾汤（《统旨方》）：人参、白术、茯苓、甘草、黄芪、陈皮、砂仁、半夏曲、生姜、大枣。

补肝汤（《医宗金鉴》）：当归、白芍、川芎、熟地黄、酸枣仁、木瓜、甘草。

补肺汤（《永类钤方》）：人参、黄芪、熟地黄、五味子、紫菀、桑白皮。

补肺阿胶汤（《小儿药证直诀》）：阿胶、马兜铃、牛蒡子、甘草、杏仁、糯米。

补脾润肠汤（《症状辨证与治疗》）：黄芪、党参、升麻、葛根、当归、火麻仁、生白蜜、陈皮。

沙参麦冬汤（《温病条辨》）：沙参、玉竹、甘草、桑叶、麦冬、生扁豆、天花粉。

沉香汤（《圣济总录》）：沉香、高良姜、肉桂、吴茱萸、白蔻仁、陈香、厚朴、槟榔。

沉香降气散（《张氏医通》）：沉香、砂仁、甘草、香附、延胡索、川楝子。

附子理中丸（《阎氏小儿方论》）：附子、人参、干姜、甘草、白术。

局方至宝丹（《太平惠民和剂局方》）：犀角（可用水牛角）、玳瑁、琥珀、朱砂、雄黄、金箔、银箔、冰片、麝香、牛黄、安息香。

八画

苓桂术甘汤（《伤寒论》）：茯苓、桂枝、白术、甘草。

肾气丸（《金匮要略》）：干地黄、薯蓣、山茱萸、泽泻、茯苓、牡丹皮、桂枝、附子。

明目地黄丸（录自《丸散膏丹集成》）：熟地、山茱萸、山药、泽泻、茯苓、丹皮、白芍、菊花、当归、枸杞子、刺蒺藜、石决明。

易黄汤（《傅青主女科》）：山药、芡实、黄柏、车前子、白果。

和胃二陈煎（《类证治裁》）：半夏、陈皮、茯苓、甘草、炮干姜、砂仁、大枣。

知柏地黄丸（《医宗金鉴》）：熟地黄、山茱萸、山药、泽泻、茯苓、牡丹皮、知母、黄柏。

佩兰汤（《症状辨证与治疗》）：佩兰、厚朴花、黄连、陈皮、栀子、通草、甘草。

金铃子散（《圣惠方》）：金铃子、延胡索。

金锁固精丸（《医方集解》）：沙苑蒺藜、芡实、莲须、龙骨、牡蛎、莲子肉。

炙甘草汤（《伤寒论》）：炙甘草、人参、干地黄、桂枝、阿胶、麦冬、麻仁、生姜、大枣。

泻心汤（《金匮要略》）：大黄、黄芩、黄连。

泻白散（《小儿药证直诀》）：桑白皮、地骨皮、甘草、粳米。

泻青丸（《小儿药证直诀》）：当归、龙脑、川芎、栀子、大黄、羌活、防风。

泻黄散（《小儿药证直诀》）：藿香叶、栀子、石膏、防风、甘草。

治中汤（《类证活人书》）：人参、白术、干姜、甘草、陈皮、青皮。

实脾散（饮）（《严氏济生方》）：白术、厚朴、大腹子、草果、木香、木瓜、附子、干姜、茯苓、甘草、生姜、大枣。

参附汤（《正体类要》）：人参、附子。

参苓白术散（《太平惠民和剂局方》）：人参、白术、扁豆、山药、茯苓、莲子肉、薏苡仁、砂仁、桔梗。

九画

茵陈五苓散（《金匮要略》）：猪苓、泽泻、白术、茯苓、桂枝、茵陈蒿。

茵陈术附汤（《医学心悟》）：茵陈、白术、附子、干姜、甘草。

茵陈蒿汤（《伤寒论》）：茵陈、栀子、大黄。

茱连丸（《证治汇补》）：黄连、黄芩、陈皮、吴茱萸、苍术、神曲。

枳术丸（张洁古方，《脾胃论》）：枳实、白术。上药研细末，荷叶裹烧饭为丸。

枳实消痞丸（一名失笑丸，《兰室秘藏》）：干生姜、甘草、麦芽曲、茯苓、白术、半夏曲、人参、厚朴、枳实、黄连。

柏子养心汤（《体仁汇编》）：柏子仁、熟地黄、当归、茯神、麦冬、枸杞子、玄参、石菖蒲、甘草。

栀子柏皮汤（《伤寒论》）：栀子、甘草、黄柏。

厚朴温中汤（《内外伤辨惑论》）：厚朴、陈皮、甘草、茯苓、草豆蔻、木香、干姜、生姜。

胃阴煎（作者验方）：生麦冬、生天冬、粉沙参、北沙参、鲜石斛、玉竹、知母、生地、玄参、冰糖炙石膏。

胃苓汤（《丹溪心法》）：陈皮、厚朴、苍术、甘草、猪苓、泽泻、白术、茯苓、桂枝、生姜、大枣。

香砂六君子汤（丸）（《医方集解》）：人参、半夏、白术、茯苓、甘草、陈皮、砂仁、木香。

重料益胃汤（作者验方）：生麦冬、生天冬、北沙参、玉竹、鲜石斛、生地黄、生山药、冰糖（或用蜂蜜），症势重者加西洋参。

保和丸（《丹溪心法》）：山楂、半夏、陈皮、连翘、莱菔子、神曲、茯苓、麦芽。

独参汤（《伤寒大全》）：人参（可用别直参或红参）。

养心汤（《证治准绳》）：黄芪、人参、茯苓、茯神、甘草、柏子仁、酸枣仁、远志、五味子、当归、川芎、半夏曲、肉桂。

姜香汤（《症状辨证与治疗》）：生姜、干姜、高良姜、公丁香、炙甘草。

姜荜饮（作者验方）：荜澄茄、荜茇、干姜、公丁香、生姜、红枣。

举元煎（《景岳全书》）：人参、黄芪、甘草、升麻、白术。

举中汤（《症状辨证与治疗》）：黄芪、党参、升麻、山药、芡实、桑螵蛸、乌药、金雀根、覆盆子。

济生肾气丸（又名加味肾气丸，《严氏济生方》）：附子、茯苓、泽泻、山茱萸、山药、车前子、牡丹皮、官桂、川牛膝、熟地黄。

神术煮散（《修月鲁般经后录》）：苍术、藿香、厚朴、石菖蒲、陈橘皮、甘草。

神犀丹（叶桂方，《温热经纬》）：犀角（可用水牛角）、石菖蒲、黄芩、鲜生地黄、金银花、金汁、连翘、板蓝根、香豆豉、玄参、天花粉、紫草。

除湿胃苓汤（《医宗金鉴》）：苍术、生白术、厚朴、陈皮、猪苓、泽泻、茯苓、滑石、栀子、防风、木通、桂枝、甘草。

十画

桂枝汤（《伤寒论》）：桂枝、芍药、甘草、生姜、大枣。

桃花汤（《伤寒论》）：赤石脂、干姜、粳米。

桃核承气汤（《伤寒论》）：桃仁、大黄、桂枝、甘草、芒硝。

真武加红参汤（作者验方）：红参、熟附子、白术、白茯苓、白芍、生姜。

真武汤（《伤寒论》）：附子、生姜、白茯苓、芍药、白术。

柴胡疏肝汤（《金匮翼》）：柴胡、陈皮、川芎、赤芍、枳壳、香附。

柴胡疏肝散（《景岳全书》）：柴胡、川芎、香附、枳壳、甘草、芍药。

钱氏生化汤（录自《傅青主女科》）：当归、川芎、桃仁、黑姜、炙甘草。

透脓散（《外科正宗》）：生黄芪、炒当归、炒山甲、川芎、皂角刺。

胶艾汤（《金匮要略》）：当归、干生地、芍药、川芎、阿胶、艾叶、甘草。

高良姜汤（《千金要方》）：高良姜、厚朴、当归、桂心、生姜。

益胃汤（《温病条辨》）：沙参、麦冬、生地、玉竹、冰糖。

益血润肠丸（《证治准绳》）：当归、熟地黄、阿胶、苁蓉、麻仁、杏仁、紫苏子、枳壳、荆芥、橘红、白蜜。

益气聪明汤（《东垣试效方》）：黄芪、人参、升麻、葛根、蔓荆子、芍药、黄柏、甘草。

凉膈散（《太平惠民和剂局方》）：栀子、黄芩、连翘、大黄、芒硝、甘草、竹叶、薄荷、白蜜。

娑罗子汤（《症状辨证与治疗》）：娑罗子、佛手柑、九香虫、甘松、八月札、生麦芽。

调中益气汤（《脾胃论》）：人参、黄芪、陈皮、甘草、升麻、柴胡、木香、苍术。

调胃承气汤（《伤寒论》）：大黄、芒硝、甘草。

通气防风汤（《内外伤辨惑论》）：防风、羌活、陈皮、人参、甘草、藁本、青皮、白豆蔻、黄柏、升麻、柴胡、黄芪。

通乳丹（《傅青主女科》）：人参、生黄芪、当归、麦冬、木通、桔梗、七孔猪蹄。

通幽汤（《兰室秘藏》）：生地黄、熟地黄、桃仁、红花、当归、甘草、升麻。

桑杏汤（《温病条辨》）：桑叶、杏仁、沙参、浙贝母、香豉、栀子、梨皮。

桑菊饮（《温病条辨》）：桑叶、菊花、杏仁、连翘、薄荷、桔梗、甘草、苇根。

桑螵蛸散（《本草衍义》）：桑螵蛸、龟板、龙骨、人参、茯神、石菖蒲、远志、当归。

十一画

理中丸（《伤寒论》）：人参、白术、干姜、甘草。

理中化痰丸（《明医杂著》）：人参、干姜、白术、甘草、半夏、茯苓。

萆薢分清饮（《仁斋直指方》）：萆薢、乌药、益智仁、石菖蒲（一方加茯苓、甘草梢）。

黄土汤（《金匮要略》）：灶中黄土、生地黄、白术、附子、阿胶、黄芩、甘草。

黄芩汤（《伤寒论》）：黄芩、芍药、甘草、大枣。

黄芪八物汤（《医略六书》）：黄芪、熟地黄、白术、茯苓、当归、川芎、白芍、甘草。

黄芪当归散（《医宗金鉴》）：生黄芪、人参、白术、当归、白芍、甘草、猪尿脬（先煮汁代水、尿脬食用）、生姜、红枣。

黄芪汤（《金匮翼》）：黄芪、陈皮、火麻仁、白蜜。

黄芪建中汤（《金匮要略》）：黄芪、芍药、桂枝、甘草、生姜、大枣、饴糖。

黄连汤（《伤寒论》）：黄连、半夏、甘草、干姜、桂枝、人参、大枣。

黄连解毒汤（引崔氏方，《外台秘要》）：黄连、黄芩、黄柏、栀子。

黄连紫苏汤（作者验方）：黄连、紫苏、竹茹、佛手柑、代代花、生甘草、鸡内金、炒谷芽。

菖蒲醒神汤（作者验方）：石菖蒲、远志、木香、白檀香、炒党参、炒白术、陈皮、炙草。

菖蒲郁金汤（《温病全书》）：鲜菖蒲、郁金、玉枢丹（分冲）、栀子、连翘、菊花、滑石、竹叶、牡丹皮、牛蒡子、竹沥（冲服）、姜汁（冲服）。

萆薢渗湿汤（《疡科心得集》）：萆薢、薏苡仁、黄柏、赤苓、牡丹皮、泽泻、滑石、通草。

银翘散（《温病条辨》）：金银花、连翘、豆豉、牛蒡子、荆芥、薄荷、桔梗、甘草、竹叶、苇根。

麻子仁丸（《伤寒论》）：麻仁、大黄、杏仁、枳实、芍药、厚朴、白蜜。

麻杏甘石汤（《伤寒论》）：麻黄、杏仁、石膏、甘草。

旋覆代赭汤（《伤寒论》）：旋覆花、赭石、半夏、人参、生姜、甘草、大枣。

羚羊钩藤汤（《通俗伤寒论》）：羚羊角、桑叶、川贝母、竹茹、鲜生地黄、茯神木、钩藤、滁菊花、生白芍、生甘草。

清中汤（《统旨方》）：黄连、栀子、陈皮、茯苓、半夏、甘草、草豆蔻。

清化饮（《景岳全书》）：白芍、麦冬、石斛、生地黄、黄芩、茯苓。

清呃汤（《症状辨证与治疗》）：生石膏、黄连、柿蒂、橘皮、竹茹、栀子。

清胃散（《兰室秘藏》）：当归、生地黄、黄连、牡丹皮、升麻。

清胆和胃汤（《症状辨证与治疗》）：化橘红、半夏、枳实、竹茹、胆南星、黄连、栀子、茯苓、甘草。

清暑益气汤（《脾胃论》）：黄芪、苍术、升麻、泽泻、神曲、橘皮、白术、麦冬、当归身、炙甘草、青皮、黄柏、葛根、五味子。

清瘟败毒饮（《疫疹一得》）：石膏、生地黄、犀角（可用水牛角）、黄连、栀子、桔梗、黄芩、知母、赤芍、玄参、连翘、牡丹皮、竹叶、甘草。

清震汤（《病机气宜保命集》）：升麻、苍术、荷叶。

清燥救肺汤（《医门法律》）：桑叶、石膏、人参、甘草、胡麻仁、阿胶、麦冬、杏仁、枇杷叶。

十二画

琼玉膏（《洪氏集验方》）：生地黄汁、茯苓、人参、白蜜。

越婢加术汤（《金匮要略》）：麻黄、石膏、甘草、生姜、大枣、白术。

越鞠丸（《丹溪心法》）：苍术、川芎、香附、神曲、栀子。

紫苏干姜汤（《症状辨证与治疗》）：紫苏、炮干姜、煨木香、防风、神曲、麦芽、茯苓。

紫雪丹（《千金翼方》）：寒水石、滑石、磁石、石膏、玄参、升麻、甘草、芒硝、硝石、丁香、沉香、青木香、羚羊角、犀角（可用水牛角）、朱砂、麝香、黄金。

景岳保阴煎（《景岳全书》）：生地、熟地黄、芍药、山药、续断、黄芩、黄柏、甘草。

程氏萆薢分清饮（《医学心悟》）：萆薢、车前子、茯苓、莲子心、石菖蒲、黄柏、丹参、白术。

脾阴煎（作者验方）：生地黄、生白芍、阿胶、百合、生山药、胡黄连、地骨皮。

痛泻要方（刘草窗方，《景岳全书》）：白术、白芍、陈皮、防风。

温土毓麟丸（《傅青主女科》）：人参、白术、山药、巴戟肉、覆盆子、神曲。

温呃汤（《症状辨证与治疗》）：党参（症势重者用红参）、熟附子、干姜、白术、公丁香、刀豆子、赭石、韭菜子。

温胃汤（《脾胃论》）：人参、甘草、益智仁、砂仁、厚朴、白蔻仁、干生姜、泽泻、姜黄、黄芪、陈皮。

温胆汤（《千金要方》）：半夏、陈皮、枳实、竹茹、茯苓、甘草、生姜、大枣。

温脾汤（《千金要方》）：大黄、附子、干姜、人参、甘草。

滋肾通关丸（《兰室秘藏》）：知母、黄柏、肉桂。

犀角地黄汤（《千金要方》）：犀角（可用水牛角）、生地黄、芍药、牡丹皮。

犀角散（《千金要方》）：犀角（可用水牛角）、黄连、升麻、栀子、茵陈。

犀黄丸（《外科全生集》）：牛黄、麝香、乳香、没药。

十三画

槐角丸（《血证论》）：槐角、地榆、黄柏、黄芩、黄连、生地黄、当归、川芎、防风、荆芥、侧柏叶、枳壳、乌梅、生姜汁。

雷氏芳香化浊法（方）（《时病论》）：藿香叶、佩兰叶、陈皮、半夏、大腹皮、厚朴、鲜荷叶。

新加黄龙汤（《温病条辨》）：生地、麦冬、玄参、生大黄、芒硝、生甘草、人参、当归、海参、姜汁。

滚痰丸（又名礞石滚痰丸，王隐君方，《丹溪心法附余》）：青礞石、沉香、大黄、黄芩。

十四画

磁朱丸（《千金要方》）：磁石、朱砂、神曲。

膈下逐瘀汤（《医林改错》）：五灵脂、川芎、桃仁、牡丹皮、赤芍、乌药、延胡索、甘草、香附、红花、枳壳。

漏芦汤（《医略六书》）：漏芦、赤芍、桔梗、白芷、甘草、皂角刺、当归、川芎、枳壳、木香。

缩泉丸（《妇人良方大全》）：益智仁、乌药、山药。

十五画及以上

增减枳术汤（作者验方）：生白术、炒枳壳、缩砂仁、广木香、甘草、通草、赤小豆、生姜、红枣。

增液汤（《温病条辨》）：玄参、麦冬、生地黄。

增液承气汤（《温病条辨》）：大黄、芒硝、玄参、麦冬、生地黄。

橘半枳术丸（《医学入门》）：白术、枳实、半夏、陈皮。

藿朴夏苓汤（《医原》）：藿香、厚朴、半夏、赤苓、杏仁、薏苡仁、白蔻仁、猪苓、泽泻、淡豆豉。

藿香正气散（丸）（《太平惠民和剂局方》）：藿香、大腹皮、紫苏、茯苓、白芷、半夏曲、陈皮、厚朴、白术、桔梗、甘草、生姜、大枣。

藿香黄连汤（《症状辨证与治疗》）：藿香、黄连、佩兰、扁豆、茯苓、陈皮、神曲、麦芽、荷叶。

鳖甲煎丸（《金匮要略》）：鳖甲、乌扇、黄芩、柴胡、鼠妇、干姜、大黄、芍药、桂枝、葶苈子、石韦、厚朴、牡丹皮、瞿麦、紫葳、半夏、人参、䗪虫、阿胶、蜂房、赤硝、蜣螂、桃仁。